面向"新医科"普通高等教育系列教材

医学计算机应用基础

刘　燕　姬朝阳◎主　编
李振新　崔莉萍　杨　馨◎副主编

中国铁道出版社有限公司
CHINA RAILWAY PUBLISHING HOUSE CO., LTD.

内 容 简 介

本书以教育部高等学校大学计算机课程教学指导委员会编制的《大学计算机基础课程教学基本要求》为依据，以计算思维为导向，结合编者多年的实际教学经验编写而成。

本书内容上与医学应用相结合，突出医学特色，培养并训练读者的计算思维模式，主要内容包括计算机与计算思维、操作系统基础、计算机网络与信息安全、Word 文字处理、Excel 电子表格处理、PowerPoint 演示文稿制作、多媒体技术及应用、数据组织与管理、程序设计基础、计算机新技术及医学应用等。本书既保证了计算机基础课程教学内容的系统性和完整性，又兼顾了与医学应用的知识联系，旨在培养学生的基本操作技能和解决实际问题的能力，思想上坚持育人和育才相统一，融入思政元素。

本书可作为高等院校非计算机专业计算机基础课程的教材，尤其适合医学类院校各专业使用，也可作为全国计算机等级考试的培训教材或相关人员的自学用书。

图书在版编目（CIP）数据

医学计算机应用基础 / 刘燕，姬朝阳主编 .—北京：中国铁道出版社有限公司，2022.8（2023.7 重印）
面向"新医科"普通高等教育系列教材
ISBN 978-7-113-29324-6

Ⅰ.①医… Ⅱ.①刘… ②姬… Ⅲ.①计算机应用 - 医学 - 高等学校 - 教材 Ⅳ.① R319

中国版本图书馆 CIP 数据核字 (2022) 第 111680 号

书　　名：医学计算机应用基础
作　　者：刘　燕　姬朝阳

策　　划：韩从付　　　　　　　　编辑部电话：（010）63549508
责任编辑：陆慧萍　李学敏
封面设计：刘　颖
责任校对：孙　玫
责任印制：樊启鹏

出版发行：中国铁道出版社有限公司（100054，北京市西城区右安门西街 8 号）
网　　址：http://www.tdpress.com/51eds/
印　　刷：三河市兴博印务有限公司
版　　次：2022 年 8 月第 1 版　2023 年 7 月第 2 次印刷
开　　本：787 mm×1 092 mm　1/16　印张：19　字数：463 千
书　　号：ISBN 978-7-113-29324-6
定　　价：52.00 元

版权所有　侵权必究

凡购买铁道版图书，如有印制质量问题，请与本社教材图书营销部联系调换。电话：（010）63550836
打击盗版举报电话：（010）63549461

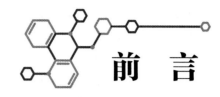

前言

党的二十大明确指出：实施科教兴国战略，强化现代化建设人才支撑。同时，随着计算机及相关新技术在医学领域中的广泛应用，信息化时代对医学类人才的信息技术素养有了更高的要求。本书以教育部高等学校大学计算机课程教学指导委员会编制的《大学计算机基础课程教学基本要求》为依据，结合编者多年来在大学计算机基础教学改革方面的丰富经验，面向应用、服务专业，适合于医学类院校本、专科学生使用。

本书编者均是多年在教学一线从事计算机基础课程教学和教育研究的教师。编者在编写过程中，将长期积累的教学经验和体会融入知识系统中，力求使本书具有科学合理的知识结构，能为读者展示最新的计算机基础知识。

本书特色如下：

（1）以案例为导向，融合医学、面向应用

将理论教学与实例操作有机结合，突出实用性、可操作性。结合医学相关案例，精心提炼和设计了医院门诊挂号系统、医学数据分析等方面的应用实例，突出知识性和基础性的同时，更强调素质养成和技能培养。

（2）体现教学改革成果，建设一流本科课程

本书作为河南省高等教育教学改革研究与实践项目研究成果之一，配合省级线上线下混合式一流课程的建设，是对大学计算机基础教学内容改革的深入思考和实践总结。

（3）价值引领，融入课程思政元素

根据教育部印发的《高等学校课程思政建设指导纲要》，将思政元素渗透到具体章节中，采用多种形式引导读者在学习知识的过程中，领悟其中所蕴含的思想价值和人文精神，达到课程育人的目的。

本书以计算机知识为基础，以实际应用为主导，结合国内外当前计算机领域发展最新成果和资料，构建具有医学特色的计算机应用基础知识框架。全书共分为10章，共六个知识模块。模块一：计算机基础知识，包括第1、2、3章，主要介绍计算机发展与组成、计算思维与医学、操作系统基本概念及操作和计算机网络基础知识；模块二：办公软件，包括第4、5、6章，主要介绍Office 2016办公软件的操作方法；模块三：多媒体技术，即第7章，主要介绍多媒体技术的基本概念及Photoshop软件的使用；模块四：数据库管理系统，即第8章，主要介绍数据库基础知识及Access数据库应用技术；模块五：程序设计方法，即第9章，主要介绍程序设计的基本方法和Python程序设计语言；模块六：与计算机相关的新技术，即第10章，主要介绍云计算、物联网、大数据等新技术的基本特点及医学相关应用。

本书由刘燕、姬朝阳任主编，并负责全书的总体策划与统稿、定稿工作，李振新、崔莉萍、杨馨任副主编。具体编写分工如下：刘燕编写第1章，石巧连编写第2章，程李晴编写第3章，

崔莉萍编写第 4、9 章，杨馨编写第 5、7 章，姬朝阳编写第 6 章，吉伟萍编写第 8 章，李振新、靳瑞霞编写第 10 章。

在编写本书过程中，得到了新乡医学院、许昌学院、中国铁道出版社有限公司的大力支持和帮助，在此表示衷心的感谢！

目前，计算机技术发展迅猛，其应用领域越来越广，技术手段也在不断地进步，由于编者水平有限，书中难免存在诸多不妥之处，恳请读者批评指正。

编　者

2023 年 6 月

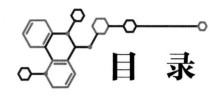

目 录

第1章 计算机与计算思维 1

1.1 基础知识 1
1.1.1 计算机的发展历程 1
1.1.2 计算机的分类 5
1.1.3 计算机的应用领域 6

1.2 计算机系统的组成及工作原理 8
1.2.1 计算机系统的基本组成 8
1.2.2 计算机系统的工作原理 9
1.2.3 计算机硬件系统 10
1.2.4 计算机软件系统 12

1.3 数制及数制间转换 13
1.3.1 存储单位和存储容量 13
1.3.2 数制与编码 14
1.3.3 字符的二进制编码 16

1.4 计算思维 18
1.4.1 计算思维的概念 18
1.4.2 计算思维的本质 19
1.4.3 计算思维的特征 19
1.4.4 计算思维的应用 20

第2章 操作系统基础 22

2.1 操作系统的概述 22
2.1.1 操作系统的概念 22
2.1.2 操作系统的功能 23
2.1.3 操作系统的分类 25
2.1.4 典型的操作系统 26

2.2 Windows 10 操作系统 28
2.2.1 Windows 10 操作系统概述 28

	2.2.2 Windows 操作系统基本操作	29
	2.2.3 文件管理	39
	2.2.4 磁盘管理	44
	2.2.5 控制面板	46

第 3 章 计算机网络与信息安全 ... 50

3.1 计算机网络概述 ... 50
  3.1.1 计算机网络的基本概念 ... 51
  3.1.2 计算机网络的组成、功能和分类 ... 51
  3.1.3 计算机网络体系结构 ... 53

3.2 Internet 及其应用 ... 56
  3.2.1 Internet 概述 ... 56
  3.2.2 IP 地址与域名系统 ... 58
  3.2.3 Internet 的应用 ... 62

3.3 信息安全与网络道德 ... 64
  3.3.1 信息安全概述 ... 64
  3.3.2 信息安全技术 ... 66
  3.3.3 计算机病毒 ... 69
  3.3.4 信息安全的道德与法规 ... 70

第 4 章 Word 文字处理 ... 74

4.1 Word 2016 概述 ... 74
  4.1.1 Word 2016 简介 ... 74
  4.1.2 Word 2016 的启动与退出 ... 75
  4.1.3 Word 2016 的工作窗口 ... 76

4.2 文档编辑 ... 80
  4.2.1 文档的新建、打开与关闭 ... 80
  4.2.2 文档的保存与保护 ... 82
  4.2.3 文档的输入 ... 86
  4.2.4 文档的编辑 ... 88
  4.2.5 查找和替换 ... 93

4.3 文档排版 ... 95
  4.3.1 设置字符格式 ... 95

- 5.3.1 设置单元格格式 ... 132
- 5.3.2 设置数据格式 ... 133
- 5.3.3 自动套用格式 ... 134
- 5.3.4 条件格式 ... 135
- 5.4 公式和函数 ... 136
  - 5.4.1 公式的使用 ... 136
  - 5.4.2 单元格的引用 ... 138
  - 5.4.3 函数的使用 ... 139
- 5.5 数据图表化 ... 141
  - 5.5.1 图表的类型 ... 141
  - 5.5.2 图表的创建 ... 142
  - 5.5.3 图表的编辑与格式化 ... 143
  - 5.5.4 迷你图 ... 144
- 5.6 数据管理和分析 ... 144
  - 5.6.1 数据清单 ... 144
  - 5.6.2 数据排序 ... 145
  - 5.6.3 数据筛选 ... 146
  - 5.6.4 分类汇总 ... 146
  - 5.6.5 数据透视图表 ... 148
  - 5.6.6 数据分析 ... 149
- 5.7 页面设置和打印 ... 150
  - 5.7.1 页面设置 ... 151
  - 5.7.2 页眉/页脚设置 ... 151
  - 5.7.3 打印预览与打印 ... 151

第6章 PowerPoint 演示文稿制作 ... 154

- 6.1 PowerPoint 2016 概述 ... 154
  - 6.1.1 PowerPoint 2016 的窗口组成 ... 154
  - 6.1.2 演示文稿视图 ... 156
- 6.2 演示文稿的创建与编辑 ... 158
  - 6.2.1 创建演示文稿 ... 158
  - 6.2.2 幻灯片的基本操作 ... 159
- 6.3 演示文稿的风格设计 ... 161

>   4.3.2 设置段落格式 96
>   4.3.3 边框和底纹 97
>   4.3.4 项目符号和编号 98
>   4.3.5 页面设置 99
>   4.3.6 文档打印 104
> 4.4 制作表格 104
>   4.4.1 创建表格 105
>   4.4.2 编辑表格 106
>   4.4.3 格式化表格 108
> 4.5 图形及其他对象 109
>   4.5.1 插入图片 109
>   4.5.2 插入图形 110
>   4.5.3 插入艺术字 110
>   4.5.4 插入文本框 111
>   4.5.5 插入公式 111
>   4.5.6 首字下沉 111
> 4.6 高级排版 112
>   4.6.1 样式与模板 112
>   4.6.2 目录 114
>   4.6.3 邮件合并 114
>   4.6.4 审阅功能 116

第 5 章　Excel 电子表格处理 118

  5.1 Excel 2016 概述 118
    5.1.1 Excel 2016 的启动与退出 118
    5.1.2 Excel 2016 窗口的组成 119
  5.2 Excel 2016 的基本操作与编辑 121
    5.2.1 工作簿的基本操作 121
    5.2.2 工作表的基本操作 123
    5.2.3 单元格的基本操作 124
    5.2.4 数据的输入与编辑 127
    5.2.5 Excel 获取外部数据 131
  5.3 工作表的格式化 132

- 6.3.1 设置幻灯片的大小和方向 161
- 6.3.2 设置主题 162
- 6.3.3 应用幻灯片版式 162
- 6.3.4 设置幻灯片背景 162
- 6.3.5 使用母版 163

6.4 多媒体及动画设置 165
- 6.4.1 插入音频与视频 165
- 6.4.2 插入链接 167
- 6.4.3 动画设置 169

6.5 演示文稿的放映与输出 173
- 6.5.1 幻灯片切换 173
- 6.5.2 设置放映方式 174
- 6.5.3 演示文稿的输出 175

第7章 多媒体技术及应用 178

7.1 多媒体技术概述 178
- 7.1.1 多媒体与多媒体技术 178
- 7.1.2 媒体的相关技术 180
- 7.1.3 媒体技术在医学中的应用 181

7.2 多媒体信息处理 182
- 7.2.1 声音信息的数字化处理 182
- 7.2.2 图形图像信息处理 183
- 7.2.3 视频信息处理 185
- 7.2.4 多媒体数据压缩技术 186

7.3 Photoshop 图像处理技术 187
- 7.3.1 Photoshop 操作环境 187
- 7.3.2 图像文件的基本操作 188
- 7.3.3 图像编辑与操作 190
- 7.3.4 图像选区 192
- 7.3.5 图像修补 194
- 7.3.6 图像调整 195
- 7.3.7 图层 198

第8章 数据组织与管理 202

8.1 数据库基础知识 202
- 8.1.1 数据库概述 203
- 8.1.2 数据模型 205
- 8.1.3 数据库设计 207
- 8.1.4 Access 2016 数据库简介 209

8.2 数据库与表 210
- 8.2.1 创建数据库 210
- 8.2.2 创建数据表 211
- 8.2.3 维护表 217
- 8.2.4 建立表间关系 218

8.3 创建和使用查询 220
- 8.3.1 查询条件 221
- 8.3.2 选择查询 223
- 8.3.3 交叉表查询 227
- 8.3.4 参数查询 228
- 8.3.5 操作查询 229
- 8.3.6 SQL 查询 231

8.4 窗体 232
- 8.4.1 窗体概述 232
- 8.4.2 创建窗体 233
- 8.4.3 设计窗体 235

第9章 程序设计基础 241

9.1 程序设计概述 241
- 9.1.1 程序的概念 241
- 9.1.2 程序设计语言 242
- 9.1.3 编程语言的执行方式 243
- 9.1.4 程序设计的一般过程 244
- 9.1.5 结构化程序设计 245
- 9.1.6 面向对象程序设计 245

9.2 算法 246
- 9.2.1 算法的概念 246

目 录

  9.2.2 算法的特征 247
  9.2.3 算法的设计原则 247
  9.2.4 常用的算法策略 248
 9.3 Python 语言简介 252
  9.3.1 Python 概述 252
  9.3.2 Python 的基本语法 256
  9.3.3 Python 语言基础 257
  9.3.4 Python 的字符串 261
  9.3.5 Python 基本结构 262
  9.3.6 Python 序列 266
  9.3.7 Python 函数 269
  9.3.8 Python 常用包及医学数据分析 271

第 10 章 计算机新技术及医学应用 278

 10.1 云计算 278
  10.1.1 云计算的概念 278
  10.1.2 云计算的特点 279
  10.1.3 云计算的关键技术 279
  10.1.4 医疗云的应用 280
 10.2 物联网技术 281
  10.2.1 物联网的概念 281
  10.2.2 物联网体系结构 281
  10.2.3 物联网的关键技术 282
  10.2.4 医学物联网的应用 283
 10.3 智能医疗技术 284
  10.3.1 人工智能的概念 284
  10.3.2 人工智能的产生和发展 284
  10.3.3 人工智能的研究领域 285
  10.3.4 智慧医疗 286
 10.4 健康医疗大数据 286
  10.4.1 健康医疗大数据的概念 286
  10.4.2 健康医疗大数据的特征 287
  10.4.3 大数据分析的关键技术 288

  10.4.4　健康医疗大数据的应用 289
10.5　虚拟现实技术 290
  10.5.1　虚拟现实技术的概念 290
  10.5.2　虚拟现实技术的主要特征 290
  10.5.3　虚拟现实技术在医学中的应用 291

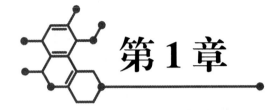

第1章 计算机与计算思维

电子计算机是 20 世纪人类最伟大的发明之一。计算机技术的飞速发展加快了人类进入信息时代的步伐，计算机的广泛应用改变了人类时代的面貌，特别是微型计算机的出现以及计算机网络的发展，使计算机进入了普通家庭，改变了人们的生活方式。计算机逐渐成为人们生活和工作中不可缺少的工具，掌握计算机的应用也成为人们必不可少的技能。

学习目标

◎ 了解计算机发展历程及应用领域（特别是在医学领域的应用）；计算思维的概念及特点。
◎ 熟悉计算的工作原理；信息的表示及处理方法。
◎ 掌握计算机的组成及各部分的功能。

重点、难点

◎ 信息的表示及编码。
◎ 计算机硬件系统的组成及功能。

1.1 基础知识

知识要点 >>>>>>

1. 计算机的发展历程。
2. 计算机的分类。
3. 计算机的应用领域。

1.1.1 计算机的发展历程

在人类文明的发展史中，为了进行有效的计算，人们一直在不断地探索，曾先后发明了各种计算工具，并进行了大量的理论和实践的研究工作，这些都对计算机的产生奠定了基础。

1. 计算工具的发展

古代人曾采用木棍和石块进行计数和计算。几百年前，我国发明了最早的计算工具——算盘，如图 1-1 所示。算盘曾被称为世界上第一种手动式计数器。与现代计算机相比，虽然算盘的结构和功能简单，需要人们按照口诀、拨动珠子进行四则运算，但是因为它操作灵活、简便、计算准确，至今还有人使用算盘进行计算。

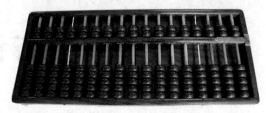

图1-1 算盘

1621 年，英国数学家埃德蒙·甘特（Edmund Gunter）根据对数表设计发明了计算尺，如图 1-2 所示。对数计算尺不仅能进行加、减、乘、除、乘方、开方运算，甚至可以计算三角函数、指数函数和对数函数。

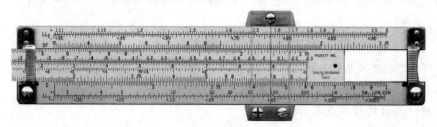

图1-2 计算尺

1642 年，法国数学家布莱士·帕斯卡（Blaise Pascal）发明了加法器，首次确立了计算机的概念。虽然当时只能进行加法运算，但是它的设计原理对计算机的产生和发展产生了很大的影响。

1673 年，德国数学家莱布尼茨（Gottfried Wihelm Leibniz）在帕斯卡的加法计算器基础上设计出了机械式的能进行算术运算和开方运算的计算器。1834 年，英国数学家查尔斯·巴贝奇（Charles Babbage）提出通用数字计算机的基本设计思想，并先后发明了"差分机"和"分析机"。以上这些形形色色的计算工具大体上都是手动式或机械式的操作方式，其计算功能和速度远不及应用的需要。1944 年，美国哈佛大学的霍华德·艾肯（Howard Hathaway Aiken）博士先后研制出了被誉为机电一体化的分析机 MARK Ⅰ、MARK Ⅱ、MARK Ⅲ，当时这些计算机已经初显电子计算机的雏形了。

2. 第一台电子数字积分计算机

第二次世界大战期间，美国军方为了解决计算大量军用数据的难题，成立了由美国宾夕法尼亚大学莫奇利和埃克特领导的研究小组，开始了电子数字积分计算机的研究。1946 年 2 月 14 日，第一台电子数字积分计算机 ENIAC（The Electronic Numerical Integrator and Computer）终于问世了，其外观如图 1-3 所示。这台计算机使用了 18 800 只电子管、1 500 个继电器、70 000 只电阻以及其他各种电气元件，占地面积 170 m^2，质量 30 t，耗电 140～150 kW，每秒能完成 5 000 次加法运算、400 次乘法运算。ENIAC 的问世具有划时代的伟大意义,表明计算机时代的到来,开辟了计算机科学技术新纪元。在以后的几十年间,计算机技术发展异常迅速。迄今为止,在人类科技史上还没有哪一个学科可以与电子计算机的发展速度相提并论。

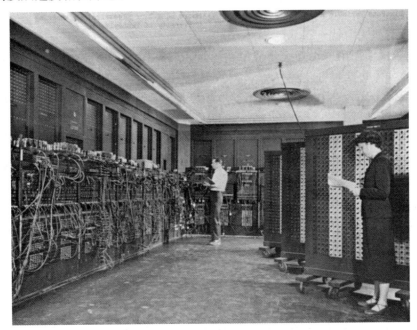

图1-3　第一台电子数字积分计算机ENIAC

3. 计算机发展的几个阶段

从第一台电子计算机问世至今的七十多年来,计算机技术的发展可谓是日新月异,特别是电子器件的技术革命,铸就了现代计算机的辉煌。因此,人们通常根据计算机所采用的主要电子元器件进行分代。

(1)第一代计算机——电子管时代(1946—1958年)

第一代计算机主要特点如下:

① 采用电子管作为主要逻辑部件,体积大、功耗高、可靠性低、反应速度慢且寿命短。

② 存储信息采用延迟线或磁鼓作为内存储器,外存储器开始是使用磁带机,存储容量非常小。

③ 软件上,使用机器语言、符号语言,没有高级语言,更没有系统软件。一切操作都是由中央处理器集中控制,输入、输出设备简单,采用穿孔纸带或卡片。

电子管计算机的应用一般仅限于军事和科学研究,代表机型有 ENIAC、IBM650、IBM709 等。

(2)第二代计算机——晶体管时代(1959—1964年)

第二代计算机主要特点如下:

① 采用晶体管作为基本逻辑部件,具有体积小、成本低、功能强、可靠性高的特点。

② 主存储器均采用磁心存储器,磁鼓和磁盘开始用作主要的辅助存储器,具有存取速度快、非易失性等优点。

③ 软件上出现了系统软件,操作系统的雏形开始形成,推出了 BASIC、FORTRAN、

COBOL 和 ALGOL 等高级程序设计语言。

晶体管计算机被用于科学计算的同时，也开始在数据处理、过程控制方面得到应用，代表机型有 IBM7090 和 CDC6600。

（3）第三代计算机——集成电路时代（1965—1970 年）

第三代计算机主要特点如下：

① 逻辑元件采用中、小规模集成电路（MSI、SSI），其速度和稳定性有了更大程度的提高，计算速度可达每秒几百万次，而体积、质量、功耗则大幅度下降。

② 采用半导体存储器作为主存储器，存储容量进一步提高，可靠性和存取速度也有了明显改善。

③ 软件方面出现了分时操作系统以及结构化、规模化程序设计方法。

④ 终端设备和远程终端迅速发展，并与通信设备、通信技术相结合，为日后计算机网络的出现打下基础。

这个时代的计算机产品开始走向了通用化、系列化和标准化，应用领域开始进入文字处理和图形图像处理领域，代表机型有 IBM-360、VAX 系列（DEC 公司）和 CRAY-1 等。

（4）第四代计算机——超大规模集成电路时代（1971 年至今）

第四代计算机主要特点如下：

① 采用大规模、超大规模集成电路（LSI、VLSI）作为基本逻辑部件，计算速度更快，可靠性更强，寿命更长。

② 内存储器普遍采用半导体存储器，存储容量和可靠性均大幅度提高。

③ 在操作系统方面，发展了并行计算技术和多机系统等。软件方面出现了数据库管理系统、网络管理系统和面向对象语言等。

第四代计算机体积小、耗电小、可靠性强，其应用领域进一步扩展，特别是微型计算机的出现和网络的应用，使计算机深入到社会发展及人们生活的各个方面，成为信息社会的标志性工具。

（5）新一代计算机

新一代计算机是指把信息采集、存储、处理、通信同人工智能结合在一起的智能计算机系统，它能进行数值计算或处理一般的信息，主要面向知识处理，具有形式化推理、联想、学习和解释的能力，能够帮助人们进行判断、决策、开拓未知领域和获得新的知识。

4. 我国计算机的发展

我国从 1956 年开始研制计算机，1958 年 8 月成功研制出第一台电子管数字计算机，并命名为 103 型。103 型计算机的研制成功填补了我国在计算机技术领域的空白。1965 年推出第二代晶体管计算机 DJS-5 小型机。1971 年研制出第三代集成电路计算机。1973 年推出了集成电路的大型计算机 150 计算机。1977 年 4 月，我国研制成功第一台微型计算机 DJS-050，从此揭开了中国微型计算机的发展历程，我国的计算机发展也开始进入第四代计算机时期。1980 年推出 DJS-060 微型机系列产品。后来，我国的微机生产基本与世界水平同步，联想、长城、方正、同创、同方、浪潮等一批国产微机品牌，不断追赶并超越国外品牌，谱写着我国计算机发展的新篇章。

1983 年，国防科技大学研制成功了每秒 1 亿次的银河-Ⅰ计算机，使我国成为世界上为数不多的能研制巨型机的国家之一。1993年以后，又相继研制成功每秒达10亿次和130亿次的银河-Ⅱ和银河-Ⅲ巨型计算机。2004年，10万亿次高性能计算机曙光4000A启用，并跻身世界十强。2010年11月，中国的"天河一号A"以每秒2566万亿次的双精度浮点运算能力第一次在全球超级计算机五百强排行榜上占据头把交椅。2016年6月20日TOP500组织在法兰克福世界超算大会（ISC）上，我国自行研制的"神威·太湖之光"超级计算机系统登顶榜单之首，成为世界上首台运算速度超过十亿亿次的超级计算机，如图1-4所示。同年，凭借在"神威·太湖之光"上运行的"全球大气非静力云分辨模拟"应用一举摘得高性能计算应用最高奖"戈登·贝尔奖"，实现了我国在该奖项上零的突破，成为中国高性能计算应用发展新的里程碑。

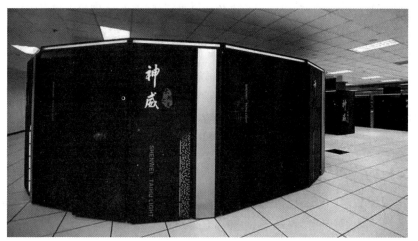

图1-4 "神威·太湖之光"超级计算机

1.1.2 计算机的分类

计算机发展到今天，已是琳琅满目、种类繁多，并表现出各自不同的特点。我们可以从不同的角度对计算机进行分类。

按计算机信息的表示形式和对信息的处理方式不同分为数字计算机（Digital Computer）、模拟计算机（Analogue Computer）和混合计算机。按计算机的用途不同可分为通用计算机（General Purpose Computer）和专用计算机（Special Purpose Computer）。按计算机的运算速度快慢、存储数据量的大小、功能的强弱，以及软硬件的配套规模等不同又分为巨型机、大中型机、小型机、微型机、工作站与服务器等。

（1）巨型机（Giant Computer）

巨型机又称超级计算机（Super Computer），是计算机中性能最高、功能最强、数值计算和数据处理能力最强的计算机，主要用于战略武器的设计、空间计算、石油勘探、天气预报及社会模拟等领域。

（2）大中型机（Large-scale Computer and Medium-scale Computer）

大中型机是通用性强、综合处理能力高、性能覆盖面广的计算机，是事务处理、商业处理、信息管理、大型数据库和数据通信的主要支柱。

（3）小型机（Minicomputer）

小型机是规模小、结构简单、设计试制周期短、应用面广的一类计算机。由于其可靠性高、对运行环境要求低、易于操作且便于维护，因此，小型机应用范围非常广泛，如用在工业自动控制、大型分析仪器、测量仪器、医疗设备中的数据采集、分析计算等，也用作大型、巨型计算机系统的辅助机，并广泛应用于企业管理以及大学和研究所的科学计算等。

（4）微型机（Micro Computer）

1971年，美国的Intel公司成功地在一个芯片上实现了中央处理器的功能，制成了世界上第一片4位微处理器MPU（Micro Processing Unit），也称Intel 4004，并由它组成了第一台微型计算机MCS-4，由此揭开了微型计算机大普及的序幕。微型计算机简称微机，其体积小、功耗低、成本少、灵活性大、性能价格比高，是当今使用最普及、产量最大的一类计算机。

（5）工作站（Workstation）

工作站是介于PC和小型机之间的高档微型计算机，通常配备有大屏幕显示器和大容量存储器，具有较高的运算速度和较强的网络通信能力，有大型机或小型机的多任务和多用户功能，同时兼有微型计算机操作便利和人机界面友好的特点。工作站的独到之处是具有很强的图形交互能力，因此在工程设计领域得到了广泛使用。

1.1.3 计算机的应用领域

计算机的应用领域非常广泛，已渗透到社会的各个领域，下面从科学计算、信息管理、过程控制、辅助系统、人工智能、网络通信和电子商务几个方面进行介绍。

1. 计算机的应用

（1）科学计算

科学计算是指利用计算机来完成科学研究和工程技术中提出的数学问题的计算，是计算机应用的一个重要领域。在现代科学技术工作中，科学计算问题是大量和复杂的。利用计算机的高速运算、大存储容量和连续计算的能力，可以实现人工无法解决的各种科学计算问题，如高能物理、工程设计、地震预测、气象预报、航天技术等，同时，也出现了计算力学、计算物理、计算化学、生物控制论等新的学科。

（2）信息管理

信息管理是目前计算机应用最广泛的一个领域，是指利用计算机来加工、管理与操作任何形式数据资料的活动，如企业管理、物资管理、报表统计、账目计算、信息情报检索等。计算机的信息管理应用把人们从大量烦琐而枯燥的数据统计和事务管理中解放出来，不仅提高工作效率，而且提高工作质量。

（3）过程控制

过程控制是指利用计算机对工业生产过程中的某些信号自动进行检测，并把检测到的数据存入计算机，再根据需要对这些数据进行处理。利用计算机进行过程控制不仅可以大大提高控制的自动化水平，而且可以提高控制的及时性和准确性，从而改善劳动条件、提高产品质量及合格率。因此，计算机过程控制已在机械、冶金、石油、化工、电力等领域得到广泛的应用。

(4) 辅助系统

计算机辅助系统是用计算机辅助人们共同完成某项工作的计算机系统,主要包括计算机辅助设计(Computer Aided Design,CAD)、计算机辅助制造(Computer Aided Manufacturing,CAM)、计算机辅助教育(Computer Based Education,CBE)等。

(5) 人工智能

人工智能(Artificial Intelligence,AI)是用计算机来模拟人的思维判断、推理等智能活动,使计算机具有自学习适应和逻辑推理的功能,帮助人们学习和完成某些推理工作。人工智能从诞生以来,理论和技术日益成熟,应用领域也不断扩大,例如,能模拟高水平医学专家进行疾病诊疗的专家系统,具有一定思维能力的智能机器人等。

(6) 网络通信

计算机技术与现代通信技术的结合构成了计算机网络。计算机网络的建立,不仅解决了一个单位、一个地区、一个国家中计算机与计算机之间的通信,各种软、硬件资源的共享,也大大促进了国际间的文字、图像、视频和声音等各类数据的传输与处理。

(7) 电子商务

电子商务是指利用计算机系统和网络进行商务活动,它是在 Internet 技术成熟与信息系统资源相结合的背景下产生的,是一种网上开展的相互关联的动态商务活动。它作为一种新型的商务方式,将企业和消费者带入一个数字化新天地,让人们通过网络以一种简单的方式完成过去较为烦琐的商务活动。由于其效率高、成本低、收益高和全球化的优势,电子商务很快受到了各国企业和政府的重视,目前世界上很多公司已经开始通过 Internet 来进行商务交易了。

2. 计算机在医学领域中的应用

随着电子计算机技术的迅速发展,计算机技术已渗透到医学及其管理的各个领域,可利用计算机获取、存储、传输、处理和分析医学及医学管理的各种信息。目前计算机在医学中的典型应用有如下几种。

(1) 医院信息系统

医院信息系统(Hospital Information System,HIS)是指利用计算机软硬件技术、网络通信技术等现代化手段,对医院及其所属各部门的人、物、财进行综合管理,对在医疗活动各阶段产生的数据进行采集、存储、处理、提取、传输、汇总、加工,从而为医院的整体运行提供全面的自动化管理及各种服务的信息系统。

(2) 远程医疗

远程医疗是指通过计算机技术、通信技术与多媒体技术,同医疗技术相结合,旨在提高诊断与医疗水平、降低医疗开支、满足广大人民群众保健需求的一项全新的医疗服务。如利用网络进行远程医疗监护、远程协同会诊、远程协同手术和治疗,建立网上医疗专家系统,提供共享的医疗咨询服务。

(3) 医学图像处理

医学研究与临床诊断中许多重要的信息都是以图像形式出现,现代医学离不开医学图像信息的支持。在医学图像处理中,计算机技术起着至关重要的作用。将图像信号转换成数字信号后使用计算机对医学图像处理和分析,通过删除无用的干扰信息,加强病灶信息的可读性，可以有效提高并改善图像的质量，为医生诊断提供依据和便利。

（4）智能化医疗仪器

与传统的医疗仪器相比，智能医疗仪器有着自主化、互联化的特点。医疗仪器的自主化可以减轻医护人员的负担，在提供更加及时治疗的同时提高病人的生活质量；而互联化可以结合多个仪器的视角及功能，提供更加准确的诊断以及更加复杂的治疗。

（5）医学专家系统

医学专家系统是人工智能和专家系统理论和技术在医学领域的重要应用，将著名医学专家的医学知识和经验存到知识库中，为医疗人员提供诊断等决策支持。医学专家系统可以解决的问题一般包括解释、预测、诊断、提供治疗方案等。随着人工智能整体水平的提高，医学专家系统获得了快速发展，高性能的医学专家系统也已经从学术研究开始进入临床应用研究。正在开发的新一代专家系统有分布式专家系统和协同式专家系统等，其在医学领域的应用将更有利于临床疾病诊断与治疗水平的提高。

（6）生物信息学

生物信息学是一门交叉学科，是将计算机和信息科学方法运用到生命科学，尤其是分子生物学中的一门学科。随着人类基因组项目的完成，新一代基因测序技术以及其他生物技术的飞速发展，大量分子生物学、基因组数据的涌现，需要信息技术来处理、存储、管理、分析数据。生物信息学在生物材料技术、新药研制技术、生物医学信息处理等方面发挥着重要的作用，将对生命科学的基础研究起到巨大的推动作用。

1.2 计算机系统的组成及工作原理

知识要点 >>>>>>

1. 计算机系统的组成。
2. 冯·诺依曼结构及计算机工作原理。
3. 各组成部分的主要功能。

1.2.1 计算机系统的基本组成

计算机是一种能快速存储程序和自动连续地对各种数字化信息进行算术、逻辑运算的工具。尽管计算机的种类很多，它们在规模、性能方面存在着很大的差别，但从基本结构和工作原理方面是相同的。下面以微型计算机为例来介绍计算机系统的组成及其工作原理。

计算机系统由硬件和软件两大部分组成，如图1-5所示。硬件（Hardware）是指构成计算机的物理实体，包括组成计算机的电子的、机械的、磁的或光的元器件或装置，是计算机系统的物质基础；软件（Software）是指系统中的程序以及开发、使用和维护程序所需要的所有文档的集合。硬件是软件建立和依托的基础，软件是计算机系统的灵魂。硬件和软件相互结合构成了一个完整的计算机系统，只有硬件和软件相结合才能充分发挥计算机系统的功能。

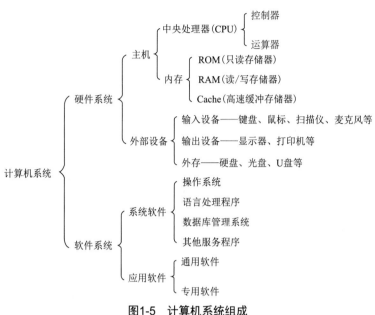

图1-5 计算机系统组成

1.2.2 计算机系统的工作原理

1. 冯·诺依曼模型

现代计算机的基本工作原理是由美籍匈牙利数学家冯·诺依曼于1946年首先提出来的。冯·诺依曼提出了程序存储的思想,并成功将其运用在计算机的设计之中,根据这一原理制造的计算机被称为冯·诺依曼结构计算机。虽然计算机的制造技术发展到今天已经有了很大的改变,但基本的硬件结构始终沿袭冯·诺依曼体系结构。冯·诺依曼结构中计算机硬件系统由运算器、控制器、存储器、输入设备、输出设备5个硬件系统构成,如图1-6所示。

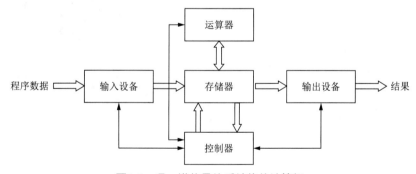

图1-6 冯·诺依曼体系结构的计算机

2. 计算机工作原理

冯·诺依曼计算机的主要思想是存储程序和程序控制。存储程序是指人们必须事先把程序及运行过程中所需的数据,通过一定的方式输入并存储在计算机的存储器中。程序控制是指计算机运行时能自动地逐一取出程序中的一条条指令,加以分析并执行规定的操作。这样,计算机一经启动,就能按照程序指定的逻辑顺序把指令从存储器中读出来并逐条执行,自动完成由程序所描述的处理工作。

指令执行的过程具体可分为如下四个基本操作：

① 取出指令：从存储器某个地址取出要执行的指令。
② 分析指令：把取出的指令送至指令译码器中，译出要进行的操作。
③ 执行指令：向各个部件发出控制操作，完成指令要求。
④ 为下一条指令做好准备。

1.2.3 计算机硬件系统

1. 中央处理器

中央处理器（Central Processing Unit，CPU），主要由运算器和控制器两大部分组成，是计算机硬件系统的核心。

（1）运算器

运算器又称算术逻辑单元（Arithmetic Logic Unit，ALU），它是计算机对数据进行加工处理的部件，包括算术运算（加、减、乘、除等）和逻辑运算（与、或、非、异或、比较等）。在控制器的控制下，运算器从内存中接收待运算的数据，完成程序指令指定的基于二进制数的算术运算或逻辑运算，最后将运算结果又送回内存。

（2）控制器

控制器是计算机的指挥中心，主要由指令寄存器、译码器、程序计数器、操作控制器等组成。控制器负责从存储器中取出指令，并对指令进行译码，根据指令的要求，按时间的先后顺序，负责向其他各部件发出控制信号，保证各部件协调一致地工作，一步一步地完成各种操作。

2. 主板

主板又称为主机板（Main Board）、系统板（System Board），是实现计算机硬件系统五个部分关联的部件，上面布置有密集的集成电路和对外接口，如图1-7所示。通过主板将微型计算机的主机以及各种输入、输出硬件设备有机地连接在一起，构成一个完整的计算机硬件系统。也就是说，计算机中重要的"交通枢纽"都在主板上，它工作的稳定性影响着整机工作的稳定性。

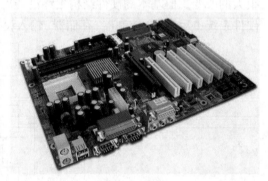

图1-7 主板

3. 存储器

存储器是计算机的记忆和存储部件，用来存放程序和数据，其基本功能是按照指定位置存入或取出二进制信息，从存储器中取出信息称为读操作，将信息写入存储器称为写操作。存储器通常可分为内存储器和外存储器。

（1）内存储器

内存储器简称内存，又称主存储器，它和CPU一起构成了计算机的主机部分。内存可以与CPU、输入/输出设备直接交换信息，因此，内存是CPU和外部设备的枢纽。内存一般由半导体器件构成，存取速度快，但容量较小。

根据存取方式，内存可以分为随机存储器（Random Access Memory，RAM）、只读存储器（Read Only Memory，ROM）两种。

① RAM 就是通常所说的内存条，是一种可读/写存储器，用来存放要执行的程序和数据，具有存取速度快、集成度高、电路简单等优点。它的特点是其中存放的内容可供 CPU 随时读/写，但断电后存放的信息都将全部丢失。因此，及时将 RAM 中的信息保存起来是很重要的操作。

② ROM 是一种内容只能读出而不能写入和修改的存储器，其存储的信息是在制造该存储器时就被写入的。在计算机运行过程中，ROM 中的信息只能被读出，而不能写入新的内容。计算机断电后，ROM 中的信息不会丢失。ROM 常用来存放计算机的自检程序、引导程序、系统硬件信息等内容。

（2）外存储器

外存储器简称外存，又称辅助存储器，主要用于存放各种后备的数据，其存储介质主要有磁介质、光介质以及半导体介质等。外存储器的主要特点有：断电后数据不会丢失，可以长期保存数据；存储容量大，价格较低；存取数据的速度较慢，只能与内存交换信息，不能被计算机系统的其他部件直接访问。常用的外存有硬盘、U 盘等。

4. 输入设备

输入设备是外界向计算机传送数据和信息的装置。在计算机系统中，常用的输入设备有键盘、鼠标和扫描仪等。

（1）键盘

键盘是最常用、最基本的一种输入设备。用户的各种数据、命令和程序都可以通过键盘输入计算机。在键盘内部有专门的控制电路，当用户按下键盘上的任意一个键时，键盘内部的控制电路就会产生一个相应的二进制代码，然后将这个代码传入计算机。

（2）鼠标

在图形界面的环境下，鼠标可以取代键盘进行光标定位或完成某些特定的操作。鼠标的最大优点是可以更快、更准确地移动、定位光标。鼠标通过 USB 接口与主机连接。

（3）扫描仪

扫描仪是一种高精度的光电一体化产品，通过它可以将图像、照片、图形、文字甚至实物等以图像形式扫描输入到计算机中。扫描仪最大的优点在于可以最大程度地保留原稿面貌，这是键盘和鼠标所办不到的。通过扫描仪将扫描对象转换为计算机可以识别的图像数据，以便实现对这些数字化图像信息的管理、使用、存储和输出等操作。

5. 输出设备

输出设备是进行数据输出的装置。它把各种计算结果数据或信息以数字、字符、图像、声音等形式表示出来。常用的有显示器、打印机、绘图仪、音箱等。

（1）显示器

显示器是微型计算机不可缺少的输出设备，它可以方便地查看计算机的程序、数据等信息和经过计算机处理后的结果，具有显示直观、速度快、无工作噪声、使用方便灵活、性能稳定等特点。显示控制适配器也称显卡，其用途是将计算机系统所需要的显示信息进行转换驱动，并向显示器提供行扫描信号，控制显示器的正确显示，是连接显示器和个人计算机主板的重要元件。

（2）打印机

打印机是计算机系统中常用的输出设备。打印机可以将电子化的各种文档，如文字、图形、图像输出到纸张上。按照其工作原理，打印机可以分为三类：针式打印机、喷墨打印机和激光打印机，其中喷墨打印机和激光打印机是目前使用较多的两类打印机。

1.2.4 计算机软件系统

计算机的软件系统指的是在硬件设备上运行的各种程序、数据及有关的资料，它包括系统软件和应用软件两种。

1. 系统软件

系统软件是计算机系统的基本软件，主要负责管理、控制和维护计算机硬件和软件资源。常见的系统软件有操作系统、程序设计语言、数据库管理系统等。

（1）操作系统

操作系统（Operating System，OS）是管理和控制计算机系统软、硬件和数据资源的大型程序，是用户和计算机之间的接口，并提供了软件开发和应用的环境。操作系统是最基本的系统软件，计算机只有在安装了操作系统之后才能够正常运行和使用其他软件。它为用户和计算机之间架起了一座沟通的桥梁，为用户提供了一个方便有效和友善的工作环境。常见的操作系统有 Windows、UNIX、Linux 等。

（2）程序设计语言

程序设计语言是指人与计算机之间通信的语言，又称为计算机语言。程序员使用程序设计语言来编制程序，表达需要计算机完成什么任务，计算机按照程序的规定去完成任务。计算机语言分为机器语言、汇编语言和高级语言。

（3）数据库管理系统

数据库是统一管理的相关数据集合，而数据库管理系统（Database Management System，DBMS）是指在数据库系统中对数据库进行管理的软件。数据库管理系统的主要功能是实现对共享数据的有效组织、管理和存取，同时它还负责维护数据库，保证数据库的完整性和安全性。常用的数据库管理系统有：Access、Oracle、SQL Server 等。

2. 应用软件

应用软件是指为某类应用需要或解决某个特定问题而设计的程序，如文字处理软件、图形软件、财务软件、软件包等，这是范围很广的一类软件。人们在使用计算机的过程中，大量的实际工作都是利用各种各样的应用软件来完成的。

1.3 数制及数制间转换

知识要点 >>>>>>

1. 数据存储的常用单位。
2. 各种进制及其之间的转换。
3. 西文字符与汉字的编码机制。

1.3.1 存储单位和存储容量

计算机的基本功能是对数据进行运算和加工处理。数据有两种，一种是数值数据，另一种是非数值数据（信息）。无论哪一种数据在计算机中都是用二进制数码表示的。采用二进制码表示信息，有如下几个优点：

① 物理上最容易实现。
② 编码、计数、运算规则简单。
③ 与逻辑值"真"/"假"对应，便于逻辑运算。

信息存储的单位通常采用"位"、"字节"和"字"。

（1）位（Bit，b）

位是计算机存储数据的最小单位，代表一个二进制数。一个二进制位只能表示 0 或 1 两种状态，要表示更多的信息，就要把多个位组合成一个整体。

（2）字节（Byte，B）

字节是信息存储中最常用的基本单位。计算机的存储器通常也是以多少字节来表示它的容量。每个字节由 8 个二进制位组成，即 1 B=8 bit。常用的数据存储单位除了字节以外，还可以用 KB、MB、GB、TB 等表示更大的存储空间。其中：

1 KB=2^{10} B=1 024 B

1 MB=2^{10} KB=1 024 KB=2^{20} B

1 GB=2^{10} MB=1 024 MB=2^{30} B

1 TB=2^{10} GB=1 024 GB=2^{40} B

1 PB=2^{10} TB=1 024 TB=2^{50} B

1 EB=2^{10} PB=1 024 PB=2^{60} B

（3）字（Word）

字是计算机进行数据处理时，一次存取、加工和传送的数据长度。一个字通常由一个或若干个字节组成。计算机的每个字所包含的位数称为字长。由于字长是计算机一次所能处理信息的实际位数，所以，它决定了计算机数据处理的速度，是衡量计算机性能的一个重要指标。

1.3.2 数制与编码

1. 数制

数制也称计数制，是用一组固定的符号和统一的规则来表示数值的方法。计算机是用数字电路搭成的，数字电路中只有1和0两种状态，在计算机内部，所有的信息（含程序、文字、图片、声音、视频等）都是以二进制数据表示的。在计算机系统中使用二进制，使得数据运算更简单，可靠性更高强。

（1）十进制数（Decimal）

人们日常生活中最熟悉的进位计数制。十进制由0，1，2，…，9十个基本数字组成，十进制运算是按"逢十进一"的规则进行的。

（2）二进制数（Binary）

在计算机内部采用二进制进行存储、传输和计算，任何信息必须转换成二进制数据后才能由计算机进行处理。二进制只包括0和1两个不同的数码，即基数为2，进位原则是"逢二进一"。

（3）八进制数（Octal）

八进制数也是计算机中常用的一种数制，它包括0，1，2，…，7八个不同的数码，即基数为8，进位原则是"逢八进一"。

（4）十六进制数（Hexadecimal）

十六进制数是计算机中最常用的一种数制，它在数的结构上类似于八进制。易于与二进制数转换，且比八进制更能简化数据的输入和显示。十六进制的基数是16，即由16个不同的数码符号组成，除了0～9十个数字外，还用字母A、B、C、D、E、F分别表示数10、11、12、13、14、15。进位原则是"逢十六进一"。

十六进制、十进制、八进制、二进制数之间的关系见表1-1。

表1-1 十六进制、十进制、八进制、二进制数之间的关系对照表

十六进制	十进制	八进制	二进制	十六进制	十进制	八进制	二进制
0	0	0	0000	8	8	10	1000
1	1	1	0001	9	9	11	1001
2	2	2	0010	A	10	12	1010
3	3	3	0011	B	11	13	1011
4	4	4	0100	C	12	14	1100
5	5	5	0101	D	13	15	1101
6	6	6	0110	E	14	16	1110
7	7	7	0111	F	15	17	1111

2. 数制的表示方法

为了区别不同的数制，可将数据用以下两种方法表示。

（1）下标法

在数据符号序列的右下角以下标的形式表示进制，下标用进制的基表示，如 $(21)_{16}$、$(43)_{10}$。

（2）后缀法

用进制数的简称加在数的后面表示相应进制，字母D表示十进制，字母B表示二进制，

字母 O 或 Q 表示八进制（Octal，由于字母 O 容易与数字 0 混淆，所以也可用 Q 表示八进制），字母 H 表示十六进制。

3. 数制之间的转换

（1）二进制数、八进制数、十六进制数转换为十进制数

各种进制的数按权展开后求得结果即为十进制数。

【例 1.1】 将二进制数 $(1011.101)_2$ 转换成等值的十进制数。

$(1011.101)_2 = 1 \times 2^3 + 0 \times 2^2 + 1 \times 2^1 + 1 \times 2^0 + 1 \times 2^{-1} + 0 \times 2^{-2} + 1 \times 2^{-3}$

$= 8 + 0 + 2 + 1 + 1/2 + 0 + 1/8$

$= (11.625)_{10}$

八进制数和十六进制数均可按位权展开转换成十进制数。

【例 1.2】 将 $(2576)_8$，$(3D)_{16}$ 分别转换成十进制数。

$(2576)_8 = 2 \times 8^3 + 5 \times 8^2 + 7 \times 8^1 + 6 \times 8^0 = (1406)_{10}$

$(3D)_{16} = 3 \times 16^1 + 13 \times 16^0 = (61)_{10}$

（2）十进制数转换为二进制数

对于十进制数的整数部分和小数部分在转换时须作不同的计算，分别求得后再组合。

① 十进制整数转换为二进制数（除 2 取余法）。

方法：逐次除以 2，每次求得的余数即为二进制数整数部分各位的数码，直到商为 0。

② 十进制纯小数转换为二进制数（乘 2 取整法）。

方法：逐次乘以 2，每次乘积的整数部分即为二进制数小数各位的数码。

【例 1.3】 把十进制数 69.375 转换为二进制数。

计算过程如图 1-8 所示。

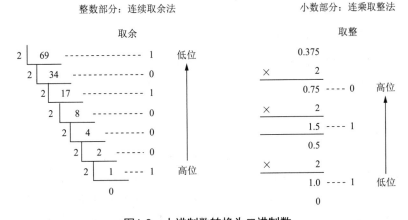

图 1-8 十进制数转换为二进制数

对整数部分 69 转换，得：$(69)_{10} = (1000101)_2$

对小数部分 0.375 转换，得：$(0.375)_{10} = (0.011)_2$

因此，$(69.375)_{10} = (1000101.011)_2$

十进制数转换成八进制数和十六进制数也可用上述方法进行。

（3）二进制数与八进制数的互相转换

① 二进制数转换成八进制数。

二进制数转换成八进制数的方法：将二进制数从小数点开始分别向左（整数部分）和向右（小数部分）每 3 位二进制数码分成一组，转换成八进制数码中的一个数字，连接起来。不足 3 位时，对原数值用 0 补足 3 位。

【例 1.4】把二进制数 $(11110010.1110011)_2$ 转换为八进制数。

二进制每 3 位分组：011 110 010 . 111 001 100

转换成八进制数：362.714

即 $(11110010.1110011)_2 = (362.714)_8$

② 八进制数转换成二进制数。

八进制数转换成二进制数的方法：将每一位八进制数写成相应的 3 位二进制数，再按顺序排列好。

【例 1.5】把八进制数 $(2376.14)_8$ 转换为二进制数。

八进制数：2376.14

每位转换为 3 位二进制：010 011 111 110 . 001 100

即 $(2376.14)_8 = (10011111110.0011)_2$

（4）二进制数与十六进制数的互相转换

二进制数与十六进制数的转换方法：和二进制数与八进制数的转换方法类似，是将每 4 位二进制数码为一组对应成 1 位十六进制数，而十六进制数与二进制数的转换是将十六进制数的 1 位与二进制数的 4 位数相对应，再按顺序排列好。

【例 1.6】把二进制数 $(110101011101001.011)_2$ 转换为十六进制数。

二进制数每 4 位分组：0110 1010 1110 1001 . 0110

转换成十六进制数：6AE9.6

即 $(110101011101001.011)_2 = (6AE9.6)_{16}$

1.3.3　字符的二进制编码

字符是计算机的主要处理对象，这里的字符包括西文字符和中文字符。由于计算机中的数据都是采用二进制的方式进行存放和处理的，因此，字符也只有按照这个规律进行编码才能进入计算机。由于西文字符和中文字符的形式不同，所以使用的编码有很大的不同。

1. 西文字符

ASCII 码（American Standard Code for Information Interchange）即美国标准信息交换码，是当前计算机中使用最为普遍的字符编码，现在已被国际标准化组织（ISO）认定为国际标准。ASCII 码有 7 位版本和 8 位版本两种，国际上通用的是 7 位版本，7 位版本的 ASCII 码有 128 个字符，见表 1-2，其中控制字符 34 个，阿拉伯数字 10 个，大小写英文字母 52 个，各种标点符号和运算符号 32 个。通常，每个 ASCII 码以 1 个字节存储，即最高位为 0。使用 8 位 ASCII 码，当最高位为 0 时，称为基本 ASCII 码（即 7 位 ASCII 码）；当最高位为 1 时，形成扩充 ASCII 码，各国都把扩充 ASCII 码作为自己国家语言字符的代码。

表 1-2 七位 ASCII 码表

二进制	十进制	含义	二进制	十进制	含义	二进制	十进制	含义	二进制	十进制	含义
000 0000	0	NUL	010 0000	32	SP	100 0000	64	@	110 0000	96	`
000 0001	1	SOH	010 0001	33	!	100 0001	65	A	110 0001	97	a
000 0010	2	STX	010 0010	34	"	100 0010	66	B	110 0010	98	b
000 0011	3	ETX	010 0011	35	#	100 0011	67	C	110 0011	99	c
000 0100	4	EOT	010 0100	36	$	100 0100	68	D	110 0100	100	d
000 0101	5	ENQ	010 0101	37	%	100 0101	69	E	110 0101	101	e
000 0110	6	ACK	010 0110	38	&	100 0110	70	F	110 0110	102	f
000 0111	7	BEL	010 0111	39	'	100 0111	71	G	110 0111	103	g
000 1000	8	BS	010 1000	40	(	100 1000	72	H	110 1000	104	h
000 1001	9	HT	010 1001	41	)	100 1001	73	I	110 1001	105	i
000 1010	10	LF	010 1010	42	*	100 1010	74	J	110 1010	106	j
000 1011	11	VT	010 1011	43	+	100 1011	75	K	110 1011	107	k
000 1100	12	FF	010 1100	44	,	100 1100	76	L	110 1100	108	l
000 1101	13	CR	010 1101	45	-	100 1101	77	M	110 1101	109	m
000 1110	14	SO	010 1110	46	.	100 1110	78	N	110 1110	110	n
000 1111	15	SI	010 1111	47	/	100 1111	79	O	110 1111	111	o
001 0000	16	DLE	011 0000	48	0	101 0000	80	P	111 0000	112	p
001 0001	17	DC1	011 0001	49	1	101 0001	81	Q	111 0001	113	q
001 0010	18	DC2	011 0010	50	2	101 0010	82	R	111 0010	114	r
001 0011	19	DC3	011 0011	51	3	101 0011	83	S	111 0011	115	s
001 0100	20	DC4	011 0100	52	4	101 0100	84	T	111 0100	116	t
001 0101	21	NAK	011 0101	53	5	101 0101	85	U	111 0101	117	u
001 0110	22	SYN	011 0110	54	6	101 0110	86	V	111 0110	118	v
001 0111	23	ETB	011 0111	55	7	101 0111	87	W	111 0111	119	w
001 1000	24	CAN	011 1000	56	8	101 1000	88	X	111 1000	120	x
001 1001	25	EM	011 1001	57	9	101 1001	89	Y	111 1001	121	y
001 1010	26	SUB	011 1010	58	:	101 1010	90	Z	111 1010	122	z
001 1011	27	ESC	011 1011	59	;	101 1011	91	[	111 1011	123	{
001 1100	28	FS	011 1100	60	<	101 1100	92	\	111 1100	124	|
001 1101	29	GS	011 1101	61	=	101 1101	93	]	111 1101	125	}
001 1110	30	RS	011 1110	62	>	101 1110	94	^	111 1110	126	~
001 1111	31	US	011 1111	63	?	101 1111	95	_	111 1111	127	DEL

2. 中文字符

根据汉字处理阶段的不同，汉字编码可分为汉字输入码、显示字形码、汉字信息交换码和汉字机内码。

① 汉字输入码，是用来将汉字输入到计算机中的一组键盘符号。常用的输入码有拼音码、五笔字型码、自然码、表形码、认知码、区位码和电报码等，一种好的编码应有编码规则简单、易学好记、操作方便、重码率低、输入速度快等优点。

② 显示字形码，字形码是表示汉字字形的字模码，是汉字的输出形式，用于在显示屏或打印机上输出汉字，通常用点阵、矢量等方式表示。用点阵表示汉字时，汉字字形码就是这个汉字字形点阵的代码。根据输出汉字的不同要求，点阵的多少也不同，一般有 16×16、24×24、32×32、48×48 等几种。用矢量表示方法存储的是描述汉字字型的轮廓特征，当要输出汉字的时候，通过计算机的计算，由汉字字型描述信息生成所需大小和形状的汉字点阵。

③ 汉字信息交换码，简称交换码，又称国标码。根据对汉字的查频统计结果，1980 年我国颁布了《信息交换用汉字编码字符集 基本集》，代号为 GB 2312—1980。作为国家规定的用于汉字信息处理使用的代码依据，该字符集中规定了 7 445 个字符编码，其中有 682 个非汉字图形符和 6 763 个汉字的代码。有一级汉字 3 755 个，二级汉字 3 008 个。

④ 汉字机内码。汉字机内码是计算机内部进行存储、传输和加工时所使用的统一机内代码。为了在计算机内部能够区分汉字国标码和 ASCII 码，将国标码每个字节的最高位设为 1，变换后的国标码称为汉字机内码。

1.4 计算思维

知识要点 >>>>>>

1. 三大思维的概念。
2. 计算思维的定义及本质。
3. 计算思维的基本特征。
4. 计算思维的应用。

1.4.1 计算思维的概念

理论科学、实验科学和计算科学作为科学发现的三大支柱，正推动着人类文明进步和科技发展。与三大科学方法相对应的是人类认识世界和改造世界的三大思维，即理论思维、实验思维和计算思维。

理论思维又称逻辑思维，它是以推理和演绎为特征，以数学学科为代表。理论思维支撑着所有的学科领域，定义是灵魂，定理和证明是精髓，公理化方法是思维方法。

实验思维又称实证思维，它是以观察和总结自然规律为特征，以物理学科为代表。实验思维往往需要借助于特定设备获取数据以供分析。

计算思维（Computational Thinking）是运用计算机科学的基础概念去求解问题、设计系统和理解人类行为等一系列思维活动的总称，其概念最早由美国计算机科学家、卡内基·梅隆大学周以真教授于 2006 年提出，引起了科学界广泛关注。随后，计算思维的概念和内容体系得到了更多深入和系统的研究。计算思维又称构造思维，是从具体的算法设计规范入手，通过算法过程的构造与实施来解决给定问题的一种思维方法。它以设计和构造为特征，以计算学科为代表。

1.4.2 计算思维的本质

计算思维的本质是抽象（Abstraction）和自动化（Automation）。它反映了计算的根本问题，即什么能被有效地自动进行。计算是抽象的自动执行，自动化需要某种计算机去解释抽象。从操作层面上讲，计算就是如何寻找一台计算机去求解问题，选择合适的抽象，选择合适的计算机去解释执行该抽象，后者就是自动化。

计算思维中的抽象完全超越物理的时空观，可以完全用符号来表示自然界的各种现象。计算思维中的抽象最终是要能够机械地一步一步自动执行的，即自动化的基础和前提是抽象。

1.4.3 计算思维的特征

1. 计算思维是概念化，不是程序化

计算机科学不只是为计算机编制程序，而是要像计算机科学家那样去思维，进而能够在抽象的多个层次上思考问题。

2. 计算思维是一种基本技能，而不是机械的技能

与"读写能力"一样，计算思维是人类的基本思维方式，是每一个人为了在现代社会中发挥职能所必须掌握的。生搬硬套的机械技能意味着机械地重复。计算思维不是一种简单、机械地重复。

3. 计算思维是人的思维，不是计算机的思维

它是人类求解问题的一条途径，但绝非要使人类像计算机那样思考。人类创造了计算机，反过来，是计算机给了人类强大的计算能力，人类应该好好利用这种力量去解决各种需要大量计算的问题。

4. 计算思维是人类的思想活动，不是人造的物品

它不只是以人类生产的软件、硬件等人造物的物理形式到处呈现并时刻融入人们的生活，更重要的是，它是人类用以接近求解问题、管理日常生活、建立与他人交流和互动的计算概念。

5. 计算思维是数学思维和工程思维的互补与融合，不是数学性的思维

计算机科学在本质上来源于数学思维，又由于人类建造的计算机系统是一个能够与实际世界互动的系统，计算机科学在本质上又来源于工程思维。因此，人类试图制造的能代替人完成计算任务的自动计算工具都是在工程和数学结合下完成的。

1.4.4 计算思维的应用

2010年10月，陈国良院士在"第六届大学计算机课程报告论坛"倡议：将计算思维引入大学计算机基础教学。从此，计算思维得到了国内计算机基础教育界的广泛重视。

计算思维是一种思想，一种理念，是人类求解问题的一条途径，一种方式。计算思维是每个社会人的基本技能，是每一个人为了在现代社会中发挥职能、实现自身价值所必须掌握的，其根本目的是提升人类使用计算机解决各专业领域中问题的能力。

事实上，我们已经见证了计算思维对其他学科的影响。计算思维正在或已经渗透到各学科、各领域，并正在潜移默化地影响和推动着各领域的发展，成为一种发展趋势。

在生物学中，霰弹枪算法大大提高了人类基因组测序的速度，不仅具有能从海量的序列数据中搜索寻找模式规律的本领，还能用体现数据结构和算法自身的方式来表示蛋白质的结构。

价值引领
量子计算机

在物理学中，物理学家和工程师仿照经典计算机处理信息的原理，对量子比特中所包含的信息进行操控，如控制一个电子或原子核自旋的上下取向。与现在的计算机进行比对，量子比特能同时处理两个状态，意味着它能同时进行两个计算过程，这将赋予量子计算机超凡的能力，远远超过今天的计算机。随着物理学与计算机科学的融合发展，量子计算机"走入寻常百姓家"将不再是梦想。

在地质学中，用抽象边界和复杂性层次模拟地球和大气层，并且设置了越来越多的参数来进行测试，地球甚至可以模拟成一个生理测试仪，跟踪测试不同地区的人们的生活质量、出生和死亡率、气候影响等。

在化学中，利用数值计算方法，对化学各分支学科的数学模型进行数值计算或方程求解，对化学反应的现象进行模拟，对化合物质进行分类识别，用优化和搜索算法寻找优化化学反应的条件和提高产量的物质等。

在工程（电子、土木、机械等）领域，计算高阶项可以提高精度，进而减少重量、减少浪费并节省制造成本。在航空航天工程中，研究人员利用最新的成像技术，重新检测"阿波罗11号"带回来的月球这种类似玻璃的沙砾样本，模拟后的三维立体图像放大几百倍后仍清晰可见，成为科学家进一步了解月球的演化过程的重要环节。

在医学领域，计算科学已从初步在生理系统仿真建模，医院信息系统的应用逐步发展到电子健康档案、移动医疗、健康物联网等新兴交叉学科以及更广泛深入的应用，并在医学发展和研究中发挥着越来越重要的作用。

本章小结

本章主要介绍电子计算机的诞生与发展、计算机的分类与特点、计算机的应用领域、计算机的组成与工作原理、计算机中的信息表示及计算思维有关概念。通过本章的学习，读者可以从整体上了解计算机的基本功能和基本工作原理，为后续章节的学习打下良好的基础。

知识拓展 >>>>>> 超级计算机的强大威力

党的二十大报告提出,到二〇三五年,我国要实现高水平科技自立自强,进入创新型国家前列。在信息化、数据化时代,超级计算逐步成为一个国家科技创新核心竞争力的重要指标,为解决国家安全、技术创新、经济发展和社会进步等一系列重大挑战性问题,发挥了不可替代的作用。虽然我国超级计算机的研发起步较晚,但是它的发展速度却是令世界瞩目的,已经从跟跑、并跑阶段逐渐到领跑阶段。超级计算机应用可以简单概括为三个词:算天、算地、算人。

"算天",是指借助超级计算机对气象数值进行科学测量、预测气候变化。超级计算机因为速度快、性能好、精准度高,可以提升气象检测和预判的准确性。同时,它还能通过模拟对天体的演变进行建模和理论试验。

"算地",是指借助超级计算机对地震的预测和对地球能源的勘探。超级计算机能够模拟地震,使得研究人员可以更好地对地震进行预测。它还能够处理石油勘探等数据,提高了油气资源的保障能力。

"算人",是指超级计算机应用于生命科学研究等领域。在医学领域,基因研究和细胞模拟需要大量的计算,超级计算机是帮助人们寻找到治疗疾病新方法的一大利器。特别是新冠肺炎疫情发生以来,超级计算机在药物筛选、辅助诊断、云端协同诊疗等领域发挥着积极的作用。

第 2 章

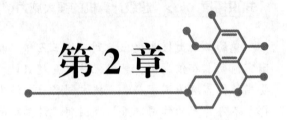

操作系统基础

计算机系统是十分复杂的系统,对于用户而言,计算机系统就是一个工作平台,没有任何软件的硬件系统称为"裸机",要使其协调高效地工作,需要有一套进行自动管理各个子系统和便于用户操作的软件,操作系统就是运行在硬件系统之上的最基本的系统软件,可以用来管理整个计算机系统的硬件,并为用户开发应用程序提供支持。

学习目标

◎ 了解操作系统的功能及常见的操作系统。
◎ 熟悉 Windows 10 操作系统的基本操作和基本设置。
◎ 掌握 Windows 10 操作系统的文件管理及系统设置。

重点、难点

◎ Windows 10 操作系统的文件管理、系统管理的具体方法。
◎ 根据具体需求对系统进行管理。

2.1 操作系统的概述

知识要点 >>>>>>

1. 操作系统的主要作用。
2. 操作系统的分类。
3. 经典操作系统的特点。

2.1.1 操作系统的概念

操作系统(Operating System,OS)是计算机软件系统中最基本、最重要的软件,是管理和控制计算机软、硬件资源,提高计算机系统资源的有效率,方便用户使用,充分有效地发挥计算机效能的一系列程序的集合。

操作系统是用户和计算机之间的接口，同时也是计算机硬件和软件的接口。

操作系统在计算机系统中的作用就相当于"大脑"在人体中的作用，它是计算机系统进行自动管理的控制中心，能够提供用户和计算机交互的接口，提供软件的开发和使用环境。计算机硬件必须在操作系统的管理下才能运行。

2.1.2 操作系统的功能

操作系统是计算机系统软件的基石与核心，担负着计算机系统资源的管理、控制输入输出处理和实现用户与计算机间通信的重要任务。它的主要任务是有效管理系统资源，提供友好、便捷的用户接口，用户无须了解计算机硬件或系统软件的细节即可方便地使用计算机。主要功能包括：

1. 处理器管理

处理器管理是操作系统的基本功能之一，它负责计算机的核心资源 CPU 的分配工作。处理器是计算机系统中的重要资源，任何时刻都只能有一个任务得到它的控制权，只有一个程序在其上运行，因此如何合理地对处理器进行调度是处理器管理的关键。

现代操作系统的重要特征是程序的并发执行和资源共享。进程的概念是操作系统结构的基础，进程是一个资源分配的基本单位，同时又是处理器调度的最小单位。任何一种并发执行的系统中，一个进程在其生命期内至少具有 3 种基本状态，即运行状态、就绪状态和阻塞（等待）状态。处理器管理中的一个重要任务是进程控制，即对系统中的所有进程实施有效管理。

当计算机开始执行程序的时候，先要把程序调入内存中，系统就会为其创建一个进程，当程序执行结束后，该进程也就结束了。进程是可以查看的，在 Windows 操作系统中，按【Ctrl+Alt+Delete】组合键，再单击"任务管理器"按钮，就会弹出"任务管理器"窗口，如图 2-1 所示。

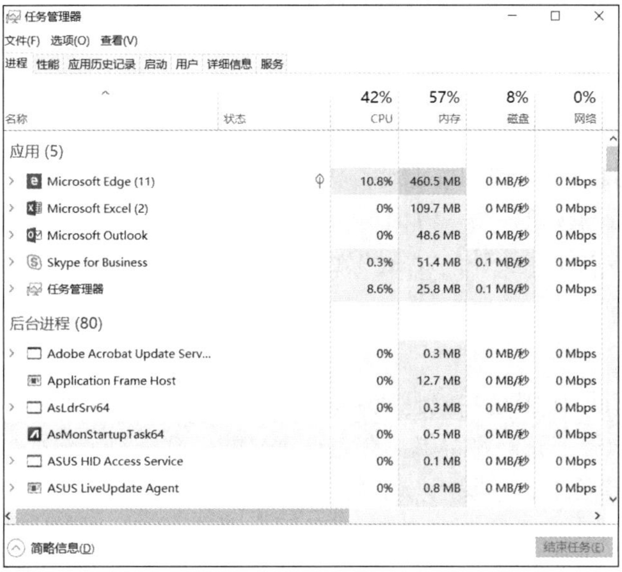

图2-1 "任务管理器"窗口

2. 存储器管理

存储器管理就是操作系统按照一定的策略为用户作业分配存储空间，记录主存储器的使用情况，并对主存储器中的信息进行保护，在该作业执行结束后将其占用的存储单元释放以便其他程序使用。

存储器的容量是有限的，在多道程序并行执行的系统中，为使有限的内存空间能为多道程序共享，需要将内存资源进行统一管理。一方面，系统为多个程序分配不同的内存区域，保证其数据互不干扰；另一方面，当某个程序运行结束后，系统也要及时进行内存资源的回收。因此，存储器管理的目的就是合理高效地使用存储空间，为程序的运行提供安全可靠的运行环境，使内存的有限空间能够满足各种作业的要求。存储器管理包括：内存分配、地址映射、内存保护和内存扩充。

要查看内存情况，进行简单的内存管理，在图2-1所示的"任务管理器"窗口中单击"性能"选项卡，单击"打开资源监视器"按钮，弹出如图2-2所示的"资源监视器"窗口。

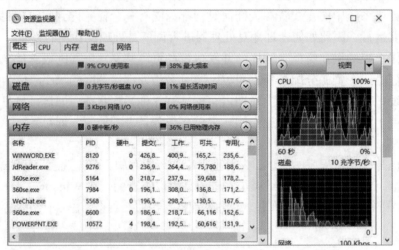

图2-2 "资源监视器"窗口

3. 设备管理

设备管理的主要任务是对计算机系统内的所有设备实施有效管理。设备管理包括：缓冲区管理、设备分配、设备处理和虚拟设备功能。设备管理负责管理各类外部设备，一方面，提供用户和外部设备的接口；另一方面，为了提高设备的效率，操作系统采用了缓冲技术和虚拟设备技术，尽可能地使外部设备和处理器并行工作，以解决快速处理器和慢速设备之间的矛盾。

4. 文件管理

计算机系统的重要作用之一就是能快速处理大量的信息，因此数据的组织、存放和保护成为极重要的内容。我们将逻辑上有完整意义的信息资源（包括程序和数据）以文件的形式存放在外存储器上，并赋予一个名字，称为文件，文件是计算机存储信息的基本单位。

文件管理又称为信息管理，是操作系统对计算机系统中软件资源的管理，通常由操作系统中文件系统来完成，文件系统由文件、管理文件的软件和相应的数据结构组成。

2.1.3 操作系统的分类

1. 批处理操作系统

批处理是指用户将一批作业提交给操作系统后就不再干预，由操作系统控制它们自动运行。这种采用批量处理作业技术的操作系统称为批处理操作系统。批处理操作系统分为单道批处理系统和多道批处理系统。批处理操作系统不具有交互性，它是为了提高 CPU 的利用率而提出的一种操作系统。

2. 分时操作系统

所谓"分时"，是指多个用户终端共享使用一台计算机，也就是把 CPU 时间分割成一个小小的时间段，采用循环轮转方式将这些时间片分配给排队队列中等待处理的程序。主要优点：用户请求可以被及时响应，解决了人机交互问题。允许多个用户同时使用一台计算机，且用户对计算机的操作相互独立，感受不到别人的存在。主要缺点：不能优先处理一些紧急任务。操作系统对各个用户/作业都是完全公平的，循环地为每个用户/作业服务一个时间片，不分任务的紧急性。

3. 实时操作系统

实时操作系统是指使计算机能及时响应外部事件的请求，在规定的严格时间内完成对该事件的处理，并控制所有实时设备和实时任务协调一致地工作的操作系统。如果某个动作必须在规定的时刻（或规定的时间范围）发生，则称为硬实时系统。例如，飞行器的飞行自动控制系统，这类系统必须提供绝对保证，让某个特定的动作在规定的时间内完成。如果能够接受偶尔违反时间规定，并且不会引起任何永久性的损害，则称为软实时系统，如飞机订票系统、银行管理系统。实时操作系统的主要特点是及时性和可靠性。

4. 网络操作系统

网络操作系统是在网络环境下实现对网络资源的管理和控制的操作系统，是用户与网络资源之间的接口。网络操作系统是建立在独立的操作系统之上，为网络用户提供使用网络系统资源的桥梁。在多个用户争用系统资源时，网络操作系统进行资源调剂管理，它依靠各个独立的计算机操作系统对所属资源进行管理，协调和管理网络用户进程或程序与联机操作系统进行交互。

5. 分布式操作系统

分布式操作系统通过网络将大量计算机连接在一起，以获取极高的运算能力、广泛的数据共享以及实现分散资源管理等功能为目的一种操作系统。分布式操作系统有效解决了地域分布很广的若干计算机系统之间的资源共享、并行工作、信息传输和数据保护等。主要的特点是分布性和并行性。系统中的各台计算机地位相同，任何工作都可以分布在这些计算机上，让它们并行、协同完成这个任务。

6. 嵌入式操作系统

嵌入式操作系统指运行在嵌入式应用环境中，对整个系统及所有操作的各个部件、装置等进行统一协调、处理、指挥和控制的系统软件。常用的嵌入式操作系统有：嵌入式

Linux、QNX、VxWorks、Windows CE，以及应用在智能手机和平板式计算机的 Android、iOS 等。

2.1.4 典型的操作系统

操作系统种类非常多，目前典型的操作系统有 DOS、Windows、UNIX、Linux、Mac OS 和 Android。

1. DOS 操作系统

DOS（Disk Operating System）是 1981 年由 Microsoft 公司开发的单用户操作系统，是配置在 PC 上的单用户命令行界面操作系统，曾广泛应用于 PC 上，主要作用是进行文件管理和设备管理。

2. Windows 操作系统

Windows 操作系统问世于 1985 年，是美国微软公司研发的基于图形用户界面的操作系统。其生动形象的用户界面，十分简便的操作方法，吸引着成千上万的用户，成为目前装机普及率最高的一种操作系统。其发展主要经历了以下几个阶段：

1985 年 11 月，微软公司发行 Windows，标志着计算机开始进入图形用户界面时代。

1987 年 11 月，推出 Windows 2.0，增强了键盘和鼠标界面。

1990 年 5 月，微软迎来了第一个具有时代意义的作品——Windows 3.0，它是 Windows 3.x 的起点，是第一个在家用和办公市场上取得立足点的版本。主要特点：具备了模拟 32 位操作系统的功能，图片显示效果大有长进，对当时最先进的 386 处理器有良好的支持；提供了对虚拟设备驱动的支持，极大地改善了系统的可扩展性；用户界面和运行环境得到很大改进，支持 16 位色；打印管理器也诞生了。

1995 年 8 月，微软发布 Windows 95，是第一个不要求先安装 DOS 的 32 位操作系统，但仍内置 DOS。该版本需要较少的硬件资源，是一个完整的、集成化的 32 位操作系统。

1998 年 6 月，微软发布 Windows 98，它是 Windows 95 的改进版，集成了 Internet Explorer 4.0，具有 Web 集成和活动桌面，增加了频道等网络功能，采取 FAT32 文件系统，提供 FAT32 转换工具。

2000 年 2 月，微软发布 Windows 2000，沿袭了 Windows NT 系列的 32 位视图操作系统，是 Windows 操作系统发展的一个新的里程碑。Windows 2000 是一个先占式多任务、可中断的、面向商业环境的图形化操作系统，为单一处理器或对称多处理器的 32 位 Intel x86（奔腾芯片）计算机设计。

2001 年 10 月，微软发布 Windows XP。Windows XP 是个人计算机的一个重要的里程碑，它集成了数码媒体、远程网络等最新的技术规范，而且外观清新美观，能够带给用户良好的视觉享受。

2009 年 10 月，微软推出 Windows 7，可供家庭及商业工作环境、笔记本式计算机等使用，成为主流操作系统之一。

2012 年 10 月，微软正式推出 Windows 8，它是由微软公司开发的具有革命性变化的操作系统。新系统画面和操作方式变化极大，采用全新的 Metro 应用风格用户界面，取消开始菜单，使用开始屏幕，各种应用程序、快捷方式等以动态方块的样式呈现在屏幕上。

2015年7月，微软正式发布Windows 10系统，该系统恢复了开始菜单，并可在设置中选择开始菜单全屏，方便不同用户的喜好，适用于计算机和平板式计算机。

2021年6月，微软公布"下一代Windows"——Windows 11。Windows 11增加了新版开始菜单和输入逻辑等，支持与时代相符的混合工作环境，侧重于在灵活多变的体验中提高最终用户的工作效率。

3. UNIX 操作系统

UNIX是一种强大的多用户、多进程的计算机操作系统，支持多处理器架构。源自从20世纪70年代开始在美国AT&T公司的贝尔实验室开发的AT&T UNIX，并于1973年用C语言重写了UNIX。用C语言编写的UNIX代码简洁紧凑，易移植，易读，易修改，为此后UNIX的发展奠定了坚实基础。UNIX在技术上的成熟度以及稳定性、可靠性和安全性等方面性能非常好，目前仍是唯一能在从巨型计算机到微型计算机的各种硬件平台上运行的操作系统。

4. Linux 操作系统

Linux是目前全球最大的一个自由免费软件，其内核源代码可以免费自由传播，几乎支持所有的硬件平台。Linux最初由芬兰人Linus Torvalds于1991年编写完成，其源程序在Internet网上公开发布，由此，引发了全球计算机爱好者的开发热情，许多人下载该源代码并按自己的意愿完善某一方面的功能，再发回网上，当初Linus Torvalds发布的Linux只有1万行代码，而今，已超过150万行代码。Linux也因此被雕琢成为一个全球最稳定的、最有发展前景的操作系统。中文版本的Linux有Redhat（红帽子）、红旗Linux等，在国内得到了用户充分的肯定，主要体现在它的安全性和稳定性方面。Linux的操作命令格式与UNIX相似，稳定性高、可扩展性强使其被越来越多的商业公司所采用。

国产操作系统

5. Mac 操作系统

Mac是运行于苹果Macintosh系列计算机上的操作系统，由苹果公司自行开发。Mac操作系统具有较强的图形处理能力，广泛用于桌面出版和多媒体应用等领域。缺点是与Windows相比，缺乏较好的兼容性，影响了它的普及。

6. Android 操作系统

Android是由Google公司和开放手机联盟领导及开发的移动操作系统，是一种基于Linux的自由及开放源代码的操作系统，主要使用于移动设备。Android系统最初由Andy Rubin开发，主要支持手机，后来Android逐渐扩展到平板式计算机及其他领域上。目前，Android是智能手机上应用最广泛的操作系统。

2.2 Windows 10 操作系统

> **知识要点** >>>>>>
> 1. Windows 10 操作系统的新功能。
> 2. Windows 10 操作系统的基本操作。
> 3. Windows 10 操作系统的文件操作、控制面板的使用。

2.2.1 Windows 10操作系统概述

Windows 10 操作系统是由微软公司于 2015 年 7 月推出的适用于计算机和平板式计算机的操作系统，在 Windows 10 操作系统中，微软推出了 Windows Hello 和 Passport 用户认证系统，提高了易用性和多设备数据交换支持。Windows 10 操作系统包括很多版本，有 Windows 10 Home（家庭版）、Windows 10 Professional（专业版）、Windows 10 Enterprise（企业版）、Windows 10 Education（教育版）、Windows 10 Mobile（移动版）等。

1. Windows 10 操作系统的新特性

（1）全新"开始"菜单

Windows 10 操作系统带回了用户期盼已久的"开始"菜单功能，并将其与 Windows 8 操作系统"开始"屏幕的特色相结合，单击屏幕左下角的"Windows"键打开"开始"菜单后，不仅会在左侧看到包含系统关键设置和应用列表，标志性的动态磁贴也会出现在右侧。

（2）生物识别技术

Windows 10 操作系统新增的 Windows Hello 功能将带来一系列对于生物识别技术的支持。除了常见的指纹之外，还能通过面部或虹膜扫描来进行用户认证。

（3）语音助手 Cortana

Windows 10 操作系统桌面个性化的智能助手 Cortana 全面接手 Windows 10 操作系统各个版本的工作。用户可以通过语音或文字询问 Cortana 或者搜索任何信息和功能，包括硬盘中的文件、系统设置、安全的应用，甚至是互联网中的其他信息。比原有的 Windows 搜索功能更强大，而且交互性更强，更具人性化。

（4）平板模式

Windows 10 操作系统在照顾老用户的同时，并没有忘记触控屏幕成长的新一代用户。它提供了针对触控屏设备优化的功能，提供了专门的平板式计算机模式，"开始"菜单和应用都将全屏幕模式运行。

（5）桌面应用

Windows 10 操作系统放弃了激进的 Metro 风格，回归传统风格，用户可以调整应用窗口的大小，标题栏重回窗口上方，最大化和最小化按钮也给用户更多的选择和自由度。

（6）全新的 Microsoft Edge 浏览器

Microsoft Edge 浏览器是 Windows 10 操作系统全新的组件之一，它将替代已经服役 20 载的 IE 浏览器。这款浏览器采用全新 Edge 渲染引擎，更加快速、高效、安全。

（7）DirectX 12

这是广大游戏玩家最期盼的功能，用户将会体验到新技术带来的激动和畅快。

（8）内置高清视频、音频解码器

用户可以不借助第三方应用，直接使用 Windows 10 操作系统内置的视频应用或 Windows Media Player 播放主流高清格式的媒体文件。

2. Windows 10 操作系统的配置需求

Windows 10 操作系统的配置需求见表 2-1。

表 2-1 Windows 10 操作系统的硬件要求

设备	最低要求	目前普通配置
CPU（主频）	1 GHz或更快（支持PAE、NX和SSE2）	3.10 GHz
内存（容量）	1 GB（32位）或2 GB（64位）	4 GB
显卡	带有WDDM 1.0驱动程序的DirectX 9	支持DirectX 10以上
硬盘（容量）	16 GB（32位）或20 GB（64位）	1 TB
网络	有线或无线网络	必备网卡

2.2.2 Windows操作系统基本操作

1. Windows 的启动与关闭

（1）Windows 10 操作系统的启动

按下计算机电源键开机，经过系统的自检和引导程序加载完成后，计算机进入 Windows 10 操作系统的登录界面，若用户没有设置登录密码，则直接进入 Windows 10 操作系统；若设置了登录密码，则进入登录界面，输入密码后登录到 Windows 10 操作系统。

（2）Windows 10 操作系统的关闭

正常退出 Windows 10 操作系统并关闭计算机的步骤如下：

首先，保存所有应用程序中处理的结果，保存并关闭所有正在运行的应用程序。然后，单击屏幕左下方的"开始"按钮，在弹出的菜单中单击"电源"按钮，选择"更新并关机"命令，如图 2-3 所示。

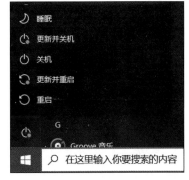

图2-3 关机选项菜单

① 睡眠：当用户选择"睡眠"选项后，系统仅保持内存通电，计算机将转入低功耗状态。

② 更新并关机（或关机）：若显示"更新并关机"，说明有更新要进行，将配置 Windows，在操作系统底层更新，不会立即关机，更新后再自动关机，本次更新下次开机时需要再一次配置 Windows 才能生效。若仅显示"关机"，则说明没有更新要进行，直接单击"关机"命令就可以。

③ 更新并重启（或重启）：若显示"更新并重启"，说明有更新要进行，不会立即重启，需要更新后再自动重启。若显示"重启"，说明没有更新要进行，直接单击"重启"命令就可以重新启动计算机。

2. Windows 10 操作系统的桌面

桌面是用户打开计算机并登录到 Windows 10 操作系统之后见到的主屏幕区域，它也是用户与计算机交互的工作窗口，用户对计算机所有的操作都是在桌面上完成的，如图 2-4 所示。Windows 10 操作系统的桌面主要是由桌面背景、桌面图标、开始菜单、任务栏等组成。

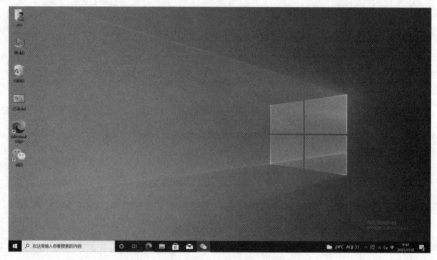

图2-4　Windows 10操作系统桌面

（1）桌面背景

桌面背景是 Windows 桌面的背景图案，又称为壁纸或墙纸。用户可以根据自己的喜好更换背景图案。可以在桌面空白处右击，在弹出的快捷菜单里选择"个性化"命令，如图 2-5 所示，就可以打开"个性化"窗口，即可设置桌面背景，如图 2-6 所示。

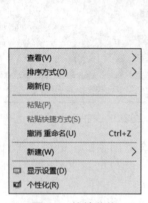

图2-5　快捷菜单

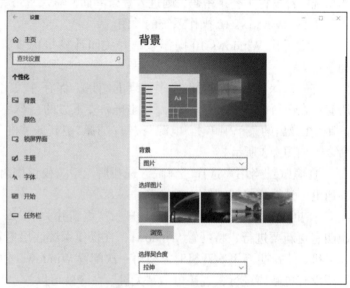

图2-6　"个性化"窗口

① 背景：用户可以在这里设置自己的桌面背景图片，可以选择自己喜欢的图片作为桌面背景。

② 颜色：用户可以在这里选择默认的 Windows 模式或者设置个性化的主题颜色。

③ 锁屏界面：用户可以在这里设置锁屏时的界面状态，可以设置在锁屏界面上可以显示的应用和显示快速状态的应用。

④ 主题：用户可以选择喜欢的主题，这里包括背景、颜色、声音和鼠标光标。

⑤ 字体：用户可以安装自己喜欢的字体。

⑥ 开始：对开始的显示等方面进行设置。

⑦ 任务栏：对任务栏颜色、显示方式、位置的设置。

（2）桌面图标

桌面图标是计算机的应用程序、文件夹或文件在桌面上的标识，具有明确的指代含义，它由图标和图标名称组成。双击桌面上的图标即可打开相应的程序或窗口。桌面图标可分为系统图标和快捷方式图标两类，如图 2-7 所示。

桌面图标有助于用户快速执行命令和打开程序文件，双击桌面图标，可以启动对应的应用程序或打开文档、文件夹；右击桌面图标，可以打开对象的属性操作菜单。

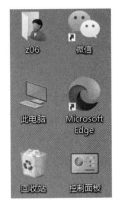

图2-7　桌面图标示例

"此电脑"图标。表示当前计算机中的所有内容。双击该图标可以快速查看硬盘、设备与驱动器和文件夹等内容。

"回收站"图标。回收站保存着用户从硬盘上删除的文件或文件夹。当用户误删后可以从"回收站"里进行还原。

"控制面板"图标。双击该图标即可打开计算机的"控制面板"窗口。用户可以调整计算机的设置，包括系统和安全、用户账户、网络和 Internet、外观和个性化等。

① 添加或删除系统图标。

当前新安装的 Windows 10 操作系统，默认是不显示桌面图标的，例如，"此电脑""回收站""控制面板"等系统默认图标，需要自己调出来。步骤如下：

第一步：右击桌面上的空白区域，从弹出的快捷菜单中选择"个性化"命令，打开个性化文件夹窗口。

第二步：在个性化窗口的左边栏中，单击"主题"选项，找到"相关设置"中的"桌面图标设置"选项并单击打开"桌面图标设置"对话框，如图 2-8 所示。在桌面图标选项卡中有 5 个默认的图标可以选择，选中想要添加到桌面的图标的复选框，然后单击"应用"按钮后再单击"确定"按钮。再回到桌面，就可以找到刚添加的桌面的图标。

若要删除桌面系统图标，将"桌面图标设置"窗口中需要删除的图标前的复选框取消选中即可。

② 添加快捷方式图标。

除了常用的系统图标之外，用户会有一些常用的程序或者文件，例如：视频播放器、浏览器、游戏等。如果想要从桌面上快速访问这些文件和程序，可在桌面上创建它们的快捷方式。有些情况下，会在程序安装过程的最后一步自动在桌面上创建程序的快捷方式，如果没有自动创建，可以手动给这些文件和程序创建桌面快捷方式。

具体方法是：右击桌面空白处→"新建"→"快捷方式"命令，单击"浏览"按钮找到相应对象并选中单击"确定"按钮,即可在桌面上建立相应对象的快捷方式。

快捷方式图标是一个表示与某个项目连接的图标,而不是项目本身。双击快捷方式图标便可以打开该项目。如果删除快捷方式图标,则只会删除这个快捷方式而不会删除原始项目。可以通过图标上的箭头 来识别快捷方式图标。

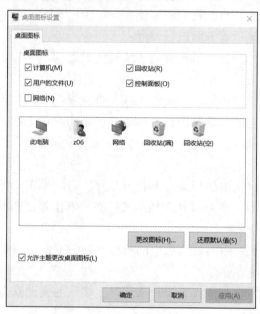

图2-8 "桌面图标设置"窗口

③ 排列桌面图标。

Windows 将桌面图标排列在桌面左侧的列中,并将它们锁定在此位置。若要对桌面图标解除锁定以便可以移动并重新排列它们,可右击桌面上的空白区,然后在快捷菜单中选择"查看"→"自动排列图标"命令。若自动排列图标命令前有选择标记"√",则表示由系统自动排列桌面图标,否则用户可以拖动桌面图标以便移动它们的位置,如图2-9所示。

右击桌面上的空白区域,然后在快捷菜单中选择"排序方式"命令,可选择桌面图标的排列方式,如图2-10所示。

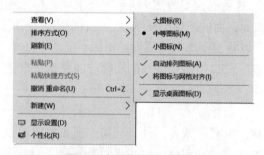

图2-9 桌面图标排列方式　　　　　　图2-10 桌面图标排序方式

(3)任务栏

任务栏是位于屏幕底部的水平长条。与桌面不同的是,桌面可以被打开的窗口覆盖,而任务栏几乎始终可见,任务栏提供了整理所有窗口的方式,每个窗口都在任务栏上具有相应的按钮。Windows 10 操作系统的任务栏主要由"开始"按钮、搜索框、任务视图、快速启动区、任务按钮、通知区域和"显示桌面"按钮组成，如图 2-11 所示。

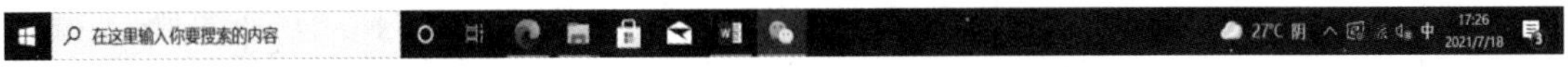

图2-11　任务栏

第一部分是"开始"按钮，用于打开"开始"菜单。"开始"菜单是计算机程序、文件夹和设置的主菜单，通过该菜单可以完成计算机管理的主要操作。

第二部分为中间部分，包括全局搜索框、Cortana 助手和任务视图、快速启动区和任务按钮区四部分。首先是全局搜索框。在"开始"按钮的右侧是随时可以输入的全局搜索框。这是在计算机上查找项目的最便捷的方式之一，它让程序的使用变得更加简单，用户无须在"开始"菜单"所有程序"列表中一层一层检索就能很方便地找到需要的程序。此外，全局搜索框还将遍历用户的程序及个人文件夹（包括"文档""图片""音乐"等）中的所有文件，因此，只需在全局搜索框中输入项目名称或部分名称，就可以查找到相应的程序和文件，是否提供项目的确切地址并不重要。

对于以下情况，程序、文件和文件夹将作为搜索结果显示。

① 标题中的任何文字与搜索相匹配或以搜索项开头。
② 该文件实际内容中的任何文本与搜索相匹配或以搜索项开头。
③ 文件属性中的任何文字与搜索相匹配或以搜索项开头。

单击任一搜索结果可将其打开，或者单击搜索框右边的"清除"按钮，清除搜索结果并返回到常用程序列表。还可以单击"查看更多结果"命令以搜索整个计算机。

除可搜索程序、文件和文件夹之外，搜索框还可搜索 Internet 收藏夹和访问的网站的历史记录。如果这些网页中的任何一个包含有搜索项，则该网页会出现在"收藏夹和历史记录"标题下。

在全局搜索框右侧为"与 Cortana 的交流"以及"任务视图"。单击按钮，就可以打开与 Cortana 交流的对话框，登录后就可以和 Cortana 进行交流了。单击按钮可以打开任务视图，在这里显示当前正在运行的程序和文件。

"任务视图"的右侧就是快速启动区。显示锁定在任务栏上的程序图标，单击其中的按钮就可以快速启动相应的程序和文件。

在"快速启动区"的右侧是"任务按钮区"。显示已经打开的程序和文件，并可以在它们之间快速进行切换，也可以在任务按钮上右击，通过弹出的快捷菜单对程序和文件进行操作。

第三部分是通知区域。通知区域位于任务栏的右侧，包括时钟和一组图标。这些图标表示计算机上某个程序的状态，或提供访问特定设置的途径。通知区域所显示的图标取决于已安装的程序或服务，以及计算机制造商设置计算机的方式。如图 2-12 所示，从左至右的图标依次为天气状况、隐藏的图标、可安装的更新、网络、声音、输入法、日期和时间、新通知。

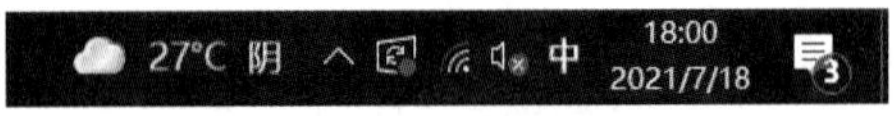

图2-12　通知区域

将鼠标指针指向特定图标时，会看到该图标的名称或某个设置的状态。例如，单击音量图标，将显示计算机的当前音量级别；单击网络图标，将显示有关是否连接到网络、连接速度及信号强度等信息。

单击通知区域中的图标，通常会打开与其相关的程序和设置。例如，单击音量图标会打开音量控件，单击网络图标会打开网络控件。

有时，通知区域中的图标会显示小的弹出面板（称为"通知"），向用户通知某些信息。例如，向计算机添加新的硬件设备之后，可能会看到相应的通知面板。单击通知面板右上角的关闭按钮，即可关闭该通知面板。如果没有执行任何操作，则几秒之后，通知面板会自行消失。

为了减少混乱，如果在一段时间内没有使用图标，Windows 会将其隐藏在通知区域中。如果图标变为隐藏，则单击显示隐藏的图标按钮，即可临时显示隐藏的图标。

第四部分为"显示桌面"按钮。只需将鼠标指针指向任务栏通知区域旁的"显示桌面"按钮，即可临时预览或快速查看桌面。此时，原本打开的窗口并没有最小化，只是淡出视图以显示桌面。若要再次显示这些窗口，只需再次单击"显示桌面"按钮即可。

（4）"开始"菜单

"开始"菜单是 Windows 桌面的一个重要组成部分，用户对计算机所进行的各种操作，基本上都是通过"开始"菜单进行的，如打开窗口、运行程序等。

若要打开"开始"菜单，单击屏幕左下角的"开始"按钮，打开的"开始"菜单如图 2-13 所示，"开始"菜单分为三个基本部分。

① 系统功能区：该区域处于最左边一列，主要可以触发 Windows 常用的系统功能。

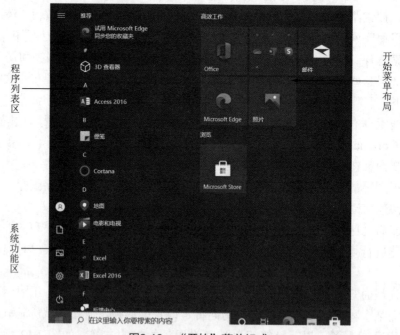

图 2-13 "开始"菜单组成

② 程序列表区：在系统功能区的右侧是"开始"菜单的程序列表区。Windows 系统会根据用户使用程序的频率，自动把最常用的程序罗列在此处。若想显示计算机中所有的程序，可以单击"开始"菜单中的"所有程序"命令，即可显示程序的完整列表。

③ "开始"菜单布局：在程序列表区的右侧则是"开始"菜单布局，该区域是用户可定制的程序和文件的磁贴，磁贴的本质可以认为就是一些指向程序和文档的快捷方式，用

户可以将常用的程序列表区中的任何程序、文件拖放到"开始"菜单布局区域形成磁贴，以便快速启动。这些磁贴图标可以进行简单的设置，例如，在图标上右击，可以从快捷菜单中选择调整大小显示，也可以进行所关联目标的相关设置等。

3. Windows 10 操作系统的窗口及对话框

（1）窗口的组成

窗口是操作 Windows 10 系统的基本对象，是桌面上用于查看应用程序或文件等信息的一个矩形区域。每当打开一个文件、应用程序或文件夹时，都会在屏幕上称为窗口的框或框架中显示其内容。如图 2-14 所示为文档文件夹窗口，窗口主要由以下几部分组成。

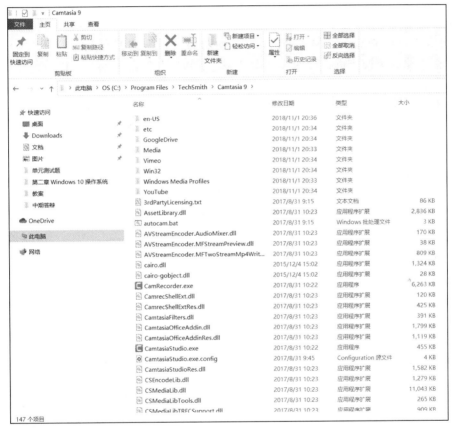

图2-14　文档文件夹窗口

① 标题栏：显示文档或程序的名称，如果正在文件夹中工作，则显示文件夹的名称。

② 菜单栏：包含程序中可单击进行选择的项目，单击每个菜单选项可以打开相应的下拉菜单，从中可以选择需要的操作命令。

③ 地址栏：地址栏在每个文件夹窗口的顶部，用于显示文件所在位置。在地址栏中可以看到当前打开的窗口在计算机上的位置。将用户当前的位置显示为以箭头分割的一系列链接。可以通过单击某个链接或输入位置路径来导航到其他位置，地址栏如图 2-15 所示。

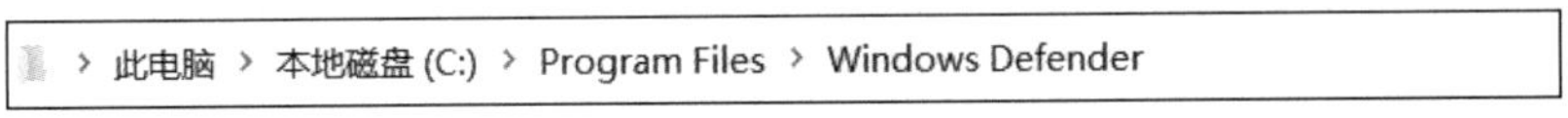

图2-15　地址栏

④前进和后退按钮：在地址栏中还有两个导航按钮，单击"后退"←按钮和"前进"→按钮，导航至已经访问的地址，无须关闭当前窗口。这些按钮可以配合地址栏使用，例如，使用地址栏更改文件夹后，可以通过"后退"按钮返回到原来的文件夹中。

⑤控制按钮：单击"最小化"■按钮，可以将应用程序窗口缩小成屏幕下方任务栏上的一个图标，单击此图标可以恢复窗口的显示。单击"最大化"■按钮，可以放大窗口，让窗口充满整个屏幕。当窗口为最大化窗口时，此按钮变成"还原"■按钮，单击此按钮可以将窗口还原成原来的状态。单击"关闭"✕按钮可以关闭应用程序。

⑥滚动条：包括水平滚动条和垂直滚动条，可以滚动窗口的内容以查看当前视图之外的内容。

⑦边框和角：可以用鼠标指针拖动这些边框和角来更改窗口的大小。

⑧搜索栏：在 Windows 的各种窗口中，处处都可以看到搜索框的影子，用户随时可以在搜索框中输入关键字进行搜索。搜索结果与关键字相匹配的部分会以黄色高亮显示，能让用户更容易找到所需的结果。

⑨导航窗格：在 Windows 操作系统中，文件夹窗口左侧的导航窗格用于显示所选对象中包含的可展开的文件夹列表，以及收藏夹链接和保存的搜索、计算机及网络选项，用户可以单击任一选项快速跳转到相应的文件夹。

（2）窗口的基本操作

Windows 10 是一个多任务多窗口的操作系统，可以在桌面上同时打开多个窗口，但同一时刻只能对其中的一个窗口进行操作。

①更改窗口的大小。

若要调整窗口的大小，可将鼠标指针指向窗口的任意边框和角，当鼠标指针变成双箭头时，拖动边框和角即可缩小或放大窗口。

②最大化/最小化/还原窗口。

●通过单击任务栏上的程序图标按钮实现程序的最大化和最小化。当程序处于活动状态时，程序和文件图标为高亮显示，单击其任务栏按钮会最小化窗口，这意味着该窗口从桌面上消失。最小化窗口并不是将其关闭或删除其内容。如图 2-16 所示，Word 窗口被最小化，但并未被关闭，可以说它仍然在运行，因为它在任务栏上有一个按钮。若要还原最小化的窗口，可单击其任务栏按钮。

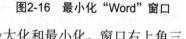

图2-16 最小化"Word"窗口

●通过单击位于窗口右上角的控制按钮来实现窗口的最大化和最小化。窗口右上角三个按钮，依次为"最小化"、"最大化"/"还原"，和"关闭"按钮。通过单击相应按钮实现应用程序或文件的最小化、最大化和关闭操作。

③关闭窗口。

关闭窗口的方法有以下几种：

方法一：单击窗口右上角的"关闭"按钮。

方法二：在窗口标题栏上右击，在弹出的快捷菜单中选择"关闭"命令。

方法三：按住【Alt+F4】组合键实现窗口的关闭。

关闭窗口后，该窗口将从桌面和任务栏中删除。如果关闭文档，而未保存对其所作的任何更改，则会显示提示框，给出选项以保存更改，如图2-17所示。

④ 在窗口间切换。

如果打开了多个程序或文档，桌面会布满杂乱的窗口。此时，不容易跟踪已打开了的窗口，因为这些窗口可能部分或完全覆盖了其他窗口。Windows 提供了以下几种方法帮助用户识别并切换窗口。

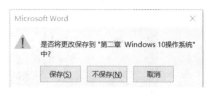

图2-17　提示文档保存对话框

方法一：使用任务栏切换窗口。单击任务栏上的某按钮，其对应窗口将出现在所有其他窗口的前面，成为活动窗口。

方法二：使用任务栏识别窗口。当用鼠标指针指向任务栏上的某按钮时，将看到一个缩略图大小的窗口预览（无论该窗口的内容是文档、照片，甚至是正在播放的视频）。如果无法通过其任务栏按钮标题识别窗口，则该预览特别有用。

方法三：使用【Alt+Tab】组合键切换窗口。按【Alt+Tab】组合键将弹出一个缩略图面板，按住【Alt】键不放，并重复按【Tab】键将循环切换所有打开的窗口和桌面，释放【Alt】键可以显示所选的窗口，如图2-18所示。

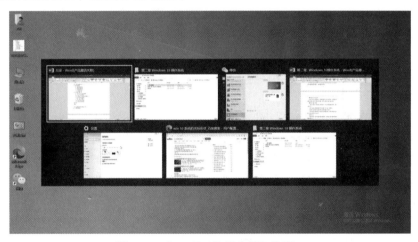

图2-18　【Alt+Tab】组合键切换窗口

方法四：使用【Win+Tab】组合键切换窗口。按住【Win+Tab】组合键后，屏幕上将会出现操作记录时间线，系统当前和稍早前的操作记录都以缩略图的形式在时间线中排列出来，若想打开某一个窗口，可以将鼠标指针定位到要打开的窗口中，如图2-19所示，当窗口呈现白色边框后单击鼠标即可打开该窗口。重复按【Tab】键或滚动鼠标滚轮可以循环切换打开的窗口。

⑤ 移动窗口。

若要移动窗口，可用鼠标指针指向其标题栏，然后将窗口拖动到希望的位置释放鼠标即可。

（3）Windows 10 操作系统的对话框

对话框是特殊类型的窗口，它可以提出问题，允许用户选择选项来执行任务，也可以用于提供信息。当程序或 Windows 需要用户进行交互时，经常会看到对话框。与常规窗口不同，多数对话框无法进行最大化、最小化或调整大小等操作，但是它们可以被移动。

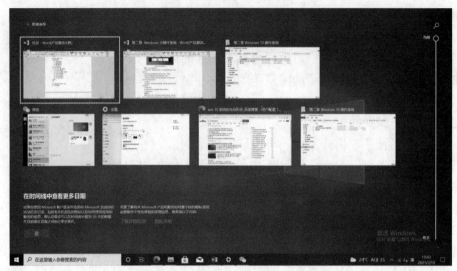

图2-19 【Win+Tab】组合键切换窗口

4. 鼠标

在 Windows 10 操作系统中,鼠标以它简洁、灵活的操作发挥着重大的作用,在桌面上移动鼠标时,屏幕上跟着移动的图标就是鼠标的指针,鼠标指针会随着指向的目标不同而呈现不同的形状,最常见的是空心箭头 ⇖ 。

(1)鼠标的基本操作

鼠标有移动、指向、单击、双击、右击、拖动六种基本操作。

① 移动:在鼠标垫上来回推拉鼠标,此时在显示器上会看到鼠标指针位置的变化。注意,移动鼠标时不能按下鼠标按钮。

② 指向:不按住鼠标的情况下移动鼠标,将鼠标的指针移动到某一对象上的操作。

③ 单击:快速按下鼠标左键后立即释放的操作。

④ 双击:快速、连续地单击鼠标左键两次的操作,这时可以打开应用程序。

⑤ 右击:快速按下鼠标右键后立即释放的操作。

⑥ 拖动:将鼠标指针指向某个对象,按住鼠标左键不放,将鼠标指针从一个位置移动到另一个位置后,释放左键的操作,这时可以将目标对象移动到指定位置。

(2)光标的形状

在 Windows 10 操作系统中,鼠标的光标会随着所执行任务的不同而发生变化,表 2-2 是 Windows 10 操作系统标准方案中常见的几种光标的形状。

表 2-2 Windows 10 操作系统标准方案中常见的光标的形状

指针形状	含义	指针形状	含义
⇖	正常选择	↕	垂直调整大小
⇖?	帮助选择	↔	水平调整大小
⇖○	后台运行	⤡	沿对角线调整大小
○	忙	⤢	沿对角线调整大小

续表

指针形状	含义	指针形状	含义
＋	精确选择	✥	移动
I	文本选择	↑	候选
✎	手写	☝	链接选择
⊘	不可用	☝📍	位置选择

2.2.3 文件管理

一台计算机中，无论是所安装的操作系统，还是各种应用程序及编排的信息和数据等，都是以文件形式保存在计算机中的。文件与文件夹的管理是学习计算机时必须掌握的基本操作。

1. 文件和文件夹的基本概念

（1）文件

文件是以一定格式建立在计算机外部存储器上的一组相关信息的集合。在计算机系统中，所有的程序和数据都是以文件的形式存放在计算机的外存（如硬盘、U 盘）上的。例如，一个 C 语言源程序文件、一个 Word 文档、一张图片、一段视频、各种可执行程序等都是文件。

（2）文件名

在计算机中，任何一个文件都必须有文件名，文件名是文件存取和执行的依据。在大部分情况下，文件名由主文件名+扩展名组成，格式为：主文件名.扩展名，扩展名用来标识不同的文件类型。具体的命名规则如下：

① 文件和文件夹的名字最多可使用 256 个字符。

② 文件和文件夹的名字中除开头以外的任何地方都可以有空格，但不能有下列符号：

?　　\　　/　　＊　　"　　＜　　＞　　|　　:

③ Windows 10 操作系统保留用户指定名字的大小写格式，但不能利用大小写区分文件名，如 Myfile.doc 和 MYFILE.DOC 被认为是同一个文件名。

④ 文件名中可以有多个分隔符，但最后一个分隔符后的字符串是用于指定文件的类型，如 computer.file1.docx，"computer.file1"是主文件名，而"docx"则表示该文件的类型。

（3）文件类型

在绝大多数操作系统中，文件的扩展名表示文件的类型。不同类型的文件的处理方法是不同的。用户不能随意更改文件扩展名，否则将导致文件不能被执行或打开。在不同的操作系统中，表示文件类型的扩展名并不相同。在 Windows 操作系统中，虽然允许扩展名为多个英文字符，但是大部分扩展名习惯采用 3 个英文字母，见表 2-3。

表 2-3　常用文件扩展名

扩展名	文件类型	扩展名	文件类型
.exe	可执行文件	.docx	Word 文档文件
.com	命令文件	.bmp	位图文件

续表

扩展名	文件类型	扩展名	文件类型
.txt	文本文件	.drv	设备驱动文件
.sys	系统文件	.html	超文本置标语言文件
.bat	批处理文件	.rtf	丰富文本格式文件
.xslx	Excel工作簿文件	.rar	WinRAR压缩文件
.pptx	Powerpoint演示文稿文件	.wav	声音文件
.ini	系统配置文件	.avi	影像文件
.mpg	MPG格式影片文件	.wps	WPS文件
.bak	备份文件	.hlp	帮助文件
.jpg	图像文件	.mp3	声音文件

（4）文件夹

外存储器存放着大量的不同类型的文件，为了便于管理，Windows 系统将外存储器组织成一种树形文件夹结构，这样就可以把文件按某一种类型或相关性存放在不同的"文件夹"里。这就像在日常工作中把不同类型的文件资料用不同的文件夹来分类整理和保存一样。在文件夹里除了可以包含文件外，还可以包含文件夹，包含的文件夹称为"子文件夹"。这种目录结构像一棵倒置的树，树根为根目录，树枝为子目录，树叶为文件。在树状目录结构中，用户可以将相同类型的文件或相同用途的文件放在同一个目录中，文件夹的命名规则同文件的命名规则一致，但一般没有扩展名部分。

（5）文件及文件夹的访问

访问一个文件或文件夹时，必须告诉 Windows 系统三个要素：所在的驱动器、所在的路径、文件或文件夹的名字。

Windows 的驱动器用一个字母后跟一个冒号表示。例如，C: 为 C 盘的代表符，D: 为 D 盘的代表符等。

用户在磁盘上寻找文件或文件夹时，所历经的线路叫作路径。路径有相对路径和绝对路径之分。相对路径是从当前目录开始到某个文件之前的子目录的名称，绝对路径是从盘符开始依序到该文件之前的子目录名称。

2. 文件和文件夹的基本操作

（1）新建文件或文件夹

新建文件指的是根据计算机内安装的程序类别，新建一个相应类型的空白文件，新建后可以双击打开该文件并编辑文件内容。通常我们会将一些文件分类整理在一个文件夹中以便日后管理，这就需要建立文件夹。在新建文件夹之前，应先确定它的位置，即路径。新建文件夹的方法如下：

方法一：打开需要新建文件夹所在的磁盘驱动器，比如 C 盘或者 D 盘等，在窗口的菜单栏单击"主页"选项卡，在"新建"组中单击"新建文件夹"按钮。

方法二：在需要新建文件夹的位置右击空白处，在弹出的快捷菜单中选择"新建"→"文件夹"命令，如图 2-20 所示。

（2）选择文件或文件夹

对文件或文件夹操作之前，需要先选中文件或文件夹，选择文件或文件夹的方式有多种，需要灵活应用。

① 选择单个文件或文件夹。直接用鼠标单击要选择的文件或文件夹，被选中的文件或文件夹周围将呈现蓝色透明状。

② 选择多个连续的文件或文件夹。

● 【Shift】键+单击方式选择连续多个文件或文件夹。先选中第一个文件夹，然后按住【Shift】键，再单击最后一个文件或文件夹可选择连续多个文件或文件夹。

● 鼠标拖动方式选择法。在窗口空白处按住鼠标左键并开始拖动鼠标，用拖动出来的蓝色矩形框包围所有需要选中的文件或文件夹。

③ 选择多个不连续文件或文件夹。

首先选中第一个文件或文件夹，然后按住【Ctrl】键，再单击其他需要选择的文件或文件夹。

④ 选择所有的文件或文件夹。

● 使用【Ctrl+A】组合键。

● 在窗口"主页"选项卡的"选择"组中，单击"全部选择"按钮。

（3）打开文件或文件夹

打开文件夹的方法是找到相应的文件夹双击即可。打开文件方法分为以下几种情况：

已知文件类型的，打开时可双击该图标，操作系统会先打开相应的应用程序再打开该文件。

未知文件类型的，计算机会弹出如图2-21所示的对话框，告诉用户无法打开文件，要求指定适当的应用程序；可以在Web服务或列表中寻找，当找到合适的应用程序后就可使用相应的应用程序打开文件。

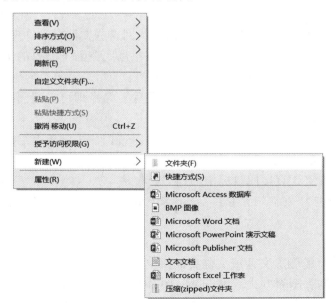

图2-20　通过右击空白处新建文件夹

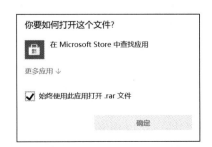

图2-21　"打开方式"对话框

已知文件类型还可以指向该文件后右击，在打开方式中选择利用何种应用程序打开该文件；未知文件类型也可指向该文件后右击，选择属性对话框设置其打开形式，使其成为已知类型的文件，以便今后操作。

（4）复制/移动文件或文件夹

移动文件或文件夹是将文件或文件夹移动到另一个新的位置，执行移动命令后，原位置的文件或文件夹消失，新位置存在文件或文件夹。复制文件或文件夹相当于为文件或文件夹做了一个备份，执行复制命令后，原位置和新位置都有存在文件或文件夹。

复制/移动文件或文件夹的方法有以下几种：

方法一：选中要复制/移动的文件或文件夹，在其上右击，在弹出的快捷菜单中选择"剪切（移动时）/复制（复制时）"命令。选中目标位置，在目标位置的空白处右击，选择快捷菜单中的"粘贴"命令。

方法二：选择要复制/移动的文件或文件夹，直接按住【Ctrl+X】组合键（移动时）/【Ctrl+C】组合键（复制时），在新位置直接按住【Ctrl+V】组合键。

方法三：选择要复制/移动的文件或文件夹，在窗口"主页"选项卡的"剪贴板"组中，单击"剪切 ✂ /复制 "按钮，在新位置"主页"选项卡的"剪贴板"组中，单击"粘贴 "按钮。

方法四：选择要复制/移动的文件或文件夹，在窗口"主页"选项卡的"组织"中，单击"复制到" / "移动到" 按钮，在下拉菜单中选择复制/移动到的新位置路径即可。

方法五：鼠标拖动的方法实现文件或文件夹的复制/移动。这种方法首先需要打开文件原位置，再打开需要复制/移动到的新位置，在原位置中选择要复制/移动的文件或文件夹，将鼠标指针指向所选择的文件或文件夹，按住鼠标左键将选定的文件或文件夹拖动到新位置的文件夹当中。在这里请注意：若原位置和新位置在同一个磁盘驱动器中，则这样的拖动属于移动，若新旧位置处于不同的磁盘驱动器中，则拖动为复制。

（5）删除文件或文件夹

当不再需要文件或文件夹时，可将其删除，这样可以释放磁盘空间，便于管理。删除文件或文件夹一般是将文件或文件夹放入"回收站"中，日后若想找回这些文件或文件夹，只要没有清空"回收站"就可以从"回收站"还原。我们也可以直接彻底删除不需要的文件或文件夹，这种情况下，无法再找回。删除文件或文件夹的方法有：

方法一：右击所选的文件或文件夹，在弹出的菜单中选择"删除"命令即可。若同时按住【Shift】键，再选择"删除"命令，则会彻底删除文件或文件夹。

方法二：选择要删除的文件或文件夹，按住【Delete】键即可。若按住【Shift】键的同时按住【Delete】键，则会彻底删除文件或文件夹。

方法三：选中要删除的文件或文件夹，直接用鼠标拖动到"回收站"。

方法四：选中要删除的文件或文件夹，在窗口"主页"选项卡下的"组织"中，单击"删除" ✕ 按钮。

（6）还原文件或文件夹

"回收站"给用户提供了一个安全的删除文件或文件夹的解决方案。用户从硬盘中删除文件或文件夹时，只要不是采取的彻底删除方式，Windows 10操作系统会将其自动放入"回收站"中，用户可以将已经删除到"回收站"中的文件或文件夹进行还原。方法如下：

方法一：双击桌面上的"回收站"图标，打开"回收站"窗口，选中要还原的文件或文件夹并右击，在弹出的菜单中选择"还原"命令。

方法二：双击桌面上的"回收站"图标，打开"回收站"窗口，选中要还原的文件或文件夹，在窗口"回收站工具"选项卡的"还原"组中，单击"还原选定项目"按钮或"还原所有项目"按钮。

（7）重命名文件或文件夹

有时候我们为了符合用户的管理需求，需要将原文件或文件夹进行重命名。方法如下：

方法一：选中要重命名的文件或文件夹，在其上右击，在弹出的菜单中选择"重命名"命令，使名称处于可编辑状态，再输入新的名称，按【Enter】键确定或单击。

方法二：选中要重命名的文件或文件夹，在窗口"主页"选项卡的"组织"组中，单击"重命名"按钮进行重命名操作。

（8）设置文件或文件夹属性

在要设置属性的文件或文件夹上右击，在弹出的菜单中选择"属性"命令，弹出"属性"对话框，在"常规"选项卡的"属性"选项区域就可以设置其属性，主要包括"只读"和"隐藏"属性，单击属性中的"高级"按钮，在弹出的"高级属性"对话框中可以设置文件或文件夹的存档和索引属性及压缩和加密属性，如图2-22和图2-23所示。

① 只读：该文件或文件夹只能打开阅读其内容，但不能修改。

② 隐藏：设置"隐藏"属性后的文件或文件夹将被隐藏起来，打开其所在的窗口将不会被看见，但可以通过其他设置显示隐藏的文件或文件夹。

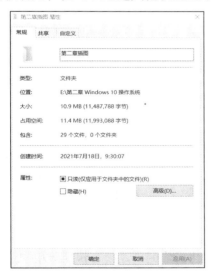

图2-22　设置文件或文件夹属性

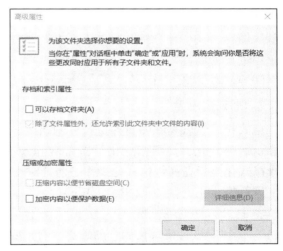

图2-23　设置文件或文件夹高级属性

3. Windows 10 操作系统文件资源管理器

Windows 10 操作系统利用"此电脑"和"文件资源管理器"对系统资源进行管理。这两个程序的功能和使用方法基本相同，本节主要介绍"文件资源管理器"的使用。

（1）"文件资源管理器"的启动

可以采用以下两种方法启动"文件资源管理器"。

方法一：双击 Windows 桌面上的"此电脑"图标，打开"文件资源管理器"。
方法二：利用"开始"菜单中的"Windows 系统"启动"文件资源管理器"。

（2）"文件资源管理器"的组成

"文件资源管理器"的窗口除了具有一般 Windows 窗口的元素外，将工作区分成左右两个窗格。左窗格是"文件夹"窗口，以树形结构显示整个计算机系统中的资源；右窗格是"内容"窗口，显示被选中对象中的详细内容。

（3）"文件资源管理器"的使用

① 查看图标。

在"文件资源管理器"的"查看"菜单中有八种不同的显示资源的方式，即超大图标、大图标、中图标、小图标、列表、详细信息、平铺和内容。选择其中某一项时，在"文件资源管理器"的右窗格中就会以当前选中的方式显示资源。

② 排列图标。

利用"查看"→"排序方式"的级联菜单，可以按名称、修改日期、类型、大小、创建日期、作者、递增、递减排列等方式排列图标。

2.2.4 磁盘管理

磁盘是微型计算机必备的外存储器，目前计算机的磁盘通常分为硬盘、光盘、U 盘和移动硬盘四种，对磁盘进行管理是计算机用户的一项常规任务。磁盘管理主要包括磁盘信息的查看、磁盘的格式化、磁盘的清理、磁盘的修复及磁盘的碎片整理等。

1. 查看磁盘基本信息

要查看某一逻辑磁盘分区的详细信息，如最大容量、已用空间和可用空间等，可双击"此电脑"图标，在"计算机"窗口中选中需要查看的磁盘分区，右击该分区，在弹出的快捷菜单中选择"属性"命令，在打开的磁盘"属性"对话框中，可以查看磁盘可用空间和已用空间等基本信息。如图 2-24 所示为系统盘 C 盘的"属性"对话框。

2. 格式化磁盘

格式化磁盘就是在磁盘内进行分割磁区，以方便存取。硬盘格式化又可分为高级格式化和低级格式化，高级格式化是指在 Windows 10 操作系统下对硬盘进行的格式化操作；低级格式化是指在高级格式化操作之前，对硬盘进行的分区和物理格式化。

进行格式化磁盘的具体操作如下：

① 打开"计算机"窗口。

② 选择要进行格式化操作的磁盘，右击要进行格式化操作的磁盘，在快捷菜单中选择"格式化"命令。

③ 打开"格式化"对话框，如图 2-25 所示。

④ 在"文件系统"下拉列表中可选择不同的格式，其中：

FAT32 是一个较早的格式系统，它的效率低于 NTFS，但兼容性更好。最大缺陷在于无法存放大于 4 GB 的单个文件，最大仅支持 2 TB 的硬盘。

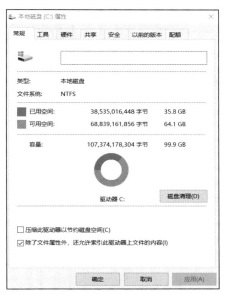
图2-24　C盘属性对话框

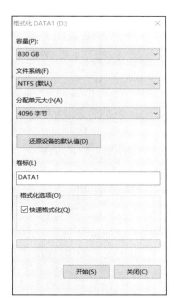
图2-25　格式化磁盘

NTFS 是微软制定的最广泛使用的硬盘格式系统，适用于所有版本的 Windows。它消除了 FAT32 的容量限制，并与一些多媒体设备及电视兼容，但是在 Mac 上可读不可写。

exFAT 是为了解决 FAT32 不支持 4 GB 及其更大的文件而推出的，但这种格式的兼容性较差，很多智能设备甚至操作系统都不能识别。

需要快速格式化，可选中"快速格式化"复选框。但需要注意的是，快速格式化将不扫描磁盘的坏扇区而直接从磁盘上删除文件。只有在磁盘已经进行过格式化而且确定该磁盘没有损坏的情况下，才能使用该选项。

⑤ 单击"开始"按钮，将弹出"格式化警告"对话框，若确定要进行格式化，单击"确定"按钮即可开始进行格式化操作。

3. 磁盘清理

计算机工作一段时间后，会产生很多的垃圾文件，如临时文件、Internet 缓存文件等。利用 Windows 提供的磁盘清理工具，可以轻松而又安全地实现磁盘清理，删除无用的文件，释放硬盘空间。可通过选择"开始"→"Windows 管理工具"→"磁盘清理"命令实现磁盘清理功能。

4. 磁盘碎片整理

磁盘碎片又称文件碎片，是指一个文件没有保存在一个连续的磁盘空间上，而是被分散存放在许多地方。计算机工作一段时间后，磁盘进行了大量的读/写操作，如删除、复制文件等，就会产生磁盘碎片。磁盘碎片太多就会影响数据的读/写速度，因此需要定期进行磁盘碎片整理，消除磁盘碎片，提高计算机系统的性能。

运行磁盘碎片整理程序的具体操作是：选择"开始"→"Windows 管理工具"→"碎片整理和优化驱动器"命令，打开"优化驱动器"对话框，如图 2-26 所示。

该对话框中显示了磁盘的一些状态和系统信息。选择一个磁盘，单击"分析"按钮，系统分析该磁盘是否需要进行磁盘整理。单击"优化"按钮，即可开始磁盘碎片整理程序。

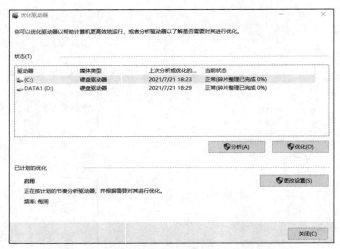

图2-26 "优化驱动器"窗口

2.2.5 控制面板

Windows 10 操作系统将所有修改计算机和其自身几乎所有部件的外观和行为的工具都放在一个称为"控制面板"的系统文件夹内。"控制面板"是用来对系统的各种属性进行设置和调整的一个工具集。打开"控制面板"的方法如下：

① 双击桌面上的"控制面板"图标直接打开。

② 若桌面上没有"控制面板"图标，可以从"开始"菜单，找到程序列表里的"Windows系统"文件夹，单击文件夹，从展开的菜单中单击"控制面板"即可，控制面板如图2-27所示。

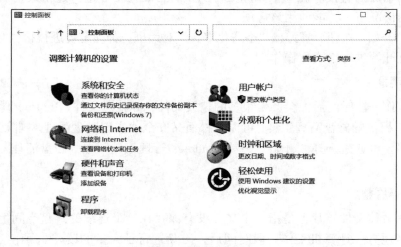

图2-27 控制面板

通过"控制面板"可以调整计算机的设置，包括系统和安全、用户账户、网络和Internet、外观和个性化、硬件和声音等。

1. 应用程序的安装/卸载

（1）安装应用程序

Windows 10 操作系统里应用程序的安装有两种方式。

一种方式是通过系统自带的工具"Microsoft Store"直接进行网络在线安装，Microsoft Store 可以从"开始"里的程序列表中找到。这种方式安装软件十分简便，还能保证所安装程序完全无毒且为正版。不足之处在于，目前在 Microsoft Store 中的软件还不太全面，主要以常用工具、娱乐和游戏为主。

另一种方式就是传统的安装软件的方法。Windows 操作系统平台的应用程序非常多，每款应用程序的安装方式都各不相同，但是安装过程中的几个基本环节都是一样的，包括选择安装路径，阅读许可协议，选择附加选项。具体过程如下：

① 在网上下载应用程序的安装程序，或者直接从其他来源的 U 盘和光盘上得到应用程序的安装程序。

② 双击安装程序进入安装过程。

③ 安装过程一般会让用户选择安装路径（默认一般是 C 盘的 Program Files 目录下），阅读许可协议和附加选项，选择安装组件。

④ 完成上述若干步骤后，单击"下一步"或者"开始安装"按钮，安装程序就把程序所有文件复制到磁盘中，再向 Windows 注册程序信息，完成安装。

注意：传统安装程序过程中，第三步的若干步骤目前基本都十分自动化，安装者一般只需一步步选择"下一步"按钮（英文选择"Next"）即可完成，但有些软件的安装过程会捆绑安装一些第三方程序，安装者在每一步需要仔细查看，合理选择。

（2）卸载应用程序

打开"控制面板"，在其窗口中单击"程序"选项，在打开的窗口中选择"程序和功能"打开"卸载或更改程序"窗口。用户可以查看当前系统中已经安装的应用程序，同时还可以对它们进行修复和卸载操作。用户可以右击要卸载的程序，选择"卸载"命令即可卸载。

2. 设备管理器

使用设备管理器，可以查看和更新计算机上安装的设备驱动程序，查看硬件是否正常工作及修改硬件设置。打开设备管理器的方法有以下两种：

方法一：打开控制面板，更改查看方式为"大图标"或"小图标"，单击"设备管理器"链接，打开"设备管理器"窗口。

方法二：右击"开始"菜单，在弹出的快捷菜单中单击"设备管理器"命令。

"设备管理器"窗口中列出了本机的所有硬件设备，通过菜单或工具面板上的命令可以对全部设备进行相应管理。如果需要停用某项设备，首先选中要禁用的设备，在弹出的快捷菜单中选择"禁用"命令，即可禁用这个设备。

3. 账户的配置与管理

（1）Windows 10 操作系统的用户账户类别

在实际生活中，多用户使用一台计算机的情况经常会出现，而每个用户的个人设置和配置文件均相同，这时可以进行多用户使用环境设置。多用户环境设置后，不同用户用不同身份登录时，系统就会应用该用户身份的设置，而不会影响到其他用户的设置。

Windows 10 操作系统是多用户、多任务的操作系统，可以进行用户账户管理。Windows 10 用户账户有两种类型，分别为管理员账户和标准账户，每种类型的账户为用户提供不同的计算机控制级别。

①管理员（Administrator）账户：管理员账户是系统账户，Windows 10 操作系统会自动创建一个名为 Administrator 的管理员账户，它是超级账户，可以对计算机进行最高级别的控制，具有最高级别的权限，能访问计算机上的所有资源，也可以更改其他账户信息。

②标准账户（用户创建的账户）：适用于日常计算机使用，默认运行在标准权限下。标准权限账户在尝试执行系统关键设置的操作时，会受到用户账户控制机制的阻拦，以避免管理员权限被恶意程序所利用，同时也避免了初级用户对系统的错误操作。

（2）用户账户的设置

单击"开始"按钮，在左侧找到"设置"按钮，然后单击"设置"按钮，打开"Windows 设置"窗口，如图 2-28 所示。在"Windows 设置"窗口中，单击"账户"选项，打开"账户信息"窗口，如图 2-29 所示。

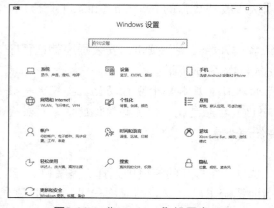

图 2-28　"Windows"设置窗口　　　　图 2-29　"账户信息"窗口

在窗口左侧导航栏区域选择有关选项，就可以对账户进行相应的设置和管理。

①账户信息。当前用户的 Windows 注册账号信息，可以填写用户的姓名、电子邮件，还可以创建用户头像。

②电子邮件和账户。用于管理用户的个人电子邮件和账户，可以添加 Microsoft 账户、工作单位或学校的 E-mail 账户。

③登录选项。根据设备硬件的不同，支持不同的登录设备方式，如人脸、指纹、PIN 码、安全密钥、密码、图片密码等。

④连接工作或学校账户。可以通过连接工作或学校账户来获取软硬件资源。

⑤家庭和其他用户。为当前的计算机添加家庭和其他账户，让每个用户都有自己的登录信息和桌面，并有特定的操作权限。例如，让孩子们只能访问合适的网站，只能使用合适的应用，只能玩合适的游戏，并设置使用时间限制，从而确保孩子使用计算机的安全。

⑥同步你的设置。将当前用户的一些系统设置同步到其他 Windows 操作系统设备。

4. 网络管理

单击"开始"按钮，在左侧单击"设置"按钮，打开"Windows 设置"窗口，在"Windows 设置"窗口中单击"网络和 Internet"，进入"网络和 Internet"窗口，如图 2-30 所示。

左侧为导航栏，右侧为相应项的工作区。用户可以通过导航栏区域选择相关项，对网络进行相应的设置和管理。

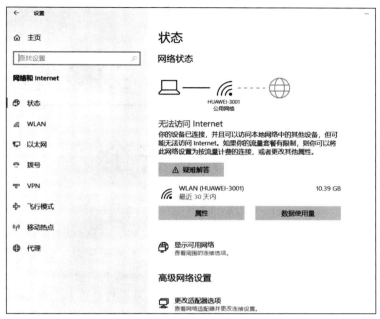

图2-30 "网络和Internet"设置窗口

本 章 小 结

本章主要分别从基本操作、文件和资源管理、系统管理、网络设置等方面介绍了Windows 10 操作系统，希望读者通过学习，可以熟悉和掌握 Windows 10 操作系统的相关管理和设置的具体操作步骤。

知识拓展 >>>>>> 鸿蒙操作系统

华为鸿蒙操作系统（HUAWEI HarmonyOS），是华为公司在 2019 年 8 月 9 日在华为开发者大会（HDC.2019）上正式发布的操作系统。华为鸿蒙操作系统是一款全新的面向全场景的分布式操作系统，创造一个超级虚拟终端互联的世界，将人、设备、场景有机地联系在一起，将消费者在全场景生活中接触的多种智能终端实现极速发现、极速连接、硬件互助、资源共享，用合适的设备提供场景体验。

2020 年 9 月 10 日，华为鸿蒙操作系统升级至 HarmonyOS 2.0 版本，在关键的分布式软总线、分布式数据管理、分布式安全等分布式能力上进行了全面升级，为开发者提供了完整的分布式设备与应用开发生态。

2021 年 4 月 22 日，华为鸿蒙 HarmonyOS 应用开发在线体验网站上线。5 月 18 日，华为宣布华为 HiLink 将与 HarmonyOS 统一为鸿蒙智联。

2022 年 1 月 12 日，华为鸿蒙官方宣布，HarmonyOS 服务开放平台正式发布，鸿蒙服务开放平台的发布表明鸿蒙生态有望渐入佳境。

第3章

计算机网络与信息安全

在21世纪的今天,人类已经进入以数字化、信息化、网络化为主要特征的信息时代,信息成为比物质和能源更为重要的、服务于人们生产生活的资源。作为计算机技术和通信技术相结合的产物——计算机网络肩负着信息存储、传播和共享的使命,注定将成为信息社会最重要的基础设施,其发展水平不仅反映了一个国家的计算机科学和通信技术的水平,也是衡量一个国家综合国力及现代化程度的重要标志之一。目前,计算机网络已广泛渗透到金融、教育、医疗、生活等各个领域,应用到社会生活的方方面面,成为现代人社会生活中不可缺少的一个重要组成部分。

学习目标

◎ 了解计算机网络的基础知识,Internet及其发展,信息安全的基本概念,信息安全威胁的主要来源以及常用的几种信息安全技术。

◎ 掌握计算机网络的定义、组成及分类,IP地址与域名系统,计算机病毒的基本特性及常用的防治手段。

重点、难点

◎ 计算机网络的拓扑结构及网络协议。
◎ IP地址与域名系统。
◎ 计算机病毒的防治。

3.1 计算机网络概述

知识要点 >>>>>>

1. 计算机网络的定义及功能。
2. 计算机网络的组成和分类。
3. 计算机网络的体系结构。

3.1.1 计算机网络的基本概念

所谓计算机网络就是利用通信设备和线路将地理位置不同、功能独立的多个计算机系统互联起来，并在网络操作系统等软件的支持下实现资源（硬件资源、软件资源和数据信息资源）共享和信息传递的系统。它将信息传输和信息处理功能相结合，为远程用户提供共享的网络资源，从而提高了网络资源的利用率、可靠性和信息处理能力。

3.1.2 计算机网络的组成、功能和分类

1. 计算机网络的组成

1）从物理结构的角度分

计算机网络由网络硬件和网络软件两大部分组成。

（1）网络硬件

网络硬件是网络运行的实体，其性能的好坏对网络的性能起着决定性的作用，主要包括计算机系统、网络传输媒体、网络连接设备等。

① 计算机系统：网络中的计算机通常称为主机（Host），一般可分为服务器和客户机两类。服务器是网络控制的核心，为网络客户提供服务并管理整个网络。客户机又称工作站，是用户与网络打交道的主机和终端设备。

② 网络传输媒体：也称传输介质，是网络中发送方与接收方之间的物理通路，是信号传输的媒体，可以是有形的也可以是无形的。常见的传输介质有双绞线、同轴电缆、光纤、微波、红外线、无线电波等。

③ 网络连接设备：网卡、集线器、交换机、路由器、网桥等。

（2）网络软件

网络软件是支持网络运行、提高效率和开发网络资源的工具，主要包括网络系统软件、网络应用软件等。

① 网络系统软件：控制和管理网络运行、提供网络通信、分配和管理共享资源的网络软件，包括网络操作软件、网络协议软件、网络通信软件和网络管理软件。

② 网络应用软件：能够为网络用户提供各种服务的软件，它用于提供或获取网络上的共享资源。如浏览软件、传输软件、远程登录软件等。

2）从逻辑功能的角度分

计算机网络是由资源子网和通信子网两部分组成的，如图3-1所示。资源子网由网络中所有的计算机系统、存储设备和存储控制器、软件和可共享的数据库等组成，主要负责整个网络面向应用的信息处理，为网络用户提供网络服务和资源共享功能等。通信子网主要包括通信线路、网络连接设备、网络协议和通信控制软件等，其主要任务是将各种计算机互连起来，完成数据交换和通信处理。

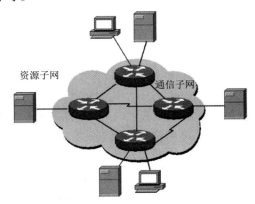

图3-1　资源子网和通信子网

2. 计算机网络的功能

（1）数据通信

数据通信是计算机网络最基本的功能，是实现其他功能的基础。它用来快速传送计算机与终端、计算机与计算机之间的各种信息。利用这一特点，可实现将分散在各个地区的单位或部门用计算机网络联系起来，进行统一的调配、控制和管理。

（2）资源共享

资源共享是使用网络的主要目的。通过资源共享，消除了用户使用计算机资源的地理位置限制，避免了资源重复设置造成的浪费。资源共享主要包括数据共享、软件共享和硬件共享。

（3）提高系统的可靠性和可用性

当网络中的某一处理机发生故障时，可由别的路径传输信息或转到别的系统中代为处理，以保证用户的正常操作，不因局部故障而导致系统的瘫痪。又如某一数据库中的数据因处理机发生故障而消失或遭到破坏时，可从另一台计算机的备份数据库中共享数据来进行处理，并恢复遭破坏的数据库，从而提高系统的可靠性和可用性。

（4）均衡负荷、分布处理

当网络中某台计算机负担过重时，网络能够智能判断，并将新任务转交给空闲的计算机协作完成。这样处理能均衡负荷，充分利用网络资源，提高处理问题的效率。将多台计算机进行网络互联构成高性能的分布式计算机系统，用于解决大型综合性问题和复杂的问题。

以上只是列举了一些计算机网络的常用功能，随着计算机技术的不断发展，计算机网络的功能和提供的服务将会不断增加。

3. 计算机网络的分类

计算机网络可按不同的标准进行分类。

（1）根据覆盖的地理范围分类

根据覆盖的地理范围，可将计算机网络分为局域网、城域网和广域网三类。

局域网（Local Area Network，LAN），它是连接近距离计算机的网络，覆盖范围从几米到数千米，如办公室或实验室的网、同一建筑物内的网及校园网等。局域网是结构复杂程度最低的计算机网络，也是目前应用最广泛的一类网络。

城域网（Metropolitan Area Network，MAN），它是介于广域网和局域网之间的一种高速网络，覆盖范围为几十千米，大约是一个城市的规模。城域网主要为个人用户、企业局域网用户提供网络接入，并将用户信号转发到因特网中。

广域网（Wide Area Network，WAN），其覆盖的地理范围从几十千米到几千千米，覆盖一个国家、地区或横跨几个洲，形成国际性的远程网络。Internet是由众多网络互连而成的计算机网络，是全球最大的、开放的广域网。广域网一般采用光纤进行信号传输，网络主干线的数据传输速率非常快，网络结构较为复杂。

（2）根据拓扑结构分类

根据拓扑结构分为总线型、星状、环状等。采用拓扑学方法，抛开网络中的具体设备，将工作站、服务器及通信设备等网络单元抽象为"点"，将网络中的电缆等通信媒体抽象为"线"，将计算机网络视为由点和线组成的几何图形。这种抽象出的网络结构称为计算机网络的拓扑结构。

① 总线型网络。

总线型网络是由一条高速公用总线连接若干个节点所形成的网络，所有的节点均通过相应的硬件接口直接连接到总线上。总线型网络采用广播通信方式，即由一个节点发出的信息，网络上其他所有的节点都能收到这个信息，但只有与这个信息的目的地址相同的节点才会接收信息。

总线型网络的优点是电缆长度短，容易布线，增加节点时便于扩充；其缺点是故障诊断较难，一段线路出现问题会影响整个网络。

② 星状网络。

星状网络是由一个功能较强的中心节点和通过点对点线路连接到中心节点的各个从节点组成的网络。网络各个节点间不能直接通信，各节点间的通信必须经过中心节点。其中心节点是主节点，一般用集线器或交换机来承担，负责接收各分散节点的信息再转发给相应的节点。目前流行的PBX（专用分组交换机）就是星状拓扑结构的典型实例。

星状网络的优点是连接方便，易于检测和消除故障，任何一个"连接"只涉及中央节点和一个站点，故通信控制技术实现起来比较简单；其缺点是中央节点负担过重，一旦发生故障，全网不能工作，所以该结构对中央节点的可靠性要求很高，且其所需的连接电缆长度较长。

③ 环状网络。

环状网络是由网络中若干转发器和连接转发器的点到点通信线路组成一个闭合的环。每个节点只能与它相邻的一个或两个节点设备直接通信，如果与其他节点通信，数据需依次经过两个节点之间的每个设备。

环状网络的优点是电缆长度短，抗故障性能好，其拓扑结构尤其适于传输速度高、能抗电磁干扰的光缆的使用；其缺点是节点的故障会引起全网的故障，且故障诊断困难。

总线型、星状、环状网络拓扑结构如图3-2所示。

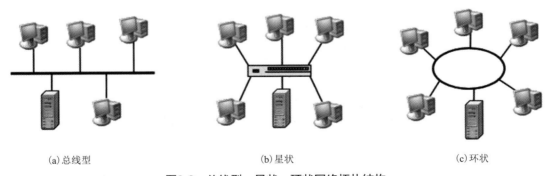

(a) 总线型　　　　　　　　　　(b) 星状　　　　　　　　　　(c) 环状

图3-2　总线型、星状、环状网络拓扑结构

3.1.3　计算机网络体系结构

1. 计算机网络协议的概念

在计算机网络中，为使计算机之间或计算机与终端设备之间能有序而准确地传送数据，必须在数据传输顺序、格式和内容等方面有统一的标准、约定或规则，这组标准、约定或规则称为计算机网络协议。

网络协议主要由三个要素组成：语义、语法、时序。

（1）语义

协议的语义是指对构成协议的协议元素含义的解释，也即"讲什么"。

（2）语法

语法是用于规定将若干个协议元素和数据组合在一起来表达一个更完整的内容时所应遵循的格式，即对所表达的内容的数据结构形式的一种规定（对更低层次则表现为编码格式和信号电平），也即"怎么讲"。

（3）时序

时序是指通信中各事件发生的因果关系，或者说时序规定了某个通信事件及其由它而触发的一系列后续事件的执行顺序。

2. OSI 参考模型

为了完成计算机间的通信合作，计算机网络中采用了分层结构，把各个计算机互连的功能划分成定义明确的层次，并规定同层次进程通信的协议和相邻层之间的接口服务。计算机之间通信时，通信双方的同一层必须使用相同的规则，这种规则称为协议。计算机网络的体系结构是计算机网络的各个层和在各层上使用的全部协议的统称。网络体系结构是网络互联的基本模型。国际标准化组织（International Organization for Standardization，ISO）于1978年颁布了不基于具体机型、操作系统或公司的"开放系统互联参考模型"，即著名的OSI/RM模型，简称为OSI参考模型。

开放系统互联（Open System Interconnection，OSI）参考模型将网络通信分为七层，从低到高为：物理层、数据链路层、网络层、传输层、会话层、表示层、应用层。下面的三层属于通信子网范畴，上面的三层属于资源子网范畴，而传输层起着衔接上三层和下三层的作用。每层都有自己的一套功能集，并与紧邻的上层和下层交互，上层直接调用下层提供的服务。具体传输过程如图3-3所示。

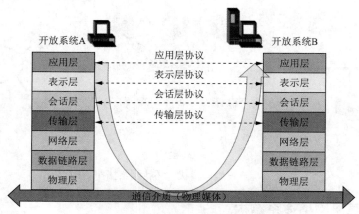

图3-3 OSI参考模型中的数据传输过程

OSI参考模型各层的功能如下：

（1）物理层

物理层（Physical Layer）是OSI参考模型的最低层，也是OSI体系结构中最重要的、最基础的一层。物理层并不是指物理设备或物理媒体，而是有关物理设备通过物理媒体进行互联的描述和规定。物理层协议定义了接口的机械特性、电气特性、功能特性、规程特性等四个基本特性。

（2）数据链路层

数据链路层（Data Link Layer）是 OSI 模型的第二层，负责通过物理层从一台计算机到另一台计算机无差错地传输数据帧，允许网络层通过网络连接进行虚拟无差错地传输。

（3）网络层

网络层（Network Layer）是 OSI 模型的第三层，负责信息寻址和将逻辑地址与名字转换为物理地址。在网络层，数据传送的单位是包。网络层的任务就是要选择合适的路径和转发数据包，使发送方的数据包能够正确无误的按地址寻找到接收方的路径，并将数据包交给接收方。

（4）传输层

传输层（Transport Layer）的功能是保证在不同子网的两台设备间，数据包可靠、顺序、无错地传输。在传输层，数据传送的单位是段。传输层负责处理端对端通信，所谓端对端是指从一个终端（主机）到另一个终端（主机），中间可以有一个或多个交换节点。

（5）会话层

会话层（Session Layer）是利用传输层提供的端到端的服务，向表示层或会话用户提供会话服务。会话层的主要功能是在两个节点间建立、维护和释放面向用户的连接，并对会话进行管理和控制，保证会话数据可靠传送。

（6）表示层

OSI 模型中，表示层（Presentation Layer）以下的各层主要负责数据在网络中传输时不出错，但数据的传输没有出错，并不代表数据所表示的信息不会出错。表示层专门负责有关网络中计算机信息表示方式的问题。表示层负责在不同的数据格式之间进行转换操作，以实现不同计算机系统间的信息交换。

（7）应用层

应用层（Application Layer）是 OSI 参考模型中最靠近用户的一层，它直接与用户和应用程序打交道，负责对软件提供接口以使程序能使用网络。与 OSI 参考模型的其他层不同的是，它不为任何其他 OSI 层提供服务，而只是为 OSI 模型以外的应用程序提供服务。应用层提供的服务包括远程文件传输和访问、共享数据库管理、电子邮件的信息处理和分步信息服务。

3. TCP/IP 参考模型

TCP/IP 参考模型是 Internet 上采用的网络体系结构模型，它将计算机网络分为四个层次，由下往上依次是接口层、网络层、传输层和应用层。TCP/IP 模型与 OSI 模型的对应关系如图 3-4 所示。

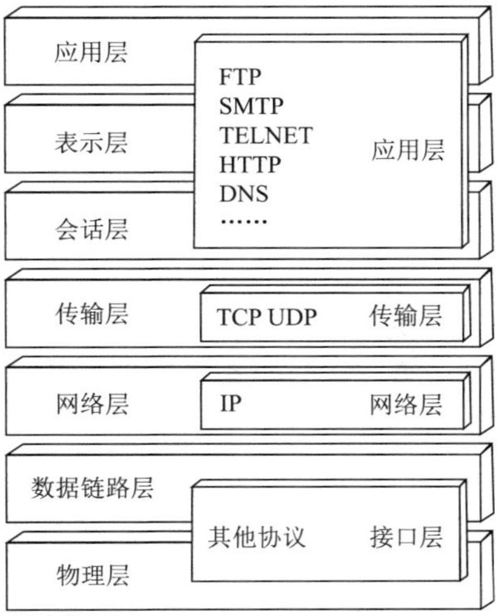

图3-4　TCP/IP模型与OSI模型的对应关系

（1）接口层

该层在 TCP/IP 模型中没有具体定义，它对应于 OSI 的物理层和数据链路层，是 TCP/

IP 协议的最低层，它借用所有现行网络访问标准（如 LAN、ATM、X.25 等），是 TCP/IP 赖以存在的与各种通信网之间的接口，是负责网络层与物理网络的连接。

（2）网络层

该层对应于 OSI 的网络层，在该层中定义了 IP（Internet Protocol）网际协议及其他协议，负责不同网络或同一网络中计算机之间的通信。主要负责解决路由选择、跨网络传输等问题，把 IP 报文从源端传递到目的端，协议采用无连接传输方式，不保证 IP 报文传输的可靠性。

（3）传输层

该层对应于 OSI 的传输层，在该层中定义了 TCP（Transfer Control Protocol，传输控制协议）和 UDP（User Datagram Protocol，用户数据报协议），实施端到端的通信，提供信息格式化、IP 数据包的传输确认、丢失数据包的重新请求发送及将收到的数据包按照它们的发送次序重新装配的机制。TCP 是面向连接的协议，并保证发送数据的可靠性；UDP 是一个无连接、高效服务的协议，用于简单交互场合。

（4）应用层

该层对应于 OSI 的会话层、表示层和应用层，是系统的终端用户接口，专门为用户提供应用服务，将网络传输的对象转换成人们能够识别的信息。应用层包含很多协议，并随着技术的发展在不断扩大。

3.2 Internet 及其应用

> **知识要点** >>>>>>
>
> 1. Internet 发展及特点。
> 2. IP 地址以及域名系统。
> 3. Internet 的使用。

3.2.1 Internet 概述

Internet 的诞生是人类发展史上的一座里程碑，它的发展给人类的生活带来天翻地覆的改变，网上购物、网上学习、网上教学、网上聊天、网上办公等已成为现代人工作、学习、生活的新方式，Internet 作为各种信息资源传递的重要载体已成为当今社会最有用的工具。

1. 什么是 Internet

Internet 即通常所说的互联网或国际互联网，它是世界上覆盖面最广、规模最大、信息资源最为丰富的计算机信息资源网络。它是由全球所有遵循 TCP/IP 协议的计算机网络互联形成的超级计算机网络。从通信协议的角度看，Internet 是一个以 TCP/IP 协议连接全球不同类型和规模的计算机网络的数据通信网络。从信息资源的角度来看，Internet 是一个集各领域、各部门的各种信息资源为一体，供网络用户共享的信息资源宝库。

2. Internet 的起源与发展

Internet 起源于美国国防部高级研究规划署（ARPA）于1969年建立的一个名为 ARPAnet 的计算机网络，它是把位于各个节点的大型计算机采用交换分组技术，通过专门的通信交换机（IMP）和专门的通信线路相互连接。ARPANet 首次投入使用时有4个节点，一年后扩大到15个节点。ARPANet 是 Internet 最早的雏形。

1973年，科学家提出了建立 Internet 的构想，并开始在 ARPANet 中进行实验，同年9月，提出了 Internet 的概念。1974年，TCP/IP 协议问世。随后，TCP/IP 协议成为众多网络均采用的标准协议，实现了异种网络间的互通互联，基于 TCP/IP 协议的 Internet（因特网）开始了蓬勃发展。1986年，美国国家科学基金会（NSF）使用 TCP/IP 协议建立了 NSFNET 网络。1988年，NSFNET 取代了 ARPANet 而成为 Internet 的主干网，Internet 从军用转向民用。1992年，由美国 IBM、MCI、MERIT 组建的高级网络服务公司（ANS）组建了一个名为 ANSNet 的网络，从此 Internet 走向了商业化。各国网络也相继建成并与互联网建立了连接，全球范围的 Internet 进入了高速发展阶段。现在，Internet 互联网已经由传统的互联网走到移动互联网，如人们习惯用平板式计算机或者智能手机进行互联操作，微信、手机支付等已经成为大部分人日常生活的组成部分。各行各业纷纷与互联网结合，正迎来翻天覆地的变化。

3. Internet 在中国的发展

Internet 在中国的发展大致可分为电子邮件连接与 TCP/TP 全功能连接两个阶段。

（1）电子邮件连接阶段（1987—1993年）

1987年9月14日，中国第一封电子邮件 "Across the Great Wall we can reach every corner in the world."（越过长城，走向世界）通过 Internet 成功地从北京发往了德国，开启了中国人使用互联网的序幕。随后，一些科研机构和高等院校也相继通过拨号 X.25 实现了与 Internet 的电子邮件连通。

（2）TCP/TP 全功能连接阶段（始于1994年）

1994年4月，中关村地区教育与科研示范网络（简称 NCFC）工程连入 Internet 的64K 国际专线正式开通，实现了中国与国际 Internet 的首次全功能连接，中国互联网时代从此开启。一个月后，中国顶级域名服务器的设立完成。之后，我国又先后建成了中国科技网（CSTNET）、中国公用因特网（CHINANET）、中国教育科研网（CERNET）和中国金桥网（CHINAGBN）。互联网开始走进公众生活，应用越来越广泛，发展越来越迅速。据中国互联网络信息中心（CNNIC）2022年2月25日发布的《第49次中国互联网络发展状况统计报告》显示：截至2021年12月，我国网民规模达10.32亿，较2020年12月增长4 296万，互联网普及率73.0%。

4. Internet 的特点

（1）全球性

Internet 是由全世界众多的网络互连而成，这些网络规模有大有小，分布在世界各地，这些成千上万的网络通过电话线、高速专线、光缆、微波、卫星等通信介质连接在一起，在全球范围内构成了一个四通八达的网络。Internet 从商业化运作开始，就表现出无国界性，信息流动是自由的、无限制的。因此，Internet 从一诞生就是全球性的产物。

（2）开放性

由于 TCP/IP 协议成功地解决了不同的硬件平台、网络产品、操作系统之间的兼容性问题，所以凡是遵守 TCP/IP 协议的计算机或网络，只要与 Internet 互连便成为 Internet 的一部分。Internet 可以包容世界各地的形形色色、千差万别的各种计算机系统或网络。

（3）平等性

Internet 的运行不受任何政府或组织的管理和控制，因特网不属于任何个人、企业、部门和国家，个人、企业、政府组织之间都是平等的、无等级的。Internet 的成员可以自由地"接入"或"退出"Internet，可以共享 Internet 资源，也可以将自身的资源向 Internet 开放。

（4）交互性

网络的交互性体现在两个方面：一方面，通过网页实现实时的人机对话；另一方面，通过即时通信软件和电子邮件实现的人机对话，Internet 作为一个平等自由的信息交流平台，信息的流动和交流是双向的，沟通双方可以平等地彼此进行交互作用，及时得到需要的信息。

（5）资源的丰富性

Internet 是一个巨大的信息资源库，这些资源包罗万象，覆盖了人类知识的各个领域。

3.2.2 IP 地址与域名系统

1. IP 地址

因特网（Internet）上的主机之间要进行通信，则每台主机都必须有一个唯一的地址以区别于其他主机，这个地址就是 Internet 地址，也称为 IP 地址。IP 地址具有全网唯一性，即 Internet 上的每台主机都有一个唯一的 IP 地址。

1）IP 地址的结构

IP 地址由网络号和主机号两部分组成。网络号用来标识一个网络，主机号用来标识该网络中的某一台主机。在数据通信过程中，首先查找主机的网络号，根据网络号找到主机所在的网络，再在该网络内部根据主机号查找主机。

目前的 IP 地址有 IPv4 和 IPv6，IPv4 是"Internet Protocol version 4"的缩写，IPv6 是由互联网工程任务组（IETF）设计的用于替代 IPv4 的下一代 IP 协议。

2）IPv4 简介

（1）IPv4 地址的表示方法

一个 IP 地址由 32 位二进制数组成，平均分成 4 组，每组 8 位，各组之间用圆点分开。为了便于应用，常将每组的 8 位二进制数转换成十进制数来表示，每组的取值范围均在为 0～255 之间。

例如：某台连在 Internet 上的计算机的 IP 地址如果用二进制表示是 11001010.11000100.11010000.00000011，那么用十进制表示就是 202.196.208.3。

（2）IPv4 地址的分类

Internet 是一个网际网，它由大大小小各种各样的网络组成。每个网络中的主机数量是不同的，为了充分利用 IP 地址以适应主机数目不同的各种网络，IP 地址被分为 5 类：A 类、B 类、C 类、D 类和 E 类。其中 A 类、B 类、C 类地址分配给接入 Internet 的主机使用，如图 3-5 所示。

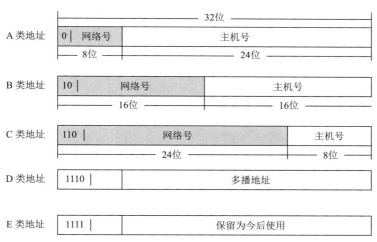

图3-5　IP地址分类

① A 类地址分配给少数规模很大的网络，每个 A 类地址的网络拥有众多的主机。具体规定为：32 位地址中的第一个 8 位为网络标识，其中第一位为 0，表示 A 类地址，其余 24 位为主机标识。A 类网可支持的网络有 126 个，每个 A 类网可拥有主机 16 777 214 台。

② B 类地址分配给中等规模的网络，每个 B 类地址的网络拥有众多的主机。具体规定为：32 位地址中的前两个 8 位为网络标识，其中前两位为 10，表示 B 类地址，其余 16 位为主机标识。B 类网可支持的网络有 16 384 个，每个 B 类网可拥有主机 65 534 台。

③ C 类地址分配给小规模的网络，每个 C 类地址的网络只拥有少量的主机。具体规定为：32 位地址中的前三个 8 位为网络标识，其中前三位为 110，表示 C 类地址，其余 8 位为主机标识。C 类网可支持的网络有 2 097 152 个，每个 C 类网可拥有主机 254 台。

④ D 类地址又称做多播地址，用于一对多的通信。

⑤ E 类地址留作备用。

3）IPv6 简介

随着 Internet 的快速发展，接入 Internet 的主机不断增加，已使用 30 多年的 IPv4 出现 IP 地址短缺的问题，需要启用能够容纳更多主机的新版本 IP 协议——IPv6。于是，出现了今天的互联网所用 IPv4 和 IPv6 共存的局面，但最终 IPv6 会完全取代 IPv4 并在互联网中占据统治地位。

（1）IPv6 地址及其表示方法

IPv6 地址的长度为 128 位。如果仍采用 IPv4 那样的"点分十进制"的方法来表示，写起来很不方便。为便于记忆和使用，IPv6 地址一般采用"冒分十六进制"表示法，即将整个 128 位地址按照每 16 位为一组，共分为 8 组，每组写成 4 个十六进制数，组与组之间用冒号分隔。IPv6 地址还可以进行如下简化处理：

① 每组中的前导零位可以省略，但每组必须至少保留一位数字。

② 相邻的连续零位可用双冒号"::"表示，但一个 IPv6 地址中只能出现一个"::"。

（2）IPv6地址类别

IPv6地址有以下类型：

① 单播地址（Unicast Address），用来标识单一网络接口。单播地址中有下列两种特殊地址：

不确定地址，即单播地址 0:0:0:0:0:0:0:0。

回环地址，即单播地址 0:0:0:0:0:0:0:1，用于节点向自身发送 IPv6 包。

② 任播地址（Anycast Address），表示单播地址的集合，发送给该任意点播地址的包将交付给这些地址中的任一个。

③ 组播地址（Multicast Address），用来标识一组网络接口的标识（通常属于不同的节点）。发送到组播地址的数据包发送给本组中所有的网络接口。

④ 链路本地地址，一个 IPv6 全球单播地址，使用本地链路前缀 FE80::/10（1111 1110 10）和 EUI-64 格式的接口标识能够被自动配置。

⑤ 兼容 IPv4 的 IPv6 地址，表示形式：x:x:x:x:x:x:d.d.d.d，前 96 位采用 IPv6 的冒分十六进制表示法，后 32 位采用 IPv4 的点分十进制表示法。

（3）IPv6 的地址配置

IPv6 地址配置可以分为手动地址配置和自动地址配置两种方式。自动地址配置方式又可以分为无状态地址自动配置和有状态地址自动配置两种。

（4）IPv6 协议

① IPv6 的报头结构。IPv6 报头删除了 IPv4 报头中报头长度等 6 个域，放入了可选项和报头扩展。IPv6 报头占 40 字节，是 24 字节 IPv4 报头的 1.6 倍，但因其长度固定（IPv4 报头是变长的），故不会消耗过多的内存容量。IPv6 报文新增加了 2 个域，即优先级和流标签。表 3-1 说明了 IPv6 报头的格式。

表 3-1　IPv6 报头格式

4 bit版本号	4 bit优先级	24 bit流标签	
净荷长度（16 bit）		下一报头（8 bit）	HOP限制（8 bit）
源IP地址（128 bit）			
目的IP地址（128 bit）			

② IPv6 邻居发现协议。IPv6 定义了邻居发现协议（Neighbor Discovery Protocol，NDP），它使用一系列 IPv6 控制信息报文（ICMPv6）来实现相邻节点（同一链路上的节点）的交互管理，并在一个子网中保持网络层地址和链路层地址之间的映射。

③ IPv6 网络中 DNS 自动发现技术。IPv6 网络中客户自动获得 DNS 服务器地址的方法，分别阐述了三种机制，路由宣告选项机制（RA Option）、DHCPv6 选项（DHCPv6 Option）和事先配置的任播地址机制（Well-known anycast addresses for recursive DNS servers）。

IPv6 不仅解决 IPv4 所存在的一些问题和不足，而且它还在许多方面提出了改进，例如，路由方面、自动配置方面等。与 IPv4 相比较，IPv6 具有以下优点：

① 更大的地址空间。IPv6 中 IP 地址的长度为 128 位，相较 IPv4，地址空间增大了 2^{96} 倍，

大约是 340 万亿个，接近无限使用。

② 简化的报头和灵活的扩展。IPv6 对数据报头格式作了简化，有利于减少路由开销并节省网络带宽。另外，IPv6 还提出扩展头的概念，新增选项时不必修改现有结构，这使得 IPv6 变得极其灵活，既能对多种应用提供强有力支持，又能为以后支持新应用提供了可能。

③ 层次化的地址结构。IPv6 的地址空间是按照不同的地址前缀来划分，并采用了层次化的地址结构，可以方便地进行路由聚合，提高了路由的寻址和转发效率。

④ 即插即用的连网方式。IPv6 具有自动分配 IP 地址给用户的功能，主机一连入网络就能自动获得 IPv6 地址，大大方便了用户，同时减轻了网络管理者的负担。

⑤ 更好的安全性。IPv6 中，网络层支持 IPSec 的认证和加密，支持端对端的安全。

⑥ 服务质量（QoS）的改善。IPv6 新增了流的概念，提供了服务质量（QoS）保证。在信息传输过程中，IPv6 的中间节点通过验证所接收的信息包的流标签，就可以判断它属于哪个流，然后就可以知道信息包的 QoS 需要，进行快速转发。

⑦ 为移动通信提供更好的支持。移动 IPv6 中，通过转交地址便可实现用户间的直接通信，不需要外部代理。同时还对路由选择进行了优化，避免了三角路由选择，减少了传输延时。

2．域名系统

无论是 IPv4 地址还是 IPv6 地址，记忆它们对于普通用户来说都是一件很困难的事情。为此，Internet 就提供了一种解决网上主机命名的系统——域名系统（Domain Name System，DNS）。

域名 DN（Domain Name）是由一串用点分隔的名字组成的 Internet 上某一台计算机或计算机组的名称，用于在数据传输时标识计算机的电子方位。域名系统将形象化的域名和数字型的 IP 对应起来，让用户可以更方便地访问互联网。用户不需要记忆 IP 地址，使用主机域名便可访问相应的计算机。

域名采用的是层次结构，每层一个子域名，层次从左到右，逐级升高，之间用圆点"."作为分隔符。其一般格式是：

计算机名.组织机构名.二级域名.顶级域名

（1）顶级域名

顶级域名也称一级域名。顶级域名分为两类：国家和地区顶级域名和国际顶级域名。国家和地区顶级域名是由两个字母组成的主机所在国家和地区的代码，例如，中国是 cn，日本是 jp，英国是 uk 等。国际顶级域名是用主机所属机构的性质来表示，例如，表示商业机构用 com，表示教育机构用 edu 等。常见的国家和地区顶级域名和国际顶级域名见表 3-2。

表 3-2 常见的国家顶级域名和国际顶级域名

国家和地区顶级域名		国际顶级域名	
域名	国家和地区	域名	机构性质
cn	中国	com	商业机构
us	美国	edu	教育机构
uk	英国	gov	政府部门

续表

国家和地区顶级域名		国际顶级域名	
au	澳大利亚	net	网络机构
ac	加拿大	int	国际机构
fr	法国	mil	军事机构
jp	日本	org	非营利机构

（2）二级域名

二级域名是指顶级域名之下的域名，在国际顶级域名下，它是指域名注册人的网上名称。在国家顶级域名下，它是表示注册企业类别的符号。我国的顶级域名是 cn。在顶级域名之下，我国的二级域名又分为类别域名和行政区域名两类。类别域名共 6 个，包括 ac（科研机构）、com（工商金融企业）、edu（教育机构）、gov（政府部门）、net（互联网络信息中心和运行中心）、org（非营利组织）。而行政区域名有 34 个，分别对应于我国各省、自治区、直辖市和特别行政区。

（3）组织机构名与计算机名

组织机构名一般表示主机所属域或单位。例如，域名 baidu.com 中的 baidu 表示百度网；域名 xxmu.edu.cn 中的 xxmu 表示新乡医学院等。计算机名是第四级，一般需要由网络管理员自行定义。

（4）域名与 IP 地址的关系

域名和 IP 地址存在对应关系，当用户要与因特网中某台计算机通信时，既可以使用这台计算机的 IP 地址，也可以使用域名。相对来说，域名易于记忆，用得更普遍。

由于网络通信只能标识 IP 地址，所以当使用主机域名时，域名服务器通过 DNS 域名服务协议，会自动将登记注册的域名转换为对应的 IP 地址，从而找到这台计算机。

3.2.3　Internet 的应用

价值引领

互联网是创业创新的新工具

Internet 不仅信息资源丰富，同时还为方便用户获取资源提供了多种多样的信息服务。通过相应的信息服务，用户可以快速有效地从 Internet 上获取所需的信息资源。本节只介绍目前常用的三种服务。

1. WWW 服务

WWW 服务是 Internet 上应用最广的一项服务。WWW 是 World Wide Web 的简称，也称为 Web 或 3W，中文名字为"万维网"，它是由许许多多存储在 Internet 计算机中互相链接的超文本文档组成的信息查询服务系统。这些超文本文档称为网页，也称为 Web 页，是一种用超文本标记语言（Hyper Text Markup Language，HTML）编写的超文本文档，由文字、图片、动画、音频、视频等多媒体信息和超链接组成。通过超链接可实现相关联的网页、网站以及它们之间的跳转。超文本标记语言是一种标识性语言，它包括一系列标签，通过这些标签可以将网络上的文档格式统一，使分散的 Internet 资源连接成一个逻辑整体，为人们查找、检索信息提供方便。

WWW 服务采用的是客户机/服务器模式，客户机即浏览器，服务器即 Web 服务器。

用户在客户机通过浏览器向 Web 服务器发出请求，Web 服务器在得到请求后查询处理所需要的资源，并将处理后的资源发给浏览器，浏览器将结果解释后呈现给用户。

WWW 服务器与客户机间的信息传输使用的是超文本传输协议（Hyper Text Transfer Protocol，HTTP）。HTTP 协议，是 WWW 服务的基本协议，是建立在 TCP 上的应用层协议。它详细规定了浏览器和 Web 服务器之间互相通信的规则，这样不仅可以保证超文本文档传输的正确性和高效性，而且还可以确定传输文档中的哪一部分，以及内容显示的先后顺序。

在 WWW 上，每一信息资源都有统一的且在全球唯一的地址，该地址为 URL（Uniform Resource Locator，统一资源定位器），它是 WWW 的统一资源定位标志，俗称"网址"。URL 其实就是访问 Web 页面时需要输入的"网页地址"。URL 由 3 部分构成：资源类型、存放资源的主机域名(或 IP 地址)、资源文件名。其格式为：

<URL的访问方式>：//<主机>[:<端口>/<路径>]

可以看出，URL 由两大部分组成并用冒号隔开。其中冒号左边是 URL 的访问方式，最常见的有 3 种，即 FTP（文件传输协议）、HTTP（超文本传输协议）和 NEWS（USENET 新闻）。冒号右边部分的<主机>项是必不可少的，而<端口>和<路径>则可以省略。

例如：https://www.xxmu.edu.cn/xxgk1/xxjj.htm

https 表示网页使用的是 HTTP 协议，xxmu.edu.cn 是新乡医学院的域名，xxgk1/xxjj.htm 表示要访问的资源文件所在的路径和文件名。

2. 电子邮件服务

电子邮件（Electronic Mail，E-mail），又称电子信箱，它是一种用电子手段提供信息交换的通信方式，是 Internet 应用很广的一种服务。与传统邮件相比，电子邮件具有发送速度快、信息多样化、收发方便、成本低廉等优点，并且还可以进行一对多的邮件传递，同一邮件可以一次发送给许多人，极大地满足人与人通信的需求。

（1）电子邮件的发送和接收

电子邮件的收发可以很形象地用我们日常生活中邮寄包裹来形容：当我们要寄出一个包裹时，首先要找到任何一个有这项业务的邮局，在填写完收件人姓名、地址等之后包裹就寄到了收件人所在地的邮局，对方取包裹的时候必须去这个邮局才能取出。同样的，当我们发送电子邮件时，这封邮件是由邮件发送服务器（任何一个都可以）发出，它根据收信人的地址判断对方的邮件接收服务器，并将这封信发送到该服务器上，收信人要收取邮件也只能访问这个服务器。

（2）电子邮件地址的构成

电子邮件地址的格式由三部分组成：第一部分"USER"代表用户信箱的账号，对于同一个邮件接收服务器来说，这个账号必须是唯一的；第二部分"@"是分隔符；第三部分是用户信箱的邮件接收服务器域名，用以标识其所在的位置。

例如，123456@qq.com 就是一个 QQ 邮箱，使用的是腾讯的邮件服务器来收发邮件。

（3）常见的电子邮件协议

常见的邮件协议有 SMTP（简单邮件传输协议）、POP3（邮局协议）、IMAP（Internet 邮件访问协议），这几种协议都是由 TCP/IP 协议簇定义的。

① SMTP（Simple Mail Transfer Protocol）：SMTP 主要负责底层的邮件系统如何将邮件从一台机器传送至另外一台机器。

② POP（Post Office Protocol）：版本为 POP3，POP3 是把邮件从电子邮箱中传输到本地计算机的协议。

③ IMAP(Internet Message Access Protocol)：版本为 IMAP4，是 POP3 的一种替代协议，它提供了邮件检索和邮件处理的功能。这样用户不必下载邮件正文就可以看到邮件的标题及摘要，用户在邮件客户端还可以对服务器中的邮件和文件夹目录进行操作。IMAP 增强了电子邮件的灵活性，减少了垃圾邮件对本地系统的直接危害，同时节省了用户查看电子邮件的时间。此外，IMAP 可以记忆用户在脱机状态下对邮件的操作（如移动邮件、删除邮件等），并在下一次打开网络时自动执行这项操作。

3. 移动互联网

移动互联网是将移动通信和互联网这两大技术融合而产生的。通过无线接入设备访问互联网，实现移动终端之间的数据交换，是计算机领域继大型机、小型机、个人计算机、桌面互联网之后的第五个技术发展阶段。

工信部电信研究院《移动互联网白皮书》定义："移动互联网是以移动网络作为接入网络的互联网及服务，包括三个要素：移动终端、移动网络和应用服务。"该定义将移动互联网涉及的内容概括为三个层面：

① 移动终端：手机、专用移动互联网终端和数据卡方式的便携计算机。

② 移动通信网络接入：包括 2G、3G、4G、5G 等。

③ 公众互联网服务：包括 Web、WAP 方式。

移动终端是前提、接入网络是基础、应用服务是核心。一方面，移动互联网是移动通信网和互联网的融合，用户以移动终端接入无线移动通信网络的方式访问互联网。另一方面，移动互联网还产生了大量的新型应用，这些应用与终端的可移动、可定位和随身携带等特性相结合，为用户提供个性化的，位置相关的服务。

3.3　信息安全与网络道德

知识要点 >>>>>>

1. 信息安全基本概念以及基本要素。
2. 信息安全的常用技术。
3. 计算机病毒的定义和特点及其防治方法。
4. 信息安全相关法律法规。

3.3.1　信息安全概述

随着互联网技术和人工智能、大数据等信息技术的快速发展，信息技术的应用越来越广泛，已渗透到社会生活的各个领域，给人们的生活、学习和工作带来了翻天覆地的变化。

网上购物、移动支付、线上办事、网络社交、刷脸识别等已成为人们生活的日常，"数字化生活"正在成为社会生活新常态，社会信息化程度达到了前所未有的高度。信息化给人们的生产、生活带来便利的同时，也带来了诸多风险和伤害，信息安全事件频发，信息安全问题日益突出。信息安全涉及领域十分广泛，可以说，有信息化的领域，就一定存在安全问题。信息安全问题不仅影响到人们日常的生产、生活，还关系到国家的安全、社会的稳定、经济的发展，已引起全社会的关注。当前社会对信息依赖程度越来越高，信息已经成为社会发展的重要资源，如何保障信息安全已成为现代社会生存的重要基础。

1. 信息安全的定义

ISO（国际标准化组织）的定义为：为数据处理系统建立和采用的技术、管理上的安全保护，为的是保护计算机硬件、软件、数据不因偶然和恶意的原因而遭到破坏、更改和泄露。信息安全是一个关系国家安全和主权、社会稳定、民族文化继承和发扬的重要问题，其重要性正随着全球信息化步伐的加快越来越重要。

2. 信息安全的基本要素

信息安全的五个基本要素是保密性、完整性、可用性、可控性、不可否认性。

① 保密性（Confidentiality）：保证信息不能被非授权访问，即使非授权用户得到信息也无法知晓信息内容，因而不能使用。通常通过访问控制机制来阻止非授权用户获得保密信息，通过加密变换阻止非授权用户获知信息内容。

② 完整性（Integrity）：确保数据内容是完整的，未经授权不得篡改，只有得到授权的人才能修改数据，并且能判断出数据是否已被修改。一般通过访问控制阻止篡改行为，同时通过信息摘要算法来检测信息是否被篡改过。

③ 可用性（Availability）：授权用户在需要时能对信息进行及时可靠的访问，未授权者不能占用所有的资源而阻碍授权者的工作。

④ 可控性（Controllability）：授权机构对信息的传播和内容具有控制力。

⑤ 不可否认性（Non-Repudiation）：也称不可抵赖性，是指对出现的安全问题提供调查的依据和手段，使得所有参与者对自己曾经完成的操作或承诺都不可能事后否认或抵赖。

3. 信息安全的威胁

信息安全的威胁主要包括非法授权访问、假冒合法用户身份、破坏数据、干扰系统的正常运行、病毒破坏、通信线路窃听等。信息安全的威胁，主要来源于信息系统自身的缺陷、人为的威胁与攻击以及物理环境的缺陷。

（1）信息系统自身的缺陷

信息系统自身的安全问题包括硬件系统、软件系统、网络和通信协议的缺陷等。

① 硬件系统，包括计算机硬件系统和网络硬件系统的缺陷。例如，由于硬盘故障、电源故障或主板芯片的故障等，引起的数据丢失、系统崩溃等严重安全问题。

② 软件系统，包括操作系统、应用软件、数据库管理系统等。在 Windows 操作系统、浏览器、Office 等软件中，人们不断发现各种安全漏洞，并被黑客或病毒攻破，造成网络系统瘫痪或数据的损失。Windows 操作系统、智能手机的 Android 系统等随着使用时间的推移，遗留的垃圾会越来越多，系统也会越来越慢，需经常清理才能保证使用。

（2）人为因素

人为因素主要包括内部攻击和外部攻击两大类。

① 内部攻击，指系统内合法用户故意、非故意操作造成的隐患或破坏。例如，内部人员与外部人员勾结犯罪，泄露数据；口令管理混乱，因口令泄露造成的安全隐患；内部人员违规操作，造成网络或站点拥塞，甚至系统瘫痪；内部人员误操作，造成硬盘分区格式化、文件或数据丢失；盗取设备，即盗取笔记本式计算机、智能手机、复印机或单位的备份，获取重要信息。

② 外部攻击，指来自系统外部的非法用户的攻击。例如，通过搭线或截获辐射信号，窃取传输数据；冒充授权用户身份、冒充系统组成部分，或者利用系统漏洞侵入系统，窃取数据、破坏系统安全；通过植入木马或病毒程序，窃取或篡改数据。

（3）物理环境

物理环境的安全问题，主要包括自然灾害、辐射、电力系统故障、蓄意破坏等造成的安全问题。例如，地震、水灾、火灾、雷击、有害气体、静电等对计算机系统的损害；电力系统停电、电压突变，导致系统损坏及死机造成的数据丢失；人为偷盗或破坏计算机系统设备。

3.3.2 信息安全技术

无论是在单机系统、局域网还是在广域网系统中，都存在着自然和人为等诸多因素的脆弱性和潜在威胁。特别是随着 Internet 的发展，网络安全技术也在与网络攻击的对抗中不断发展。下面简单介绍几种常用的信息安全技术。

1. 防火墙技术

防火墙技术是目前网络安全技术中最常见的一项技术，是在内、外网之间构建一道相对隔绝的保护屏障，阻止非法的信息访问和传递，保护用户资料与信息安全的一种技术。设置防火墙的目的是保护内部网络资源不被外部非授权用户使用，防止内部网络受到外部非法用户的攻击。

防火墙通过检查所有进出内部网络数据包的合法性，判断是否会对网络安全构成威胁，为内部网络建立安全边界。一般而言，防火墙系统有两种基本形式：包过滤路由器和应用级网关。最简单的防火墙由一个包过滤路由器组成，而复杂的防火墙系统由包过滤路由器和应用级网关组合而成。在实际应用中，由于组合方式有多种，防火墙系统的结构也有多种形式。防火墙一般形式如图 3-6 所示。

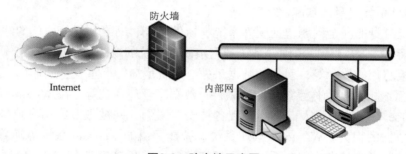

图3-6 防火墙示意图

防火墙能够隔离风险区域和安全区域，有效降低内部网络的安全风险，通过监控所通过的数据包来及时发现并阻止外部对内部网络系统的攻击行为。从总体上看，防火墙应该具有以下基本功能：

① 限制未授权用户进入内部网络，过滤掉不安全的服务和非法用户。
② 防止入侵者接近内部网络的防御设施，对网络攻击进行检测和报警。
③ 限制内部用户访问特殊站点。
④ 记录通过防火墙的信息内容和活动。

2. 入侵检测技术

入侵检测技术是为保证计算机系统的安全而设计与配置的一种能够及时发现并报告系统中未授权或异常现象的技术，是一种用来检测计算机网络中违反安全策略行为的技术。它主要是通过对计算机网络或计算机系统中的若干关键点收集信息，并对这些信息进行分析，从中发现网络或系统中是否有违反安全策略的行为和被攻击的迹象。它不仅可以检测来自网络外部的入侵行为，同时也可以检测来自网络内部用户的未授权活动和误操作。

入侵检测系统是一种主动防御系统，有效地弥补了防火墙的不足，被认为是防火墙之后的第二道安全屏障。如果将防火墙比喻成一大楼的门锁，入侵检测系统就好比是大楼里的监视系统。

3. 数据加密技术

数据加密技术是网络中最基本的安全技术，它是通过利用密码技术对网络中传输的信息先进行加密，使其成为不可读的一段代码，到达目的地后再进行解密的方式，保护数据不被非法窃取和读取，保障信息的安全，这是一种主动安全防御策略，用很小的代价即可为信息提供相当大的安全保护。

加密技术通常分为两大类："对称式"和"非对称式"。对称式加密就是加密和解密使用同一个密钥，其安全性依赖于所持有密钥的安全性，这种加密技术目前被广泛采用，如美国政府所采用的DES加密标准就是一种典型的"对称式"加密法。非对称式加密就是加密和解密所使用的是两把完全不同但又是完全匹配的一对密钥——公开密钥和私有密钥，它们两个必须配对使用，否则不能打开加密文件。如果用公开密钥对数据进行加密，只有用对应的私有密钥才能解密；如果用私有密钥对数据进行加密，只有用对应的公开密钥才能解密。

对称式加密中加密与解密使用的是同样的密钥，所以速度快，但由于需要将密钥在网络传输，所以安全性不高。而非对称加密使用了一对密钥，公钥与私钥，所以安全性高，但加密与解密速度慢。因此在实际应用中，通常将两者结合使用，利用对称加密算法来进行数据的加密，用非对称加密算法来传递对称加密算法所使用的的密钥，从而有效提高加密的效率，简化对密钥的管理。

4. 身份认证技术

身份认证是指证实主体的真实身份与其所声称的身份是否相符的过程。身份认证是访问控制的前提，用于防止假冒身份的行为，对信息安全极为重要。身份认证的常用方法有口令认证、USB Key、持证认证和生物识别等。

（1）口令认证

口令认证是最常用的认证方式。口令是用户与操作系统之间交换的信物。口令是只有用户自己和系统管理员知道（有时管理员也不知道）的简单字符串。只要一个用户保护口令的机密性，非授权用户就无法使用该用户的账号。防止口令被攻击者猜出的措施之一就是严格地限制从一个终端进行连续不成功登录的次数。基于口令的认证实现简单，不需要额外的硬件设备，但易被猜测，因此，黑客入侵系统时，常常把破译系统中普通用户口令作为攻击的开始。

（2）生物识别

生物识别认证指采用每个人独一无二的生物特征来验证用户身份的技术，常见的有指纹识别、虹膜识别、笔迹识别等。从理论上讲，生物识别认证是最可靠的身份认证方式，主要包括：

① 指纹识别。指纹是指人的手指末端的正面皮肤上凹凸不平所产生的纹线，具有终身不变性和唯一性。每个人的指纹不同，就是同一人的十指之间，指纹也有明显区别，因此指纹可用于身份鉴定。

② 手掌几何识别。手掌几何识别是通过测量使用者的手掌和手指的物理特性来进行识别，不仅性能好，而且使用比较方便，其准确性可以非常高。手形读取器使用的范围很广，且很容易集成到其他系统中，因此成为许多生物特征识别项目中的首选技术。

③ 视网膜识别。视网膜是眼睛底部的血液细胞层，视网膜识别技术要求激光照射眼球的背面以获得视网膜特征的唯一性。

④ 签名识别。签名识别是根据每个人自己独特的书写风格进行鉴别，分为在线签名鉴定和离线签名鉴定。在线签名鉴定通过手写板采集书写人的签名样本，除了采集书写点的坐标外，有的系统还采集压力、握笔的角度等数据。离线签名鉴定通过扫描仪输入签名样本，离线签名比较容易伪造，识别的难度也比较大。而在线签名由于有动态信息，不容易伪造，目前识别率也可以达到一个满意的程度。

⑤ 面部识别。面部识别是使用摄像头等装置，以非接触的方式获取识别对象的面部图像。计算机系统在获取图像后与数据库图像进行比对后完成识别过程。面部识别是基于生物特征的识别方式，与指纹识别等传统的识别方式相比，具有实时、准确、高精度、易于使用、稳定性高、难仿冒、性价比高和非侵扰等特性，较容易被用户接受。

（3）数字签名技术

人类在很长时间都是以手写签名、印章或指模等来确认作品、文件等的真实性，包括认定作品的创作者、文件签署者的身份，推定作品的真伪或者文件内容的真实性。数字签名技术用于在数字社会中实现类似于手写签名或者印章的功能，即实现对数字文档进行签名。

数字签名将信息发送人的身份与信息传送结合起来，保证信息在传输过程中的完整性，并提供信息发送者的身份认证，以防止信息发送者抵赖行为的发生，目前利用非对称加密算法进行数字签名是最常用的方法。数字签名是对现实生活中笔迹签名的功能模拟，能够用来证实签名的作者和签名的时间。对消息进行签名时，能够对消息的内容进行鉴别。同时，签名应具有法律效力，能被第三方证实，用以解决争端。

5. 虚拟专用网技术

虚拟专用网（Virtual Private Network，VPN）技术是一种网络安全传输技术，它是在 Internet 等公共网络上为远程工作建立一条逻辑上的安全的专用数据通道，让授权用户可以"穿过"公用网络对专用网络（如企业内部专用网）进行远程访问。"虚拟"是指用户无须建立传统专用网络的物理线路。所谓"专用"，是指 VPN 可以实现在不安全的公共网络上，安全地传输数据，好像专用网络一样。

虚拟专用网虽然不是真正的专用网，但用起来和专用网感觉差不多，几乎感觉不到公用网的存在。另外，虚拟专用网只有经过授权的用户才可使用。

目前很多单位都面临着这样的挑战：分公司、经销商、合作伙伴、客户和外地出差人员要求随时经过公用网访问公司的资源。这些资源包括：公司的内部资料、办公 OA、ERP 系统、CRM 系统、项目管理系统等，只要利用虚拟专用网就能很好地解决这些问题。

3.3.3 计算机病毒

1. 计算机病毒的概念

计算机病毒（Computer Virus）是指编制或者在计算机程序中插入的破坏计算机功能或者毁坏数据，影响计算机使用，并能自我复制的一组计算机指令或者程序代码。

计算机病毒是一个程序，一段可执行码，就像生物病毒一样，具有自我繁殖、互相传染以及激活再生等生物病毒特征。计算机病毒有独特的复制能力，它们能够快速蔓延，又常常难以根除。它们能把自身附着在各种类型的文件上，当文件被复制或从一个用户传送到另一个用户时，它们就随同文件一起蔓延开来。

2. 计算机病毒的特征

（1）破坏性

这是计算机病毒的主要特征。计算机病毒发作时的主要表现为占用系统资源、干扰运行、破坏数据或文件，严重的还能破坏整个计算机系统和损坏部分硬件，甚至造成网络瘫痪，产生极其严重的后果。

（2）传染性

传染性是病毒的基本特征。计算机病毒具有很强的自我复制能力，能在计算机运行过程中不断再生，迅速搜索并感染其他程序，进而扩散到整个计算机系统。

（3）潜伏性

大部分的病毒感染系统之后一般不会马上发作，它可长期隐藏在系统中，只有在满足其特定条件时才启动其表现（破坏）模块。潜伏性是指计算机病毒其具有的依附于其他程序而寄生的能力。计算机病毒一般不能单独存在，在发作前常潜伏于其他程序或文件中，进行自我复制、备份。

（4）隐蔽性

病毒一般是具有很高编程技巧、短小精悍的程序，通常附在正常程序中或磁盘较隐蔽的地方，也有个别的以隐含文件形式出现，目的是不让用户发现它的存在。如果不经过代码分析，病毒程序与正常程序是不容易区别开来的。正是由于隐蔽性，计算机病毒得以在用户没有察觉的情况下扩散到成千上百万台计算机中去。

（5）针对性

计算机病毒是针对特定的计算机和特定的操作系统的，一种计算机病毒并不能传染所有的计算机系统或程序，通常病毒的设计具有一定的针对性。

3. 计算机病毒的防范

一般来说，计算机病毒的预防分为两种：管理方法上的预防和技术上的预防，而在一定的程序上，这两种方法是相辅相成的。这两种方法的结合对防止病毒的传染是行之有效的。

（1）用管理手段预防计算机病毒的传染

计算机管理者应认识到计算机病毒对计算机系统的危害性，制定并完善计算机使用的有关管理措施，截断病毒的传染渠道，及早发现并清除它们。这些安全措施包括以下几个方面：

① 系统启动盘要专用，并且要贴上写保护，以防病毒侵入。

② 尽量不使用来历不明的U盘，除非经过彻底检查。不要使用非法复制或解密的软件。

③ 不要轻易让他人使用自己的系统，如果无法做到这点，至少不能让他人自己带程序盘来使用。

④ 对于重要的系统盘、数据盘及硬盘上的重要文件内容要经常备份，以保证系统或数据遭到破坏后能及时得以恢复。

⑤ 利用各种检测软件定期对硬盘做相应的检查，以便及时发现和消除病毒。

⑥ 对于网络上的计算机用户，要遵守网络软件的使用规定，不能在网络上随意使用外来的软件。

（2）用技术手段预防计算机病毒的传染

采用一定的技术措施，如防病毒软件、病毒防火墙等，预防计算机病毒对系统的入侵，或发现病毒欲传染系统时，向用户发出警报。

病毒防火墙这一概念是随着Internet及网络安全技术引入的。它的原理是实施"过滤"术，即保护计算机系统不受任何来自"本地"或"远程"病毒的危害；向计算机系统提供双向保护，也防止"本地"系统内的病毒向网络或其他介质扩散。

3.3.4 信息安全的道德与法规

1. 信息道德伦理建设

科学技术的发展是一把"双刃剑"，它既可以造福人类，又可以给人类带来灾难。计算机网络的发展也是如此。作为信息传播的重要媒介——计算机网络正在成为人类社会的重要组成部分，为人们的学习、生活和工作提供了前所未有的便利和快捷。然而，在网络给人们带来益处的同时，伴随而来的便是各种网络信息安全问题。尤其是近几年，各种网络信息问题日益严重，诸如病毒侵害、黑客恶意攻击、网络诈骗、垃圾信息泛滥、个人隐私泄露、知识产权被侵害、利用网络进行恶意人身攻击等问题不断出现。

信息安全问题已引起全社会的重视。针对这些问题，人们已经或正在采取一系列的技术措施与法律措施。但是对于信息安全而言，虽然技术保障和法律保障是必不可少的，但仅有这样的保障是远远不够的。相对于信息技术的突飞猛进，信息安全的技术手段总是滞后于信息技术的发展。法律虽然是一种有力武器，但相对于信息领域日新月异的变化，相对于不安全因素层出不穷，有关信息安全的法律保护又往往因立法程序问题而显得姗姗来迟。此外信息安全立法只规定对于那些威胁信息安全的严重行为的惩处，而大量情节较轻的不法行为则可能游离于法律边缘或法律之外。

为了更全面地保障信息安全，以弥补技术保障与法律保障之不足，人们有必要诉诸道德，从道德层面来考虑信息安全的进一步保障问题。

现实社会中每一个人的行为都会受到道德的约束，信息社会中亦是如此。我们不能因为网络是一个虚拟空间，就认为可以在网络上胡乱作为。开展网络道德建设刻不容缓。我们可以从以下四个方面着手开展网络道德建设工作。

（1）加强网络道德自律

网络是现实社会的延伸，是现实社会的一个重要组成部分。网络中的道德是传统道德在互联网环境中的一种特殊表现方式。但又有所不同，传统道德主要是依靠舆论来规范个体行为，而网络道德是一种以"慎独"为特征的道德，即在个人独处之际，没有任何外在监督和控制，也能遵从道德规范，恪守道德准则。网络道德强调的是人们的自觉意识、理性选择、良心自省、自我责任。因此，在网络这个虚拟世界中，加强道德自律就显得尤为重要。主要包括以下几点：

① 不阅读，不复制，不传播，不制作暴力、色情等有害信息，不浏览黄色网站。

② 不制作或故意传播病毒，不散布非法言论。

③ 尊重他人权利，不窃取密码，不非法侵入他人计算机；未经他人同意，不偷看或删改他人计算机中的数据、文件或设置。

④ 不使用盗版软件，不剽窃他人作品。

⑤ 注意防止病毒或黑客侵害，善于保护自己。

（2）制定和完善网络道德规范

目前，人们的精神和物质世界均与网络联系融合在一起，网络已成为人们不可或缺的重要组成部分，建立健全一套可操作、开放的网络道德规范，全方位规范和指引网络行为主体的行为，显得非常有必要。俗话说，没有规矩不成方圆。网络中人与人的交往只有遵守一定的网络道德规范和法律法规，网络才能朝着健康、可持续的方向发展。

（3）开展网络道德教育

开展网络道德教育活动可以有效提高网民的认知，有助于自觉遵守网络道德的行为的形成。首先要积极引导网民学习相关课程，帮助网民树立正确的上网道德观念，强化网络道德意识，教育广大网民在网络空间不人云亦云和随波逐流，学会理性表达观点和传播信息，自觉远离不良网站；其次，要充分利用网络传播优势对网络行为主体进行道德灌输，宣传正义、善良、诚实等道德行为，更新网络行为主体的思想观念，逐步建立其网络道德意识，提高其在网络中辨别是非的能力，形成必要的网络道德自律。

（4）加强网络道德监管

一是从技术上保证网络环境健康运行。如以真实身份登录上网、实时监控网络动态等方法，将不健康的内容拒之门外和及时清除出网，对网络道德不文明行为进行提前预防，对发现的不文明或非法网络主体的账户进行注销，对已发生的网络非法行为进行有效打击和处理。二是要加强舆论监督。对网络不文明、不合法的言语行为通过舆论引导进行及时批评指正。三是加大网络立法。在网络时代，法律是调节现实社会关系和网络社会关系的有效工具。没有法律的网络社会，道德建设就无从谈起。网络立法是网络正常运行的重要保障。四是要构建分层管理的监管系统，各接入点要对其下一级的网络用户实行监管，这样逐级监管，层层把关，形成一体化的监管体系，确保整个监管体系的正常运行。

2. 我国信息安全方面的法律法规

价值引领
个人信息保护法

为了加强计算机信息系统的安全保护和 Internet 的安全管理，依法打击计算机违法犯罪活动，近几年我国先后制定了一系列有关信息安全管理方面的法律法规和部门规章制度等。经过多年的探索与实践，已经形成了比较完整的行政法规和法律体系，但是随着计算机技术和计算机网络的不断发展与进步，这些法律法规也必须在实践中不断地加以完善和改进。

我国现行的信息安全法律体系框架为四个层面：

（1）一般性法律规定

这类法律法规是指宪法、国家安全法、国家秘密法、治安管理处罚条例、著作权法、专利法等。这些法律法规并没有专门对网络行为进行规定，但是，它所规范和约束的对象中包括了危害信息网络安全的行为。

（2）规范和惩罚网络犯罪的法律

这类法律包括《中华人民共和国刑法》《全国人民代表大会常务委员会关于维护互联网安全的决定》等，其中刑法也是一般性法律规定。这里将其独立出来，作为规范和惩罚网络犯罪的法律规定。

（3）直接针对计算机信息网络安全的特别规定

这类法律法规主要有《中华人民共和国计算机信息系统安全保护条例》《中华人民共和国计算机信息网络国际联网管理暂行规定》《计算机信息网络国际联网安全保护管理办法》《中华人民共和国计算机软件保护条例》等。

（4）具体规范信息网络安全技术、信息网络安全管理等方面的规定

这一类法律主要有《商用密码管理条例》《计算机信息系统安全专用产品检测和销售许可证管理办法》《计算机病毒防治管理办法》《计算机信息系统保密管理暂行规定》《计算机信息系统国际联网保密管理规定》《电子出版物管理规定》《金融机构计算机信息系统安全保护工作暂行规定》等。

本章小结

今天，计算机网络已渗透到社会的各个领域，成为人们工作、学习、生活的重要工具。然而，计算机网络在给人们带来便利的同时，信息安全问题也随之而来。本章主要介绍了计算机网络的相关知识、Internet 的相关知识及其主要应用、信息安全的概念、常用技术及计算机病毒的相关知识等。

知识拓展 >>>>>> 触网而变，万物互联

互联网被认为是 20 世纪人类最伟大的发明之一。中国互联网从应势而动，全面繁荣发展；到因势而谋，加快向网络强国战略目标迈进；再到顺势而为，牢牢把握信息化发展机遇，走过了波澜壮阔的发展历程。许多不敢想象的，在生活中都变为了现实。聊天，从短信，到 QQ，再到微信；购物，从现金，到刷卡，再到线上支付；互联网企业，从新浪、网易、搜狐，到百度、腾讯、阿里，再到今日头条、小米、拼多多……各个方面无不发生变化。

2021 年是中国共产党成立 100 周年，是"十四五"开局之年，也是建设网络强国和数字中国、推进信息通信行业高质量发展的关键时期。工业和信息化部发布《"十四五"信息通信行业发展规划》，设置了"十四五"时期信息通信行业发展的 20 个主要指标，从构筑全民畅享的数字生活着眼，有利于加快建设网络强国和数字中国、推进信息通信行业高质量发展。

第 4 章

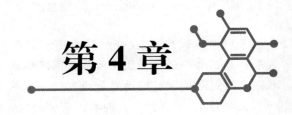

Word 文字处理

Office 2016 是美国微软（Microsoft）公司继 Office 2010、2013 后推出的功能强大的办公自动化软件。优化了对话框窗格界面，增强了网络办公、手机和平板式计算机办公、资源共享等功能。

作为 Office 2016 的核心组件之一，Word 2016 具有丰富的文字处理功能、图文混排、所见即所得、易学易用等特点，是一款深受广大用户喜爱的文字处理软件。

学习目标

◎ 了解打印文档，页面设置及在医学上的应用。
◎ 熟悉表格的制作、表格的格式化操作。
◎ 掌握文档的编辑和排版技巧。

重点、难点

◎ 图形与文字混合排版。
◎ 查找与替换、公式编辑。
◎ 表格边框底纹设置，奇偶页不同的页眉页脚设置。

4.1 Word 2016 概述

知识要点 >>>>>>

1. Word 2016 的主要功能及特点。
2. Word 2016 的启动与退出。
3. Word 2016 的窗口组成。

4.1.1 Word 2016 简介

Word 2016 具有强大的文字、表格、对象编辑处理、邮件合并功能和长文档编辑的自动化功能，在机关、企事业单位的行政、人事、宣传、商业等日常工作以及个人事务中得到了广泛应用，常用于制作信函、报告、论文、宣传文稿等各种文档。

Word 2016 提供了大量易于使用的文档创建工具，可方便而快捷地创建出美观大方，层次分明，重点突出的文稿。其主要功能如下：

1. 所见即所得

用 Word 2016 编排文档，无论是简单的文本格式设置，还是较为复杂的版面设计，都能在屏幕上精确地显示出文档打印输出的效果，真正做到了"所见即所得"。

2. 多媒体混排

Word 2016 支持在文档中插入文字、图形、图像、声音、动画等对象，也可以用其提供的绘图工具进行图形制作，还可以编辑艺术字、插入数学公式，能够满足各种文档处理要求。

3. 强大的制表功能

Word 2016 提供了多种制表工具，能够快速而方便地制作表格，还可以根据需要对表格进行各种格式操作或对表格中的数据进行简单计算和排序。

4. 自动纠错功能

Word 2016 提供了拼写和语法检查功能，如发现语法错误或拼写错误，则会在错误的单词或语句下方标上红色或绿色的波浪线，并提供修正的建议。

5. 丰富的模板功能

Word 2016 提供了丰富的模板，使用户在编辑某一类文档时，能很快建立相应的格式，并且 Word 允许用户自己定义模板，为用户建立特殊需要的文档提供了高效而快捷的方法。

4.1.2　Word 2016的启动与退出

1. 启动 Word 2016

启动 Word 文档就是将该文档加载到计算机中，以便开始编辑处理。在 Windows 系统中启动 Word 有以下常用方法。

（1）常规方法

常规启动 Word 的过程本质上就是在 Windows 下运行一个应用程序。

方法：单击 Windows 任务栏中的"开始"按钮，选择"所有应用"→"Word 2016"命令即可。

（2）快捷方法

方法一：双击桌面上已创建的 Word 2016 快捷方式图标。

方法二：双击磁盘中已有的 Word 文档。

2. 退出 Word 2016

方法一：单击 Word 窗口标题栏右侧的"关闭"按钮。

方法二：选择"文件"→"退出"命令。

方法三：双击 Word 窗口左上角的空区域（位于"快速访问工具栏"的左侧）。

方法四：单击 Word 窗口左上角的空区域或右击标题栏任意位置，在打开的命令菜单中选择"关闭"命令。

方法五：右击任务栏上的 Word 应用程序图标，在打开的快捷菜单中选择"关闭窗口"或"关闭所有窗口"命令。

4.1.3 Word 2016的工作窗口

1. 熟悉 Word 2016 工作窗口

启动 Word 2016 后，将打开如图 4-1 所示的工作窗口。Word 2016 的工作窗口主要由标题栏、快速访问工具栏、功能选项卡、功能区、文档编辑区、智能搜索框、状态栏、视图栏等组成。

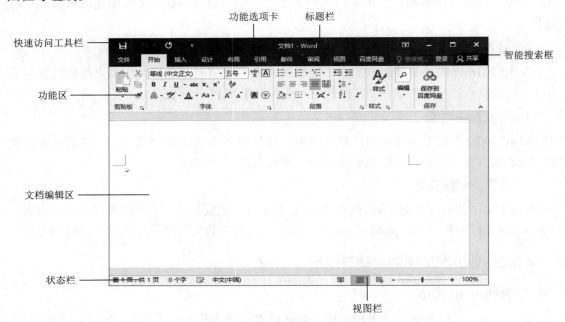

图4-1　Word 2016窗口界面

Word 2016 使用选项卡与功能区来代替先前版本的菜单与工具栏，功能区按应用来分类，把相同的应用分配到一个选项卡中，方便用户的操作。Word 2016 窗口组成的各部分作用如下：

（1）标题栏

标题栏显示当前文档名和应用程序名。标题栏位于 Word 2016 工作窗口的最顶端，包括文档名称、"登录"按钮 登录（用于登录 Office 账户）、"功能区显示选项"按钮 （可对功能选项卡和命令区进行显示和隐藏操作）和右侧的"窗口控制"按钮组（包含"最小化"按钮 、"最大化"按钮 和"关闭"按钮 ）。

（2）快速访问工具栏

快速访问工具栏是一个可以自定义的工具栏，通过它可以快速调用使用频繁的命令。默认情况下，快速访问工具栏只显示"保存"按钮 、"撤消"按钮 和"恢复"按钮 。

(3)"文件"菜单

"文件"菜单中的内容与其他版本 Office 中的"文件"菜单类似,主要用于执行与该组件相关文档的新建、打开、保存、共享等基本操作,菜单最下方的"选项"命令可打开"Word 选项"对话框,在其中可对 Word 组件进行常规、显示、校对、自定义功能区等多项设置。

单击"文件"菜单,左侧是功能选项卡,右侧是预览窗口,如图 4-2 所示。无论是查看、编辑文档信息还是打印文件,都能在同一窗口看到效果,极大地方便了对文档的管理。

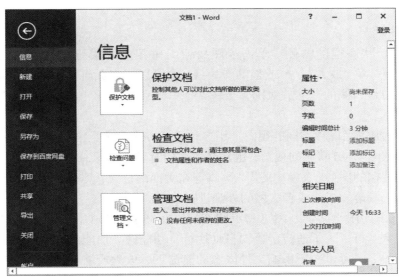

图4-2　"文件"菜单

(4)功能选项卡

Word 工作窗口集成了多个选项卡,每个选项卡代表 Word 执行的一组核心任务,并将任务按功能不同分成若干个组,每个组包含若干个命令。如"开始"选项卡下有"剪贴板"组、"字体"组、"段落"组等。

某些选项卡在执行某些操作后才会自动出现,如当选中图片时,"图片工具-格式"选项卡会自动在功能选项卡区显示。

(5)功能区

功能区与功能选项卡是对应的关系,单击某个功能选项卡即可展开相应的功能区。功能区有许多自动适应窗口大小的工具组,每个组包含了不同的命令、按钮或列表框等,有的组右下角还会显示对话框启动器,单击该按钮,将打开对应的对话框或任务窗格进行更详细的设置。

(6)文档编辑区

编辑区是用于显示或编辑文档内容的工作区域,用户输入和编辑的文本、表格、图形都是在文档编辑区中进行,排版后的结果也在编辑区显示。新建一篇空白文档后,文档编辑区左上角将显示一个闪烁的光标,称为文本插入点,该光标所在的位置便是文本的起始输入位置。

(7)智能搜索框

智能搜索框是 Word 2016 新增的一项功能,通过该搜索框用户可轻松找到相关的操作说明。比如：需在文档中插入目录时，便可以直接在该搜索框中输入"目录"，此时会显示一些关于目录的信息，将鼠标指针定位至"目录"选项上，在打开的子列表中就可以快速选择自己想要插入的目录的形式。

（8）状态栏

状态栏位于窗口的最底端，主要用于显示当前文档的工作状态，包括当前页数、总页数、字数、当前文档检错结果、语言状态等信息。右侧依次是"视图切换"按钮和"显示比例"按钮调节滑块。

（9）视图栏

视图栏位于状态栏的右侧，单击视图按钮组中相应的按钮可切换视图模式；单击"缩小"按钮、"放大"或拖动滑块也可以调整页面显示比例，方便用户查看文档内容；单击最右侧的"缩放级别"按钮100%，还可以打开"显示比例"对话框调整显示比例。

Word 2016 提供了五种不同的视图，用多种显示方式来满足用户不同的需求。

① 页面视图：Word 默认的视图，也是制作文档时最常用的一种视图。在页面视图中，可以直接看到文档的图形、文字、页眉、页脚等在页面的位置，具有"所见即所得"的效果。常用于对文本、段落、版面或者文档的外观进行修改。

② 阅读视图：用于阅读、浏览和审阅文档。在阅读视图中，可以把整篇文档分屏显示，文档中的文本可以为了适应屏幕而自动换行，功能区、功能选项卡等窗口元素被隐藏起来。在该视图下，可以在不影响文件内容的前提下，放大或缩小文字的显示比例，以便阅读。

③ Web 版式视图：以网页的形式来显示文档中内容，是专门用于创作 Web 页的一种视图方式。在该视图下，能够模仿 Web 浏览器来显示文档。可以看到文档的背景，且文档可自动换行以适应窗口的大小，而不是以实际打印的形式显示。Web 视图适用于发送电子邮件和创建网页。

④ 大纲视图：用于显示、修改或创建文档的大纲，它将所有的标题分级显示出来，可以方便地在文档中进行大块文本的移动、复制、重组以及查看整个文档的结构。大纲视图广泛用于长文档的快速浏览和设置。

⑤ 草稿视图：草稿视图简化了布局，能够连续显示正文，页与页之间以虚线划分。在该视图下，文档只显示了字体、字号、字形、段落缩进及行间距等最基本的格式，不显示页面边距、背景、文本框、分栏、页眉页脚和图片等元素效果。适合于快速输入或编辑文字并编排文字的格式。

2. 自定义 Word 工作窗口

Word 2016 工作窗口界面中大部分的功能和选项都是默认显示的，用户可以根据使用习惯和操作需要，定义适合自己的工作界面，其中包括自定义快速访问工具栏、功能区、显示或隐藏文档中的元素等。

（1）自定义快速访问工具栏

为了方便操作，用户可以在快速访问工具栏中添加自己常用的按钮，或删除不需要的按钮，也可以移动快速访问工具栏的位置。自定义快速访问工具栏的操作主要有以下三种。

① 添加常用按钮：单击快速访问工具栏右侧的按钮，在打开的下拉列表中选择常用的选项，如选择"打开"选项，即可将该按钮添加到快速访问工具栏中。

② 删除不需要的按钮：右击快速访问工具栏的按钮，在打开的快捷菜单中选择"从快速访问工具栏删除"命令，可将相应的按钮从快速访问工具栏中删除。

③ 移动快速访问工具栏：单击快速访问工具栏右侧的下拉按钮，在打开的下拉列表中选择"在功能区下方显示"选项，可将快速访问工具栏显示到功能区下方；再次在下拉列表中选择"在功能区上方显示"选项，可将快速访问工具栏还原到默认位置。

（2）自定义功能区

在 Word 2016 工作窗口界面中，选择"文件"→"选项"命令，在打开的"Word 选项"对话框中单击"自定义功能区"选项，在其中可根据需要显示或隐藏相应的功能选项卡、创建新的选项卡、在选项卡中创建组和命令等。

① 显示或隐藏功能选项卡：在"Word 选项"对话框中单击"自定义功能区"选项，在右侧的"自定义功能区"下拉列表中默认选择"主选项卡"，在"主选项卡"列表框中，单击或取消选中相应的主选项卡复选框，即可在功能区中显示或隐藏该主选项卡。

② 创建新的选项卡：在"自定义功能区"中单击"新建选项卡"按钮即可新建一个功能选项卡，选择创建的选项卡，单击"重命名"按钮，在打开的"重命名"对话框的"显示名称"文本框中输入名称，单击"确定"按钮，即可重命名新建的选项卡。

③ 在功能区中创建组：选择新建的选项卡，在"自定义功能区"选项卡中单击"新建组"按钮，在选项卡下创建组。选择创建的组，单击"重命名"按钮，在打开的"重命名"对话框的"符号"列表框中选择图标，在"显示名称"文本框中输入名称，单击"确定"按钮，即可重命名新建的组。

④ 在组中添加命令：选择新建的组，在"自定义功能区"选项卡的"从下列位置选择命令"列表框中选择需要的命令选项，然后单击"添加"按钮，即可将命令添加到组中。

⑤ 删除自定义的功能区：在"自定义功能区"选项右侧的"自定义功能区"列表框中单击相应的主选项卡复选框，单击"删除"按钮，即可将自定义的选项卡或组删除。若要一次性删除所有自定义的功能区，可单击"重置"按钮，在打开的下拉列表中选择"重置所有自定义项"选项，在打开的提示对话框中单击"是"按钮，可删除所有自定义项，恢复默认的功能区效果。

（3）显示或隐藏文档中的元素

Word 的文本编辑区中包含多个文本编辑的辅助元素，如标尺、网格线、导航窗格、滚动条等，编辑文档时，可根据需要隐藏某些元素或将隐藏的元素显示出来。其显示或隐藏的方法主要有以下两种。

方法一：单击"视图"选项卡，在"显示"组中单击选中或取消选中标尺、网格线、导航窗格对应的复选框，即可在文档中显示或隐藏相应的元素。

方法二：在"Word 选项"对话框中单击"高级"选项卡，在"显示"栏中单击选中或取消选中"显示水平滚动条"、"显示垂直滚动条"或"在页面视图中显示垂直标尺"复选框，如图 4-3 所示。

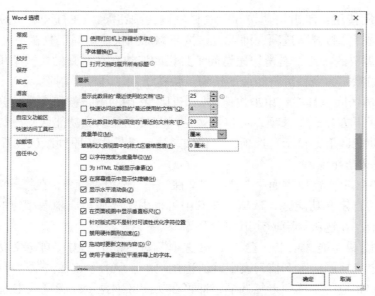

图4-3 在"Word选项"对话框中设置

4.2 文档编辑

知识要点 >>>>>>

1. 文档的新建、打开和关闭。
2. 文档的输入和编辑方法。
3. 文档的查找与替换。

4.2.1 文档的新建、打开与关闭

1. 文档的新建

要输入文字并进行编辑,首先要建立文档,该操作和写信要先准备好信纸是一样的道理,使用 Word 可以创建以下三种类型的文档。

(1)启动 Word 后自动新建文档

启动 Word 2016 后,系统将自动新建一个名为"文档1"的空白文档,这是最常用的新建文档的方法。

(2)新建空白文档

在编辑文档过程中随时可以新建空白文档,空白文档的创建主要有以下四种方法:

方法一:选择"文件"→"新建"→"空白文档"命令。

方法二:按【Ctrl+N】组合键,新建一个空白文档。

方法三:按【Alt+F】组合键打开"文件"菜单,执行"新建"命令(或直接按【N】键)。

方法四:在快速访问工具栏上添加"新建"按钮,并单击该按钮。

（3）使用模板创建文档

所谓模板，就是一种特殊文档。Word 2016 提供了多种模板，如简历、信函、新闻稿、报表等。用户可以根据具体的需求选择不同的模板。使用模板可以快速创建出外观精美、格式专业的文档，同时有效地减轻工作负担。

任务一 小张刚入职，为了按时完成领导交给的工作，他需要创建一个备忘录将工作计划及每日详细工作任务记录下来。要求：请从网站下载并新建一个基于"备忘录"样式的模板文档来完成此任务。

解决方案：

（1）选择"文件"→"新建"命令，在打开的界面右侧选择一个模板，或在搜索框中输入模板关键字"备忘录"搜索联机模板，单击"搜索"按钮开始搜索模板。

（2）系统将显示搜索到的备忘录模板，选择需要的模板样式，单击"创建"按钮。

（3）系统将下载该模板并新建文档，用户可根据提示在相应的位置单击并输入新的文档内容。

2. 文档的打开

若要对计算机中的文档进行编辑、查看或者打印，首先需要打开该文档。文档的类型可以是 Word 文档，也可以是利用 Word 软件的兼容性经过转换打开的非 Word 文档（如 WPS 文件、纯文本文件等）。下面介绍几种常用的打开文档的方法。

方法一：选择"文件"→"打开"命令（或者按【Ctrl+O】组合键），单击"浏览"按钮，打开"打开"对话框，如图 4-4 所示。

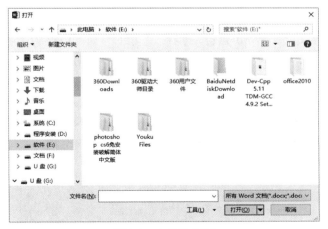

图 4-4 文档的打开

方法二：在快速访问工具栏上添加"打开"按钮，并单击该按钮。

方法三：在资源管理器窗口中双击要打开的 Word 文档。

如果要快速查看或打开最近使用过的文档，则 Word 提供了更快捷的操作方式。选择"文件"→"打开"命令，单击"最近"按钮，在文档列表（位于窗口右侧）中单击 Word 文档名，即可打开用户指定的文档，如图 4-5 所示。

3. 文档的关闭

关闭文档与关闭应用程序（即退出 Word）的方式相同。

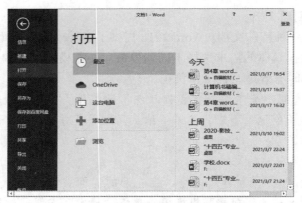

图4-5 "最近"文档列表

4.2.2 文档的保存与保护

1. 保存文档

在 Word 中编辑好文档后,需要及时将文档保存到外存中,以便长期存储。

(1)保存新建文档

文档输入完成后,此文档的内容还驻留在计算机的内存中。为了永久保存所建立的文档,在退出 Word 前应将它作为磁盘文件保存起来。保存文档的常用方法有如下几种:

方法一:选择"文件"→"保存"命令。

方法二:单击快速访问工具栏的"保存"按钮。

方法三:直接按【Ctrl+S】组合键。

若是第一次保存文档,Word 会自动转入"文件"→"另存为"界面,单击"浏览"按钮可以打开如图 4-6 所示的"另存为"对话框,用户在对话框中左侧保存位置的列表框中选定所需保存文档的驱动器和文件夹,在"文件名"一栏中输入新的文件名,其余操作与"打开"对话框的相应操作类似。之后,单击"保存"按钮,即可将当前文档保存到指定的驱动器和文件夹,同时将当前文档窗口标题栏中的文件名变更为新输入的文件名。文档保存后,该文档窗口并没有关闭,可以继续输入或编辑该文档。

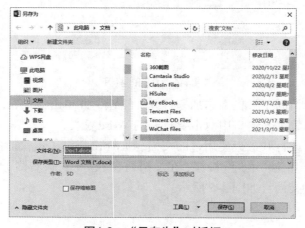

图4-6 "另存为"对话框

对于已保存过的文档编辑修改后，选择"保存"命令进行保存后，不会弹出"另存为"对话框，而是直接把修改后的内容保存到原文档中。

（2）另存文档

若对一个已保存过的文档进行修改，既想保留修改前的文档，又想保留修改后的文档，可选择"文件"→"另存为"命令或按快捷键【F12】，此时会打开如图4-6所示的"另存为"对话框。其后的操作与保存新建文档一样。

（3）保存多个文档

在Word中，有时会同时打开多个Word文档进行编辑处理，在处理过程中如果想要一次性保存这些文档，可以将"全部保存"按钮添加到快速访问工具栏中，实现批量操作。具体步骤如下：

① 选择"文件"→"选项"命令，在打开的"Word选项"对话框中，单击"快速访问工具栏"选项，打开"自定义快速访问工具栏"窗口；

② 在"从下列位置选择命令"文本框中选择"所有命令"项；

③ 在"所有命令"列表框中选中"全部保存"项并单击"添加"按钮；

④ 单击"确定"按钮，关闭对话框。

此时，快速访问工具栏中会出现"全部保存"按钮，用户可以利用这个按钮实现批量保存文档的操作。

用类似的方法也可以将"全部关闭"按钮添加到快速访问工具栏中，实现一次性关闭全部Word文档的操作。

（4）共享文档

Word提供的"共享"选项可将文档按四种方式共享，如图4-7所示。

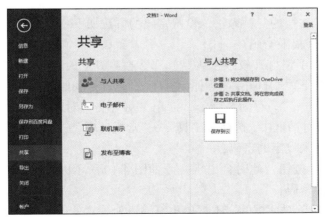

图4-7 "共享"选项

（5）自动保存文档

"自动保存"是指Word会在指定时间内自动保存一次文档。自动保存的时间间隔可由用户来设置，其操作步骤如下：

① 选择"文件"→"选项"命令，打开"Word选项"对话框；

② 选择"保存"→"保存自动恢复信息时间间隔"复选框，如图4-8所示，输入所需的数值，单击"确定"按钮。

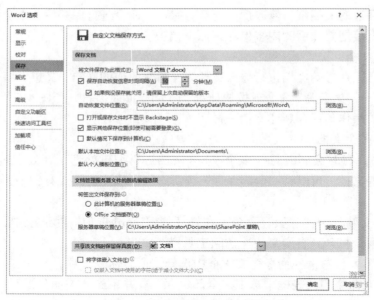

图4-8 自动保存文档

2. 保护文档

如果所编辑的文档是一份机密的文件，为了防止他人随意查看文档内容，可以给 Word 文档设置"打开权限密码"，使别人在没有密码的情况下无法打开此文档。

如果文档允许别人查看，但禁止修改，那么可以给这种文档加一个"修改权限密码"。对设置了"修改权限密码"的文档，别人可以在不知道密码的情况下以"只读"方式查看它，但无法修改它。

设置密码是保护文档的一种方法，设置密码的方法如下：

（1）设置"打开权限密码"

如果对文档设置了"打开权限密码"，那么在打开它时，Word 首先要核对密码，只有在密码正确的情况下才能打开，否则拒绝打开。设置方法如下：

① 选择"文件"→"另存为"命令，打开"另存为"对话框；

② 在"另存为"对话框中，选择"工具"→"常规选项"命令，打开如图 4-9 所示的"常规选项"对话框，输入设定的密码；

③ 单击"确定"按钮，此时会出现一个如图 4-10 所示的"确认密码"对话框，要求用户再次输入设置的密码；

④ 在"确认密码"对话框的文本框中重复输入所设置的密码并单击"确定"按钮。如果密码核对正确，则返回"另存为"对话框，否则出现"确认密码不符"的警示信息，此时单击"确定"按钮，重新设置密码；

⑤ 当返回到"另存为"对话框后，单击"保存"按钮即可存盘。

如果要取消已设置的密码，先用正确的密码打开该文档，再按下列步骤操作：

① 选择"文件"→"另存为"命令，打开"另存为"对话框；

② 在"另存为"对话框中，选择"工具"→"常规选项"命令，打开"常规选项"对话框；

③ 在"打开文件时的密码"文本框中有一排"*"表示的密码，按【Delete】键删除密码，

单击"确定"按钮返回"另存为"对话框；

④ 单击"另存为"对话框中的"保存"按钮。

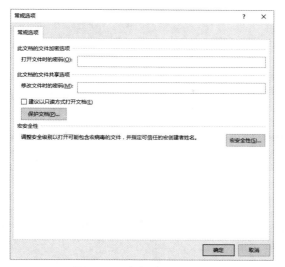

图4-9 "常规选项"对话框

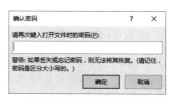

图4-10 "确认密码"对话框

实现以上功能也可以选择"文件"→"信息"→"保护文档"→"用密码进行加密"命令，出现如图 4-11 所示的"加密文档"对话框，其设置密码的过程与前面设置"打开权限密码"中描述的设置密码过程类似。

（2）设置修改权限密码

如果允许别人打开并查看一个文档，但无权修改它，则可以通过设置"修改权限密码"实现。设置修改权限密码的步骤与设置打开权限密码的操作非常相似，不同的只是将密码填入图 4-9 中的"修改文件时的密码"文本框中。打开文档的情形也很类似，此时"密码"对话框多了一个"只读"按钮，供不知道密码的人以只读方式打开它。

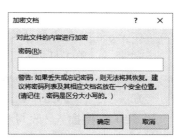

图4-11 "加密文档"对话框

（3）设置文件为"只读"属性

由上可见，将文件属性设置成"只读"也是保护文件不被修改的一种方法。其操作步骤如下：

① 打开"常规选项"对话框；

② 选中"建议以只读方式打开文档"复选框；

③ 单击"确定"按钮，返回到"另存为"对话框；

④ 单击"保存"按钮完成只读属性的设置。

（4）对文档中指定的内容进行编辑限制

在有的情况下，文档作者认为文档中的某些内容（可以是某句话或某个段落）比较重要，不允许被其他人修改，但允许阅读或对其进行修订、审阅等操作，这在 Word 中称为"文档保护"，可以通过文档保护的相应操作来实现。具体步骤如下：

① 选定需要保护的文档内容；

② 单击"审阅"→"保护"→"限制编辑"按钮，打开"限制编辑"窗格；

③在"限制编辑"窗格中,选中"仅允许在文档中进行此类型的编辑"复选框,并在"限制编辑"下拉列表框中,从"修订""批注""填写窗体"和"不允许任何更改(只读)"四个选项中选定一项。

价值引领
中文处理系统

4.2.3 文档的输入

创建好新文档后,接下来的工作就是输入文本了。在文本编辑区域的左上角将会出现一个闪烁的光标,它表明了输入字符将出现的位置,用户可由此开始输入文档内容,如汉字、英文字符、数字、特殊符号等。输入文本时,插入点自动后移。

Word 有自动换行功能,当输入到每行的末尾时不必按【Enter】键,Word 就会自动换行,只有需要另起一个新段落时才按【Enter】键。按【Enter】键标识一个段落的结束、新段落的开始。

1. 输入中英文字符

在 Word 文档中可以输入汉字和英文字符,只要切换到中文输入法状态下,就可以通过键盘输入汉字;在英文状态下可以输入英文字符。

输入英文单词一般有三种书写格式:第一个字母大写其余小写、全部大写和全部小写。在 Word 中用【Shift+F3】组合键,可以实现这三种书写格式的转换。具体操作是:首先选定英文单词或句子,然后反复按【Shift+F3】组合键,选定的英文单词或句子在这三种格式之间转换。

(1)切换输入法

在 Word 中支持多种输入法输入文字,切换方法如下:

方法一:单击任务栏上的输入法指示器,在打开的输入法列表中选择所需的输入法。

方法二:按【Ctrl+Space】组合键在中文和英文输入法之间切换。

方法三:按【Ctrl+Shift】组合键在已安装的输入法之间按顺序切换。

(2)切换插入/改写状态

在 Word 中有插入和改写两种编辑状态,在"改写"状态下,输入的文本将覆盖插入点后面的原有内容,而在"插入"状态下,将直接在插入点处插入所输入的文本,原有文本将向后移动。可以通过以下方法来切换插入/改写状态。

方法一:选择"文件"→"选项"命令,打开"Word 选项"对话框,选择"高级"选项,通过是否选中"使用改写模式"选项,可切换插入/改写状态。

方法二:按键盘上的【Insert】键。

(3)"即点即输"功能

在页面视图和 Web 版式视图下,可使用 Word 提供的"即点即输"功能。该功能可以实现在文档的任意空白区域插入文本、表格、图片和图形等。当鼠标指针移到特定格式区域时,"即点即输"指针形状发生变化,即鼠标指针附近(上、下、左、右)出现将要应用的格式图标,表明双击此处将要应用的格式设置,这些格式包括对齐方式、段落缩进格式、文字和图片结合方式等。

如果在文档中看不到"即点即输"指针,那么需要先启用"即点即输"功能。操作步骤如下:

① 选择"文件"→"选项"命令；

② 在打开的"Word 选项"对话框中，选择"高级"选项，在"编辑选项"区域选中"启用'即点即输'"复选框，单击"确定"按钮；

③ 返回 Word 文档窗口，在页面任意位置单击，即可将插入点光标移动到当前位置。

2．输入符号

在文档输入过程中，可以通过键盘直接输入常用的符号。如果需要输入键盘上没有的特殊字符（如俄、日、希腊文字符，数学符号，图形符号等），可以利用某些汉字输入法的软键盘，也可以通过 Word 中插入符号的功能来实现。具体操作步骤如下：

① 将光标定位在要插入符号的位置，单击"插入"→"符号"→"符号"按钮Ω，在随之出现的列表框中，上方列出了最近插入过的符号，下方是"其他符号"命令，选择"其他符号"命令，打开如图 4-12 所示的"符号"对话框；

② 在"符号"对话框的"符号"选项卡中，在"字体"下拉列表框中选择合适的字体（不同的字体符号存放着不同的字符集），框中将列出该字体包含的符号，单击所要插入的符号；

③ 单击"插入"按钮，或者双击要插入的符号，就可以在插入点处插入该符号。插入完成后，单击"关闭"按钮即可。

当需要一些特殊字符时，在"符号"对话框中单击"特殊符号"选项卡，即可插入相应字符。

3．输入日期和时间

可以插入计算机当前时钟的日期和时间，日期和时间有标准的格式。具体操作如下：

① 将插入点移到要插入日期或时间的位置；

② 选择"插入"→"文本"→"日期和时间"命令，打开如图 4-13 所示的"日期和时间"对话框；

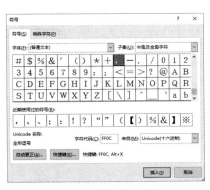

图4-12　"符号"对话框

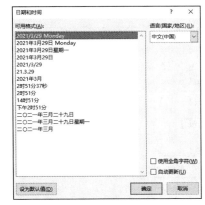

图4-13　"日期和时间"对话框

③ 在"语言"下拉列表中选定"中文（中国）"或"英语（美国）"，在"可用格式"列表中选择需要的格式；如果选中"自动更新"复选框，插入的日期和时间会在下次打开时自动更新，否则保持插入时的日期和时间；

④ 单击"确定"按钮，则会在插入点插入当前系统的日期和时间。

4.2.4 文档的编辑

编辑文档是文字处理中最基本的操作,包括移动插入点、选择、复制、移动、删除等操作。文本的基本操作原则是:先定位后输入,先选中后操作。

1. 移动插入点

文档中闪烁的插入点光标"|"用于指示在文档中输入文字和图形的当前位置,它只能在文档区域被移动。在文档中移动插入点的方法如下。

(1)用鼠标移动插入点

如果要设置插入点的文档区域没有在窗口中显示,可以先用鼠标移动文档页面,在文档页面的目标位置单击,则闪烁的插入点"|"出现在此位置。鼠标移动页面的方法如下:

方法一:往前或往后滚动鼠标滚轮,或单击垂直滚动条上下按钮,向上或向下逐行移动文档页面。

方法二:单击垂直滚动条滑块上方或下方的空白处,向上或向下逐屏移动文档页面。

方法三:鼠标指针移到垂直滚动条滑块上方或滑块下方的空白处,按住鼠标左键,快速连续向上或向下移动文档页面。

方法四:鼠标指针移到垂直滚动条滑块上,按住鼠标左键向上或向下拖动滑块,快速连续向上或向下移动文档页面。

(2)用键盘移动插入点

可以用键盘上的光标移动键移动插入点(光标)。表 4-1 列出了用键盘移动插入点的几个常用键的键名和功能。

表 4-1 插入点移动键及功能

键名	功能
【←】	移动光标到前一个字符
【→】	移动光标到后一个字符
【↑】	移动光标到前一行
【↓】	移动光标到后一行
【PageUp】	移动光标到前一页当前光标处
【PageDown】	移动光标到后一页当前光标处
【Home】	移动光标到行首
【End】	移动光标到行尾
【Ctrl+PageUp】	移动光标到上页的顶端
【Ctrl+PageDown】	移动光标到下页的顶端
【Ctrl+Home】	移动光标到文档首
【Ctrl+End】	移动光标到文档尾
【Alt+Ctrl+PageUp】	移动光标到当前页的开始
【Alt+Ctrl+PageDown】	移动光标到当前页的结尾
【Shift+F5】	移动光标到最近修改过的3个位置

(3)用"定位"命令移动插入点

用"查找"和"定位"命令，也可以把插入点定位到指定的项。可定位的项有：页、节、行、书签、批注、脚注、尾注、域、表格、图形、公式、对象和标题等。

任务二 某文档中插入了多张表格，用定位命令如何快速在表格之间定位。

解决方案：

（1）选择"开始"→"编辑"→"替换"命令，打开"查找和替换"对话框；

（2）单击"定位"选项卡，在"定位目标"列表框中选择定位项为"表格"；

（3）反复单击"前一处"或"后一处"按钮，光标依次定位到当前光标之前或之后的对象。

2. 选定文本

对文本内容进行格式设置和更多操作之前，需要先选定文本，可用鼠标或键盘来实现文本的选定操作。熟练掌握文本选择的方法，将有助于提高工作效率。

（1）用鼠标选定文本

① 拖动鼠标选择文本：这种方法是最常用、最基本、最灵活的方法。用户只需要将鼠标指针停留在所要选定的内容的开始部分，然后按住鼠标左键拖动，直到所要选定部分的结尾处，鼠标拖动过的区域将被选定，并以文本添加灰色底纹的形式显示出来。

② 选择较大文本块：单击要选择内容的起始处，然后按住【Shift】键，配合滚动条将文本翻到要选定区域的末尾，同时在选定区域的末尾单击，则两次单击范围内的文本被选定。

③ 选择一行或多行：将鼠标指针移动到该行左侧的文档选定区，当鼠标指针变成一个指向右上方的箭头时单击，即可选择这一行。如果拖动鼠标，则可选定多行文本。

④ 选择一个段落：将鼠标指针移动到该段落左侧的选定区，当鼠标指针变成一个指向右上方的箭头时，双击鼠标左键即可选定该段落；或者，将鼠标指针放置在该段中的任意位置，然后连击三次鼠标左键，同样可以选定该段落。

⑤ 选择矩形区域中的文本：用户还可以选定矩形区域中的文本（表格单元格中的内容除外）。首先，按住【Alt】键，将鼠标指针移动到要选择文本的开始字符，按下鼠标左键，然后拖动鼠标，直到要选择文本的结尾处，松开鼠标和【Alt】键。此时，矩形区域中的文本就被选中了。

⑥ 选择一个句子：按住【Ctrl】键，将鼠标指针移到所要选句子的任意处单击即可选中该句子。

⑦ 选择整篇文档：按住【Ctrl】键，将鼠标指针移动到文档左侧的选定区单击；或者将鼠标指针移到文档左侧的选定区，连击三下即可选定整篇文档；也可以按【Ctrl+A】组合键来选定整篇文档。

（2）用键盘选定文本

在使用键盘选择文本前，先设置插入点，然后使用表4-2中的组合键来操作。虽然通过键盘选择文本不是很常用，但是有必要知道一些常用的快捷键，以备不时之需。

表 4-2　使用键盘选定文本的组合键

组合键	功能
【Shift+←】	选定光标左侧的一个字符
【Shift+→】	选定光标右侧的一个字符
【Shift+↑】	选定光标到上一行同一位置之间的文本
【Shift+↓】	选定光标到下一行同一位置之间的文本
【Shift+Home】	从插入点选定到它所在行的开头
【Shift+End】	从插入点选定到它所在行的末尾
【Shift+PageUp】	选定上一屏
【Shift+PageDown】	选定下一屏
【Ctrl+Shift+Home】	选定当前光标到文档首的所有文本
【Ctrl+Shift+End】	选定当前光标到文档尾的所有文本
插入点放在单词开头，按【Ctrl+Shift+→】	选定一个单词（从开头到结尾）
插入点放在单词结尾，按【Ctrl+Shift+←】	选定一个单词（从结尾到开头）
指针移动到段落开头，按【Ctrl+Shift+↓】	选定一段（从开头到结尾）
指针移动到段落结尾，按【Ctrl+Shift+↑】	选定一段（从结尾到开头）
【Ctrl+A】	整篇文档

3. 复制文本

复制文本就是将文档中某处的内容经过复制操作，在指定位置获得完全相同的内容。复制后的内容，其原位置上的内容仍然存在，并且在新位置也将产生与原位置完全相同的内容。使用 Word 2016 的复制操作既能提高输入效率又能减少输入的错误率。

文本的复制有两种常用方法：一种是利用剪贴板技术，另一种是利用鼠标拖动来复制文本。

（1）利用剪贴板复制文本

可以使用"开始"选项卡"剪贴板"组中的"复制"按钮和"粘贴"按钮来实现文本的复制，具体操作步骤如下：

① 选定需要复制的文本；

② 单击"开始"→"剪贴板"→"复制"按钮（或按快捷键【Ctrl+C】），将选定的文本复制到剪贴板中；

③ 将光标定位到文本拟要复制到的新位置（此新位置也可以在另一个文档中）；

④ 单击"开始"→"剪贴板"→"粘贴"按钮（或按快捷键【Ctrl+V】），粘贴剪贴板中的文本。

只要剪贴板上的内容没有被破坏，同一文本可复制到若干个不同的位置上。

（2）利用鼠标拖动复制文本

如果复制的文本比较短小，而且复制的目标位置就在同一屏中，那么用鼠标拖动复制显得更为简单快捷。具体操作步骤如下：

① 选定需要复制的文本；

② 将鼠标指针移向所选取的文本，鼠标指针变成指向左上角的空心箭头；

③ 按住【Ctrl】键不松开，并按下鼠标左键，此时箭头左方出现一条竖的虚线，箭柄处有一个虚方框，虚方框上有一个加号"+"，然后仍按住【Ctrl】键并拖动鼠标，直到竖的虚线定位到需要插入所选定文本的位置，松开鼠标和【Ctrl】键即可，此时文本就复制到了这个新位置。

4. 移动文本

在编辑文档的时候，经常需要将某些文本从一个位置移动到另一个位置，以便重新组织文档的结构。常用的移动文本的方法有以下两种：

（1）利用剪贴板移动文本

该方法适用于文本内容需要跨页或在不同文档间移动时。Word 2016提供的剪贴板默认存放24个最近"剪切"或"复制"的内容，用户可以根据需要选择其中之一粘贴到目标位置。

（2）利用鼠标拖动移动文本

该方法适用于短距离移动文本内容。执行粘贴操作时，根据所选的内容Word 2016提供了4种粘贴方式：使用目标主题、保留源格式（默认方式）、合并格式及只保留文本，如图4-14所示，用户可以根据需要自行选择。

Word 2016提供的选择性粘贴功能非常强大，利用该功能可以将文本或表格转换为图片格式，还可以将图片转换为另一种图片格式。在图4-14中的下拉菜单里选择"选择性粘贴"命令，打开"选择性粘贴"对话框，如图4-15所示，选中"粘贴"单选按钮，在形式列表框中选择"图片（增强型图元文件）"选项，单击"确定"按钮即可。

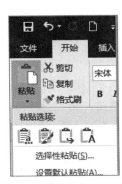

图4-14 "粘贴选项"列表

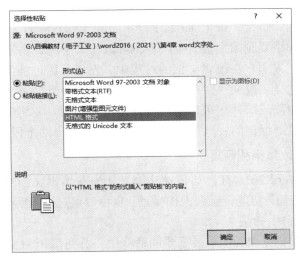

图4-15 "选择性粘贴"对话框

如果设置默认粘贴选项，在"粘贴选项"列表中选择"设置默认粘贴"命令，则弹出"Word选项"对话框，显示"高级"选项，如图4-16所示。在"剪切、复制和粘贴"下设置默认选项。

复制文本和移动文本的区别在于：移动文本，选定的文本在原处消失，而复制文本，选定的文本仍在原处保留一份。它们的操作相似，不同的是：在使用鼠标拖动的方法复制文本时，要同时按下【Ctrl】键；在利用剪贴板进行操作时，应单击"复制"按钮。

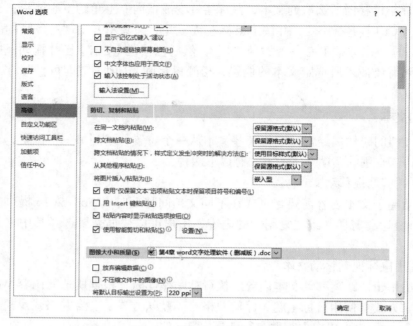

图4-16 "Word选项"对话框的"高级"选项

5. 删除文本

删除文本内容是指将指定的内容从文档中清除。针对不同的删除内容，可以采用不同的删除方法。

如果在输入过程中要删除单个字符，最简便的方法是：按【BackSpace】键可删除光标左侧的字符；按【Delete】键可删除光标右侧的字符。

如果要删除大量文本内容，可以先选中所要删除的文本，然后按【Delete】键即可。

如果用户在编辑文档的过程中，发现某段已输入的文字放在其他位置更合适，这时就需要选择该段文字，单击"开始"→"剪贴板"→"剪切"按钮。

删除段落标记可以实现合并段落的功能。要将两个段落合并，可以将光标定位在第一段的段落标记前，然后按【Delete】键，这样两个段落就合并成一个段落。

6. 撤销和恢复

Word 2016 有自动记录功能，如果在编辑文档时执行了错误操作，可使用 Word 提供的"撤销"功能将错误操作撤销，也可以通过"重复键入"功能使刚才的"撤销"操作失效。

（1）撤销

撤销是 Word 中最重要的命令之一，可取消对文档的最后一次或多次操作，能够恢复因误操作而导致的不必要的麻烦。

方法一：单击快速访问工具栏中的"撤销"按钮。

方法二：按【Ctrl+Z】组合键撤销。

（2）恢复

恢复操作是"撤销"操作的逆操作，用于恢复被撤销的操作。

方法一：单击快速访问工具栏中的"重复键入"按钮。
方法二：按【Ctrl+Y】组合键恢复。

4.2.5 查找和替换

在编辑文档的过程中，如果想用新输入的一段文字代替文档中已有的且出现在多处的特定文字，或是用户发现某个词语输入错误或使用不够妥当。这时，如果在整篇文档中通过拖动滚动条，人工逐行搜索该词语，然后手工逐个地修改，将是一件极其浪费时间和精力的事，而且也不能确保万无一失。

Word 2016 为用户提供了强大的查找和替换功能。可以帮助用户从烦琐的人工修改中解脱出来，从而提高工作效率。

1. 查找

Word 提供的查找功能，可以方便、快捷地查找所需的内容。

任务三 查找文档中的所有"计算机"字样。

解决方案：

方法一：选择"开始"→"编辑"→"查找"按钮，打开"导航"窗格，如图 4-17 所示，在搜索框中输入"计算机"。

方法二：

（1）单击"开始"→"编辑"→"查找"右侧的下拉按钮，在打开的下拉列表中选择"高级查找"命令。

（2）打开"查找和替换"对话框，如图 4-18 所示，在"查找"选项卡的"查找内容"下拉列表框内输入"计算机"。

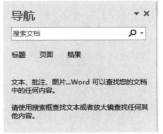

图 4-17　"导航"窗格

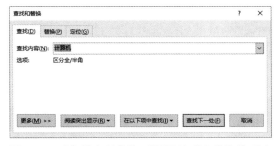

图 4-18　"查找和替换"对话框的"查找"选项卡

（3）单击"查找下一处"按钮进行查找。

2. 替换

替换功能用于快速将文档中多次出现的某些内容替换为其他内容，使用该功能时，将会与查找功能一起使用。

任务四 将文档中的所有"计算机"替换为红色、加粗的"计算机"。

解决方案：

（1）打开文档素材，选择"开始"→"编辑"→"替换"按钮。

（2）打开"查找和替换"对话框，在"替换"选项卡中的"查找内容"文本框中输入用户需要查找的文本"计算机"，在"替换为"文本框中输入要替换的文本"计算机"。

（3）单击"更多"按钮，然后单击"格式"按钮，在打开的菜单中选择"字体"命令，打开"替换字体"对话框。

（4）在"替换字体"对话框中设置"字体颜色"为红色，"字形"为"加粗"，单击"确定"按钮。

（5）"查找和替换"对话框设置如图4-19所示，单击"全部替换"按钮，也可以连续单击"替换"按钮，逐个进行查找并替换。

（6）Word会弹出一个提示性对话框显示替换的次数，说明已完成对文档的替换工作，单击"确定"即可。

3. 特殊格式之间的替换

特殊格式是指文档中的段落符号、制表位、分栏符、省略号等内容，程序对以上内容设置了特殊的符号，下面就以段落标记格式的替换为例，介绍特殊格式之间的替换操作。

任务五 张某为快速完成文档的设计，从网页上复制部分文字内容，但粘贴后发现里面存在大量的多余空行，请帮他将多余空行快速删除。

解决方案：

（1）打开"查找和替换"对话框，在"查找"选项卡中单击"更多"按钮。

（2）单击"搜索选项"区域内"搜索"框右侧下拉按钮，在弹出的下拉列表中选择"全部"选项。

（3）单击"特殊格式"按钮，在打开的菜单中选择"段落标记"选项，重复此步骤一次。

（4）将光标定位在"替换为"文本框中，单击"特殊格式"按钮，在打开的菜单中单击"段落标记"选项，如图4-20所示。

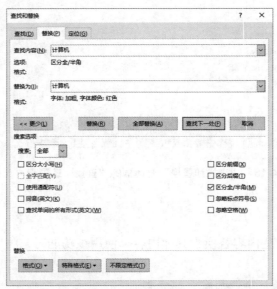

图4-19 "查找和替换"对话框的"替换"选项卡　　图4-20 添加段落标记

（5）单击"全部替换"按钮，如果仍有多余空行，重复以上操作直至满足要求为止。

4.3 文档排版

知识要点 >>>>>>

1. 页面设置与文档打印。
2. 文档的排版操作。
3. 格式刷的用法及特殊格式的设置。

文档经过编辑、修改后，通常还需要进行排版才能使其变得美观易读、丰富多彩，成为一篇图文并茂、赏心悦目的文章。Word "所见即所得" 的特性使用户能直观地看到排版效果。Word 提供了丰富的排版功能，本节主要介绍文档的排版，包括字符、段落、页面等格式的设置。它与文档编辑一样，需要遵守"先选定，后执行"的原则。

4.3.1 设置字符格式

默认情况下，在文档中输入的文本都采用系统默认的字体格式。不同文档需要不同的字体格式，因此在完成文本输入后，可以设置文本的字符格式，包括字体、字形、字号、字符颜色、文本效果等。通过这些设置可以使文本更加突出，文档更加美观。

文档的字符格式一般通过"字体"组、"字体"对话框和浮动工具栏三种方式进行设置。

1. 使用"字体"组设置

选定要更改的文本后，单击"开始"选项卡上的"字体"组中的相应按钮，如图 4-21 所示，即可对文本进行设置。

2. 使用"字体"对话框设置

选定要更改的文本，单击"开始"选项卡上的"字体"组右下角的对话框启动器，打开"字体"对话框，其中有"字体"和"高级"两个选项卡，如图 4-22 所示。也可以选定文本后右击，在弹出的快捷菜单里选择"字体"命令。

在"字体"对话框中可以对字符进行详细设置，"字体"选项卡里包括字体、字号、字形、字体颜色、上下标、下画线等，"高级"选项卡里包括字符间距，文字效果等。

3. 使用浮动工具栏设置

在 Word 中选定要更改的文本后，会自动出现一个半透明的工具栏，即浮动工具栏。将指针移到浮动工具栏上，快速设置字体、字号、字形、对齐方式、文本颜色和缩进级别等格式。

无论采用上述三种方式中的哪一种，一般都有两种情形：一种是在未输入字符前设置，其后输入的字符将按设置的格式一直显示下去；另一种是先选定文本块，然后再设置，它只对该文本块起作用。

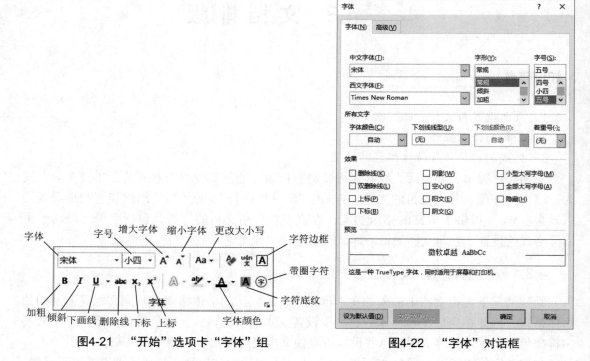

图4-21 "开始"选项卡"字体"组　　图4-22 "字体"对话框

4.3.2 设置段落格式

段落是文本、图片及其他对象的集合，它是以段落标记符号 ↵ 作为结束的一段文本，段落标记符是不可以打印的字符。它不仅用来标记一个段落的结束，还保留着有关该段落的所有格式设置，如段落样式、对齐方式、行距等。

在设置段落格式前，需把插入点置于要设置的段落中任意位置或选定多个段落，再进行设置操作。段落的格式设置包括段落的对齐方式、缩进、间距等。通常可通过使用标尺、"段落"组中的命令和"段落"对话框三种方式设置段落格式。

1. 段落的格式

（1）段落对齐方式

水平对齐方式确定段落边缘的外观和方向，Word 2016 提供了五种段落对齐方式：文本左对齐、居中、文本右对齐、两端对齐和分散对齐。

（2）段落缩进

段落缩进是指段落相对左右页边距向页内缩进一段距离。增加或减少缩进量时，改变的是文本和页边距之间的距离。默认状态下，段落左、右缩进量都是零。Word 2016 提供了四种段落缩进方式。

① 首行缩进：段落第一行的第一个字符向右缩进一段距离，其余行保持不变。中文段落普遍采用首行缩进两个字符。

② 悬挂缩进：段落的首行起始位置不变，其余各行一律缩进一定距离。这种缩进方式常用于词汇表、项目列表等文档。

③ 左缩进：整个段落都向右缩进一定距离。

④ 右缩进：整个段落都向左缩进一定距离。

（3）段落间距

段落间距指当前段落与相邻两个段落之间的距离，即段前距离和段后距离。文章排版时，经常希望段与段之间留有一定的空白距离，设置适当的段落间距可以使文档结构更清晰、便于阅读。

（4）设置行距

行距决定了段落中各行之间的垂直距离。Word 提供了多种可供选择的行距，如"单倍行距"、"1.5 倍行距"、"最小值"和"固定值"等，默认情况下，各行之间是单倍行距。

2. 设置格式

（1）使用标尺设置段落缩进

在水平标尺上有四个缩进标记，拖动水平标尺上的缩进标记可以快速、直观地设置段落的缩进。

（2）使用"段落"组中的命令设置

使用"开始"选项卡的"段落"组可以快速设置段落的对齐方式、缩进量、行距等格式。

（3）使用"段落"对话框设置

如果要更详细地设置段落格式，可使用"段落"对话框进行设置，如图 4-23 所示。"段落"对话框能够完成所有段落格式的排版工作，如对齐方式、缩进方式、行间距、段间距等格式设置。

3. 复制段落格式

格式刷是一种可以快速将指定段落或文本的格式复制到其他段落或文本上的工具。格式刷可以提高排版效率。具体步骤如下：

① 选定已设置格式的文本；

② 单击"开始"→"剪贴板"→"格式刷"按钮，此时鼠标指针变为刷子状；

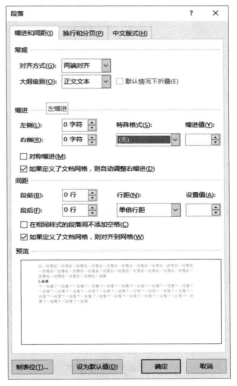

图4-23 "段落"对话框

③ 将鼠标指针移到要复制格式的文本开始处；

④ 拖动鼠标直到要复制格式的文本结束处，松开鼠标就完成格式的复制。

上述方法的格式刷只能使用一次。如果需要复制格式到多个目标文本上，首先定位光标于已设置好格式的文本处，再双击"格式刷"按钮，指针变成刷子状，鼠标拖动操作即可把该格式复制到多个文本上。要停止复制时，再次单击"格式刷"按钮或按【Esc】键。如需取消格式，可以单击"开始"→"字体"→"清除所有格式"按钮进行格式的清除。

4.3.3 边框和底纹

为了突出和强调文档中的某些文字或段落，可以给它们加上边框和底纹，在 Word 中，可以把边框和底纹加到文本、段落、页面中,也可以对图形或图片对象应用颜色或纹理填充。

简单地添加边框和底纹,如果是对文字操作,可以分别在"开始"选项卡中,单击"字体"组中的"字符底纹"按钮 A 和"字符边框" 按钮 A;如果是对段落操作,则可以分别在"开始"选项卡中,单击"段落"组中的"底纹"按钮 和"边框" 按钮 。较复杂的则通过"边框和底纹"对话框来完成。选定段落,单击"开始"→"段落"→"边框"按钮右侧下拉按钮,选择"边框和底纹"命令,打开"边框和底纹"对话框,如图 4-24 所示,其中有"边框""页面边框""底纹"三个选项卡。

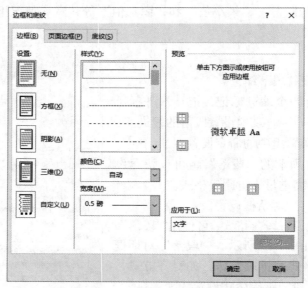

图4-24 "边框和底纹"对话框

1."边框"选项卡

"边框"选项卡用于对选定的段落或文字加边框,可以选择边框的类别、样式、颜色和线条宽度等。如果需要对某些边设置边框线,如只对段落的上、下边框设置边框线,可以单击"预览"栏中的左、右边框按钮将左、右边框线去掉。

2."页面边框"选项卡

"页面边框"选项卡用于对页面或整个文档加边框。它的设置与"边框"选项卡类似,但增加了"艺术型"下拉列表框。

3."底纹"选项卡

"底纹"选项卡用于对选定的段落或文字加底纹。其中,"填充"下拉列表框用于设置底纹的背景色;"样式"下拉列表框用于设置底纹的图案样式(如深色横线);"颜色"下拉列表框用于设置底纹图案中点或线的颜色。

4.3.4 项目符号和编号

在 Word 文档中,用户可为属于并列关系的段落添加项目符号,也可以添加项目编号,还可组成多级列表。适当的采用项目符号和编号可以使文档内容层次分明,重点突出。

手动输入项目符号和编号不仅效率不高，而且在增、删内容时还需修改编号顺序，容易出错。用户可以在输入文档时自动创建项目符号和编号，也可以先输入文档内容，再为其添加项目符号和编号。

1. 项目符号

项目符号是指放在文本前起强调效果的点或其他符号，它主要用于一些并列的、没有先后顺序的段落文本。在 Word 2016 中，用户可以快速为现有文本添加项目符号，操作步骤如下：

① 选中要添加项目符号的文本或段落；

② 单击"开始"→"段落"→"项目符号"右侧下拉按钮，在下拉列表中选择所需的项目符号，如图 4-25 所示；

③ 如果已有的项目符号不能满足需求时，用户可以选择图 4-25 中的"定义新项目符号"命令，通过对话框中的"符号"、"图片"和"字体"按钮，创建新的项目符号。

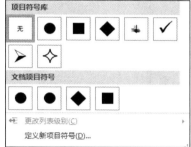

图4-25　项目符号库

2. 项目编号

项目编号常用于具有一定顺序关系的内容。Word 具有自动编号功能，当增加或删除段落时，系统会自动调整相关的编号顺序。

项目编号的添加方法与上述项目符号的添加方法类似。若需设置新的编号，选择如图 4-26 所示的编号库列表下方的"定义新编号格式"命令，在其对话框中，可以设置编号的字体、样式、起始值、对齐方式和位置等。

3. 取消项目符号和编号

要取消项目符号或编号，只需要再次单击相应的按钮，在项目符号库或编号库里单击"无"按钮即可。

4.3.5　页面设置

页面设置影响文档的整体外观和输出效果。页面设置包括页边距、纸张方向、纸张大小、文字方向、页面背景、每页容纳的行数和每行容纳的字数等。合理地设置页面将使整个文档的布局更加合理、清晰、美观。

设置页边距、纸张大小和纸张方向、文字方向的方法有以下两种：

方法一：通过"布局"→"页面设置"组的对话框启动器按钮，打开"页面设置"对话框，如图 4-27 所示。在"页边距"和"纸张"两个选项卡中进行相应的设置。

方法二：通过"布局"→"页面设置"组中的"文字方向"、"页边距"、"纸张方向"和"纸张大小"按钮来进行相应的设置。

1. "页面设置"组

（1）设置页边距

Word 提供了页边距设置选项，用户可以使用默认的页边距，也可以自己指定页边距，以满足不同文档的版面需求。

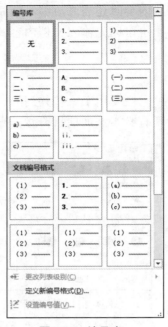

图4-26 编号库

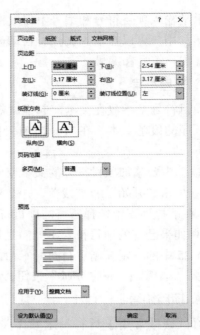

图4-27 "页面设置"对话框

页边距用于设置文档内容与纸张四边的距离，从而确定文档版心的大小。页边距包括"上边距"、"下边距"、"左边距"和"右边距"。在页边距选项区域，用户可以微调"上"、"下"、"左"、"右"四个边距大小和"装订线"的大小位置。

（2）设置纸张方向

纸张方向是指纸张的输出方向，它决定了页面所采用的布局方式。Word 提供了纵向（垂直）和横向（水平）两种布局供用户选择。文档默认纸张输出方向为纵向。更改纸张方向时，与其相关的内容选项也会随之更改。

（3）设置纸张大小

打印前一般要选择纸张的大小，Word 文档默认的纸张大小是 A4。而书籍、宣传单等纸张的尺寸有大有小，因此，在实际工作中，如果当前使用的纸张为特殊规格，可根据需要按照上述两种方法之一进行设置。

纸张大小一般按照实际打印纸张大小设置，在选择纸张大小时，直接选择相应的纸张编号，无须重新设置纸张的高度和宽度，以防止打印出的文字出现偏差。

（4）文字方向

在 Word 2016 文档中，如果要设置文档的文本方向为垂直，可以使用"文字方向"功能来实现。

（5）设置每行字数和每页行数

单击"布局"→"页面设置"组的对话框启动器按钮，打开"页面设置"对话框，在"页面设置"对话框的"文档网格"选项卡中，用户可以设置每页容纳的行数和每行容纳的字数，以及行列网格线是否要打印等。

（6）分节与分页

分节符可以把文档划分为若干个"节"，各节可作为一个整体，单独设置页边距、页眉、页脚、纸张大小等格式。通过设置不同的节，可以在同一文档中设置不同的版面格式，编排出复杂的版面。如果需要在文档中手动建立节，则需在文档中插入分节符，方法是：单击"布局"→"页面设置"→"分隔符"按钮，在下拉列表中选择所需的分节符，如图4-28所示。

在默认状态下，Word在当前页满时自动插入分页符，开始新的一页，但有时也需要强制分页，人工插入分页符的操作是：将光标定位至需要分页的位置；选择"布局"→"页面设置"→"分隔符"→"分页符"选项，即可在当前插入点位置开始新的一页。

（7）分栏

分栏就是将文档全部页面或选中的内容设置为多栏。Word默认文档采用单列一栏排版。分栏经常用于排版报纸、杂志和词典，它有助于版面的美观、便于阅读，同时对回行较多的版面起到节约纸张的作用，操作步骤如下：

① 对全部文档分栏，插入点可位于文档的任何位置；如果要对部分段落分栏，则先选定相应段落或文本；

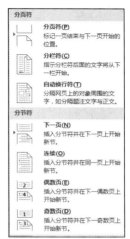

图4-28 插入分隔符

② 单击"布局"→"页面设置"→"分栏"按钮，从下拉列表中选择所需的分栏类型，如一栏、两栏等；

③ 如果预设的几种分栏格式不符合要求，可以选择"更多分栏"命令，打开"分栏"对话框，如图4-29所示；

④ 单击"确定"按钮。

2. 页面背景

页面背景可以设置水印、页面颜色和页面边框。

（1）水印

水印是页面背景的形式之一。单击"设计"→"页面背景"→"水印"按钮，可以给文档添加文字或图片水印。

任务六 小王老师辛苦编制出复习参考资料，为了保护自己的劳动成果不被盗取，请帮他为该文档加上"内部资料、严禁复制"的水印，用以提醒读者正确使用文档。

解决方案：

（1）单击"设计"→"页面背景"→"水印"按钮，在打开的"水印"列表中，选择所需的水印样式，由于该列表框中的水印样式不能满足要求，所以可单击"水印"列表框中的"自定义水印"命令，打开如图4-30所示的"水印"对话框。

（2）在"水印"对话框中，有"图片水印"和"文字水印"两种水印形式，选定其中的文字水印。

（3）在"语言"文本框中选定水印文本的语种，在"文字"文本框中输入水印文本"内部资料、严禁复制"，再分别选定字体、字号、颜色和版式。

（4）单击"确定"按钮完成设置。

如果要取消水印，可在"水印"列表框中单击"删除水印"命令；或在"水印"对话框中选中"无水印"单选框，单击"确定"按钮。

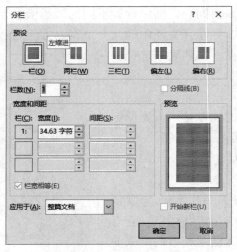

图4-29 "分栏"对话框

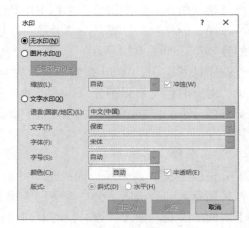

图4-30 设置水印

（2）页面颜色

页面颜色是指设置文档的颜色或图案填充效果使页面更加美观。在 Word 2016 中，页面颜色可以是纯色背景、渐变色背景和图片背景。设置页面颜色的方法如下：

① 单击"设计"→"页面背景"→"页面颜色"按钮，在打开的下拉列表中选择一种页面背景颜色，如图 4-31 所示；

② 如果所列颜色不满意，可以在下拉列表中选择"其他颜色"命令，在打开的"颜色"对话框中选择更多的颜色，也可以自定义颜色；

③ 如果需要设置渐变色或图片背景，则在下拉列表里选择"填充效果"命令，打开"填充效果"对话框，单击"渐变""纹理""图案""图片"选项卡，便可以设置渐变色背景或图片背景。

（3）页面边框

页面边框是为整个文档的每页添加一个边框。设置方法如下：

① 单击"设计"→"页面背景"→"页面边框"按钮，打开"边框和底纹"对话框，如图 4-32 所示；

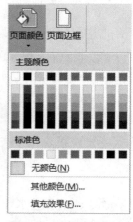

图4-31 设置页面颜色

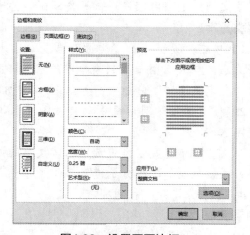

图4-32 设置页面边框

② 在"样式""颜色"和"宽度"列表框中进行相应的边框设置;
③ 也可以在"艺术型"列表框中选择一种边框样式。

3. 页眉和页脚

页眉和页脚是位于文档页面的顶部和底部的说明性信息。在页眉和页脚中,可以插入文字、图形、图片等,比如可以添加页码、日期时间、文档标题、单位徽标、作者姓名或文件名。

(1) 插入或更改页眉和页脚

用户可以在文档中插入预设的页眉和页脚并轻松地更改页眉和页脚的设计,还可以创建带有单位徽标或自定义外观的页眉和页脚,并将新的页眉和页脚保存到样式库中。

① 在整个文档中插入相同的页眉和页脚。

Word 中内置了 20 余种页眉和页脚的样式,可以直接应用于文档中。这是通过单击"插入"→"页眉和页脚"组中的相应按钮来完成的。选择所需的样式并输入内容后,可以双击正文返回文档。

如有需要,选中页眉和页脚中的文本,使用浮动工具栏上的格式选项设置文本格式。

② 在页眉和页脚中插入文本或图形并将其保存到样式库。

单击"插入"→"页眉和页脚"→"页眉"或"页脚"按钮,从下拉列表中选择"编辑页眉"或"编辑页脚"命令,则可插入文本或图形。

要将创建的页眉或页脚保存到样式库中,选择页眉或页脚中的文本或图形,在"页眉和页脚"选项卡"页眉"或"页脚"下拉列表中分别选择"将选择的内容保存到页眉库"或"将选择的内容保存到页脚库"命令。

③ 更改页眉或页脚。

双击已有的页眉和页脚,激活页眉和页脚即可更改或编辑。

④ 添加页码。

页码与页眉和页脚关联,可以将页码添加到文档的顶部、底部或页边距。保存在页眉和页脚中的信息显示为灰色,且不能与文档正文信息同时进行更改。

可以从样式库提供的各种页码编号设计中选择。单击"插入"→"页眉和页脚"→"页码"按钮,在打开的下拉列表中,根据希望页码在文档中显示的位置来进行选择。

(2) 创建首页不同的页眉和页脚

如果希望将文档首页的页眉和页脚设置的与众不同或删除,可以按如下步骤操作:

① 在文档中,双击已经插入的页眉和页脚,自动出现"页眉和页脚工具 – 设计"选项卡,如图 4-33 所示;

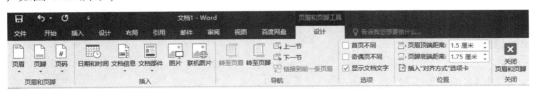

图 4-33 "眉和页脚工具–设计"选项卡

② 在"选项"组中选中"首页不同"复选框,此时文档首页中原先定义的页眉和页脚就被删除,用户可以另行设置。

（3）为奇偶页创建不同的页眉和页脚

有时用户需要在文档的奇偶页上显示不同的页眉和页脚。例如，在制作书籍时，在奇数页上显示书籍名称，在偶数页上显示章节标题。要对奇偶页使用不同的页眉和页脚，可以参照创建首页不同页眉和页脚的操作步骤，在图4-33中选中"奇偶页不同"复选框即可。

4.3.6 文档打印

当文档编辑、排版完成后，为计算机连接并添加打印机就可以将其打印输出。在打印之前，可通过打印预览在屏幕上预览打印后的效果，如果发现有错误，可以及时进行调整修改，从而避免了纸张和打印时间的浪费。

选择"文件"→"打印"命令，如图4-34所示。在右侧的窗格中能够预览打印效果，也可以在窗口左侧设置打印选项，如打印份数、打印的页数、打印方向等。完成预览后，若确认无误，可单击窗口中的"打印"按钮进行打印。若还需对文档进行修改，按【Esc】键退出预览状态。

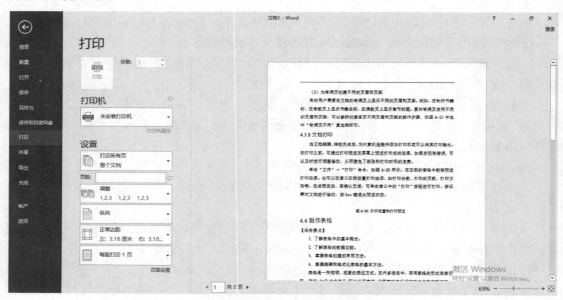

图4-34 打印设置和打印预览

4.4 制作表格

知识要点 >>>>>>

1. 表格中的基本概念。
2. 表格的数据功能。
3. 表格创建的常用方法。
4. 编辑和格式化表格的基本方法。

表格是一种简明、扼要的表达方式。在许多报告中，常用表格的形式来表示某一事物，如考试成绩单、职工工资表等。使用表格来组织文档中的数字和文字，可以使数据更清晰直观。

一般情况下，Word 的表格是由行和列组成的二维表格，行和列交叉的方框称为单元格。用户可以在单元格中输入文字、数据、图形或插入另一个表格。Word 提供了丰富的表格功能，不仅可以快速创建表格，而且可以对表格进行编辑、修改，进行表格与文本间的相互转换和表格格式的自动套用等。这些功能大大方便了用户，使得表格的制作和排版变得比较简单。

4.4.1 创建表格

在 Word 中，可用多种方式创建表格。在创建表格之前，首先要把插入点定位于要插入表格的位置。然后单击"插入"→"表格"按钮，在打开的如图 4-35 所示的下拉列表中选择所需的选项，即可用其对应的方式创建表格。

1. 使用表格网格创建

在表格网格中从左上角到右下角拖动鼠标，选择所需的表格行、列后松开鼠标，表格自动插入到当前的光标处，表格制作完成。

2. 使用"插入表格"命令

选择"插入表格"命令，打开"插入表格"对话框，如图 4-36 所示，在对话框中输入所需的行数和列数，在"'自动调整'操作"选项组中调整表格各列的宽度，单击"确定"按钮创建表格。

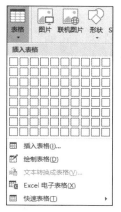

图4-35　"表格"下拉列表

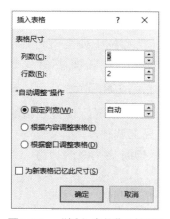

图4-36　"插入表格"对话框

3. 使用"绘制表格"命令

使用"绘制表格"命令，可以绘制结构复杂的不规则表格。单击"绘制表格"按钮后，光标将变成铅笔的形状，拖动鼠标即可使用笔状光标绘制表格。

4. 使用"快速表格"命令

选择"快速表格"命令，将打开 Word 内置表格模板列表，通过单击相应命令可快速在文档中插入特定类型的表格，如矩阵、日历等。

4.4.2 编辑表格

用 Word 提供的插入表格功能所创建的表格都是简单表格，有时与我们的要求相距甚远，这时就可以使用表格编辑工具对其进行编辑加工，最终得到所需的表格。

表格的编辑操作同样遵循"先选定，后执行"的原则。

1. 表格的选定

在对表格或单元格进行编辑格式化之前，必须先选定表格。将光标移到表格内，系统自动增加一个功能选项"表格工具"，包含两个选项卡"设计/布局"。

（1）使用"布局"选项卡

将插入点置于要选定的单元格中，单击"表格工具 – 布局"→"表"→"选择"按钮，在打开的下拉菜单中选择所需的选项，即可选定表格的单元格、行、列或整个表格。

（2）使用鼠标指针进行选择

选定表格或单元格也可以通过拖动鼠标的方法或单击的方法实现，常用的选定表格或单元格的操作技巧见表 4-3。

表 4-3　选定表格或单元格的技巧

选取范围	操作方法
选定表格	将光标移到表格内，单击表格左上角的十字标志
选定行	将光标移到该行的左侧，指针变为右向箭头后单击
选定列	将光标移到该列的上方，指针变为黑色向下箭头后单击
选定单元格	将光标移到该单元格内部的左侧，指针变为黑色向右箭头后单击

2. 缩放表格

当鼠标指针位于表格中时，在表格的右下角会出现符号□，称为"句柄"。将鼠标指针移动到句柄上，当鼠标指针变成箭头时，拖动鼠标可以缩放表格。

3. 调整行高和列宽

根据不同的情况，设置表格的列宽和行高的方法有以下三种：

（1）局部调整

将光标指向要调整的表格线处，当光标形状变为双向箭头时，拖动鼠标可调整列宽和行高。

（2）精确调整

选择表格，在"表格工具 – 布局"→"单元格大小"组，设置"宽度"和"高度"的值；或单击"表"组中的"属性"按钮，打开"表格属性"对话框进行相应设置。

（3）自动调整

选定表格，单击"表格工具 – 布局"→"单元格大小"→"自动调整"按钮，从打开的下拉列表中选择相应的调整方式。

4. 单元格、行、列、表格的删除

在已有的表格中，有时需要删除某些单元格、行或列，甚至是整个表格。具体操作如下：

① 选定要删除的单元格、行、列或表格；

② 单击"表格工具 – 布局" – "行和列"→"删除"按钮，在打开的下拉列表中选择所需的选项。

5. 单元格、行、列的插入

在表格中，要插入单元格、行或列，首先要将光标定位到要插入单元格、行或列的位置。若要插入多个单元格、行或列，可选择多个单元格、行或列，再进行插入操作，具体操作如下：

方法一：单击"表格工具 – 布局"→"行和列"组中的"在上方插入""在左侧插入"等按钮即可实现插入行或列。

方法二：单击"表格工具 – 布局"→"行和列"组右侧的对话框启动器按钮，打开"插入单元格"对话框，在其中选择所需的选项，即可插入单元格、行或列。

6. 合并、拆分单元格

（1）合并单元格

合并单元格是将多个单元格合并为一个单元格，具体操作如下：

① 选定要合并的多个单元格；

② 单击"表格工具–布局"→"合并"→"合并单元格"按钮，即可实现单元格的合并。

（2）拆分单元格

拆分单元格是指将一个单元格分成多个单元格，具体操作如下：

① 将光标定位在要拆分的单元格内；

② 单击"表格工具–布局"→"合并"→"拆分单元格"按钮，即可实现单元格的拆分。

7. 拆分表格

拆分表格是指将一个表格分为两个表格或多个的情况，并可以在表格之间插入文本。首先将光标定位在要拆分的行分界处，也就是要成为拆分后第二个表格第一行处；然后单击"表格工具 – 布局"→"合并"→"拆分表格"按钮，或者按【Ctrl+Shift+Enter】组合键。这时，插入点所在行以下的部分就从原表格中分离出来，即可得到两个独立的表格。反之，如果要将两个表格合并为一个表格，删除这个空行即可。

8. 在单元格中绘制斜线

根据国外大多数地区的使用习惯和国内制表的趋势，在 Word 2016 中取消了以前版本中绘制斜线表头的功能。如有需要，用户可通过绘制表格的方式绘制斜线。在单元格中绘制斜线有两种方法。

方法一：单击"绘制表格"按钮，指针会变成铅笔状。按单元格对角方向拖动鼠标画出对角斜线。

方法二：单击要绘制斜线的单元格。单击"表格工具 – 设计"→"边框"→"边框"按钮，在列表中单击"斜下框线"按钮或"斜上框线"按钮。或者，单击浮动工具栏中的"边框"下拉按钮，也可以从列表中单击"斜下框线"按钮或"斜上框线"按钮进行绘制。

9. 标题行重复

如果表格很长，分排在好几页上，则可以指定表格中作为标题的行，被指定的行会自动显示在每一页的开始部分，以方便阅读。

指定标题行重复的方法是：选定作为标题的行(必须包括表格的第一行)，单击"表格工具－布局"→"数据"→"重复标题行"按钮。

10. 文本与表格的转换

Word 具有自动将文本与表格相互转换的功能。

（1）文本转换成表格

在 Word 中，要将文本转换成表格，在文本要划分列的位置必须要插入特定的分隔符，如逗号、空格、制表符等，转换的具体操作步骤如下：

① 选定要转换的文本，选择"插入"→"表格"→"文本转换成表格"命令，打开如图4-37所示的"将文字转换成表格"对话框；

② 在对话框中设置表格的尺寸、文字分隔符位置等选项，单击"确定"按钮即可完成文本转换成表格。

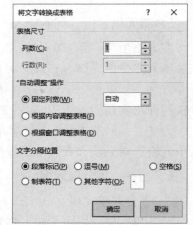
图4-37　"将文字转换成表格"对话框

（2）表格转换成文本

在 Word 中，用户可将表格转换为由段落标记、逗号、制表符或其他字符分隔的文字，具体操作步骤如下：

① 将光标定位于要转换成文本的表格，单击"表格工具－布局"→"数据"→"转换为文本"按钮，打开"表格转换成文本"对话框；

② 在对话框中选择所需的"文字分隔符"单选按钮，单击"确定"按钮完成操作。

4.4.3　格式化表格

对表格进行格式化操作，可使表格更美观，更能突出所要强调的内容。

1. 设置表格中的文本格式

表格中文本的格式化与正文中的文本格式化操作方法基本相同。除此以外，还可以改变表格中的文字方向。首先需要选择要更改文字方向的单元格，再通过以下方法进行操作：

方法一：单击"表格工具－布局"→"对齐方式"→"文字方向"按钮，可将文本方向在水平和垂直方向上切换。

方法二：单击"布局"→"页面设置"→"文字方向"下拉按钮，在打开的下拉列表中选择所需的文字方向。

2. 设置表格的边框和底纹

为了使表格的设计更具专业效果，Word 提供了设置表格边框和底纹的功能。使用边框和底纹可以使每个单元格或每行、每列呈现出不同的风格，使表格有轮廓感，更加清晰明了。

Word 默认的表格边框是 0.5 磅的单实线，底纹为无颜色。表格边框和底纹的设置方法与段落的边框和底纹设置类似，只需在"应用于"下拉列表框中选择"表格"即可。

3. 设置表格的自动套用格式

无论是新建的空表，还是已经输入数据的表格，都可以使用 Word 提供的表格的自动套用格式功能。Word 2016 为用户提供了 90 余种表格样式，表格自动套用格式是 Word 预先设置好的表格格式的组合方案，它包括阴影、表格边框、底纹、字体、颜色和其他有趣的格式元素。

通过单击"表格工具 – 设计"→"表格样式"组中样式库右侧的下拉按钮，在打开的表格样式下拉列表中选择所需的样式，即可把这些样式套用在表格中。

4.5 图形及其他对象

知识要点 >>>>>>

1. 图形及其他对象。
2. 插入图形等对象的方法。
3. 编辑图形等对象的基本技巧。

Word 除了擅长文本编辑和排版外，还擅长编辑带有各种各样媒体对象的文档，即图文混排。用户可以根据需要在文档中插入各种图片、图形、艺术字等，从而增强文档的可读性、表现力和感染力。

4.5.1 插入图片

通常情况下，文档中所插入的图片主要包括联机图片和图片文件。

1. 插入联机图片

Word 自带的剪辑库中提供了大量的联机图片，可从中选择所需的图片，操作步骤如下：
① 将光标定位于要插入联机图片的位置；
② 单击"插入"→"插图"→"联机图片"按钮，打开"插入图片"任务窗格；
③ 在"搜索文字"文本框中输入所需查找的关键字，单击"搜索"按钮，即在任务窗格下方显示搜索结果；
④ 单击要插入的联机图片，即可将其插入文档中。

2. 插入图片

Word 能够将存储在计算机中的图片文件插入文档中。操作步骤如下：
① 将光标定位于要插入图片的位置；
② 单击"插入"→"插图"→"图片"按钮，打开"插入图片"对话框；
③ 在对话框中选择所需图片存放的文件夹，在对话框下方的浏览区域中选择所需的图片；
④ 单击"插入"按钮，即可将其插入文档中。

3. 编辑联机图片与图片文件

插入图片后，除了能进行复制、移动和删除等常规操作外，还可以通过功能区显示的"图片工具 – 格式"选项卡更改图片的大小，设置图片的位置、环绕方式、图片样式等格式。

4.5.2 插入图形

在 Word 中，用户可以插入的图形包括自选图形和 SmartArt 图形两类。

1. 自选图形

Word 将提供的 100 多种图形分别放置在相应的类别下，用户可以轻松地插入自选图形，还可以对所插入的图形进行填充、旋转、设置颜色或其他图形组合成为更复杂的图形。

（1）插入自选图形

形状是指具有某种规则形状的图形，如线条、正方形、椭圆、箭头和星形等，当需要在文档中绘制图形或为图片添加形状标注时，可使用 Word 2016 的形状功能进行形状的绘制、编辑和美化，具体操作如下：

① 单击"插入"→"插图"→"形状"按钮；
② 在打开的下拉列表中选择所需的图形；
③ 在文档中拖动鼠标，即可绘制出相应的图形。

（2）编辑自选图形

插入自选图形并将其选中，功能区中将显示"绘图工具–格式"选项卡，如图 4-38 所示，通过该选项卡，可对自选图形设置形状样式、形状填充、形状轮廓及大小等格式。当插入多个自选图形时，可对其进行组合、设置叠放次序、对齐等。

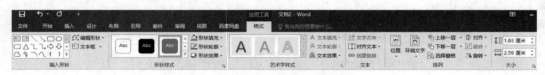

图4-38　编辑自选图形

2. SmartArt 图形

使用 SmartArt 图形，可以快速、轻松地创建出具有专业设计师水准的图形。SmartArt 图形包括列表、流程、循环、层次结构等类型，每种类型包含多种不同的图形。

（1）插入 SmartArt 图形

插入 SmartArt 图形的操作步骤如下：

① 单击"插入"→"插图"→"SmartArt"按钮，打开"选择 SmartArt 图形"对话框；
② 在对话框中，选择所需的类别名称，在窗口中间选择所需图形，最后单击"确定"按钮，即可插入 SmartArt 图形。

（2）编辑 SmartArt 图形

插入 SmartArt 图形后，功能区中将增加"SmartArt 工具–设计"选项卡和"SmartArt 工具–格式"选项卡。通过这两个选项卡可对 SmartArt 图形添加形状、更改形状、调整形状的级别、更改布局或设置样式等。

4.5.3 插入艺术字

艺术字是具有特殊效果的文字，常用于广告宣传、文档标题。使用艺术字可以突出主题，增强文档的视觉效果。艺术字作为一种图形对象插入，可以像编辑图形一样通过"绘图工具–格式"选项卡编辑艺术字，其插入方法如下：

① 单击"插入"→"文本"→"艺术字"按钮,打开艺术字下拉列表;
② 在艺术字下拉列表中单击所需的艺术字样式,即可在文档中插入艺术字。

4.5.4 插入文本框

文本框是一种特殊的矩形框,在文本框中,不仅可以输入文字,还可以插入图片和图形。文本框可以像图形一样被放置在文档中的任何位置,可以根据需要设置文本框的边框、填充颜色、阴影等格式。文本框主要用于设计复杂版面。使用文本框可以不必受到段落格式、页面设置等因素的影响,在一页上放置多个文字块,或使文字在不同的方向排列。

1. 文本框

文本框分为横排和竖排两种,插入文本框的操作如下:
① 单击"插入"→"文本"→"文本框"按钮, 打开"文本框"下拉列表,可选择所需的文本框样式或进行手动绘制文本框;
② "内置"面板中包含多种 Word 内置的文本框样式,单击所需的文本框样式即可插入相应样式的文本框;
③ 选择列表下部的"绘制横排文本框"或"绘制竖排文本框"命令,指针变成十字状,在文档中需要插入文本框的位置单击或按住左键拖动鼠标即可绘制出所需大小的文本框;
④ 单击该文本框,即可输入文本。

2. 编辑文本框

插入文本框后,利用"绘图工具 – 格式"选项卡上的按钮,可设置文本框的大小、位置和旋转,还可以设置填充颜色和边框颜色等格式。

4.5.5 插入公式

在编写论文或一些学术著作时,经常会遇到一些公式,简单的公式可用键盘直接输入,而复杂的公式无法利用键盘直接输入,如积分、矩阵等。利用 Word 2016 提供的公式编辑功能,可以方便地制作具有专业水准的数学公式。产生的公式可以像图形一样进行编辑操作。操作步骤如下:
① 将插入点定位于要插入公式的位置,单击"插入"→"符号"→"公式"右侧的下拉按钮,打开公式列表;
② 该列表中列出了各种常用公式,单击所需的常用公式,即可在文档中插入该公式;
③ 如需自行创建公式,选择下拉表中的"插入新公式"命令,打开如图4-39所示的"公式工具 – 设计"选项卡,根据需要单击所需的按钮,即可自定义设计各种复杂公式。

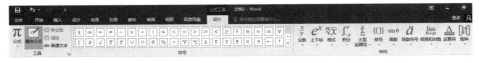

图4-39 "公式工具–设计"选项卡

4.5.6 首字下沉

首字下沉就是加大的大写首字母或首汉字,可用于文档或章节的开头,非常醒目,也可以为新闻稿或请柬等增加趣味。

首字下沉有两种效果："下沉"和"悬挂"。其中，使用"下沉"效果时首字下沉后将和段落其他文字在一起；使用"悬挂"效果时首字下沉后将悬挂在段落其他文字的左侧，具体操作如下：

① 首先，把光标定位在设置首字下沉的段落上；

② 单击"插入"→"文本"→"首字下沉"按钮，也可以单击"首字下沉选项"命令，打开"首字下沉"对话框，在其中进行详细设置，如图 4-40 所示。

如果要取消首字下沉，只需在"首字下沉"列表中选择"无"命令即可。

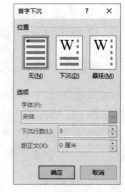

图4-40　设置首字下沉

4.6　高级排版

知识要点 >>>>>>

1. 样式与模板。
2. 目录的制作方法。
3. 邮件合并技巧。

4.6.1　样式与模板

样式与模板是 Word 中常用的排版工具。

1. 样式

样式是指一组已经命名的字符和段落格式。它规定了文档中标题、题注以及正文等各个文档基本元素的格式。使用样式可以通过一次操作完成多种格式的设置，从而简化排版操作，节省排版时间。样式应用于文档主要有以下作用：

① 使文档的格式更便于统一。

② 便于构筑大纲，使文档更有条理，同时编辑和修改更简单。

③ 便于生成文档目录。

（1）应用样式

在 Word 中提供了"快速样式库"，用户可以从中选择以便为文本快速应用某种样式。操作步骤如下：

① 选定要应用样式的文本、段落、表格或列表；

② 单击"开始"→"样式"组中所需的样式按钮，如图 4-41 所示；也可以单击"样式"组右侧的对话框启动器按钮，在打开的"样式"下拉列表中选择更多的样式，如图 4-42 所示。

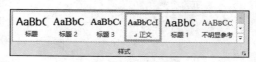

图4-41　应用样式

（2）新建样式

将常用的文字格式定义为样式，方便以后使用，可以采用"新建样式"方法。操作步骤如下：

① 单击"开始"→"样式"组右侧的对话框启动器按钮，在下拉列表中单击左下角的"新建样式"按钮，打开"根据格式设置创建新样式"对话框，如图 4-43 所示；

② 单击"格式"按钮，在打开的菜单中进行格式设置，单击"确定"按钮完成操作。

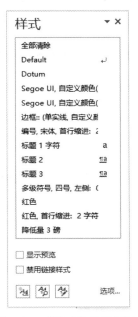

图4-42 "样式"下拉列表

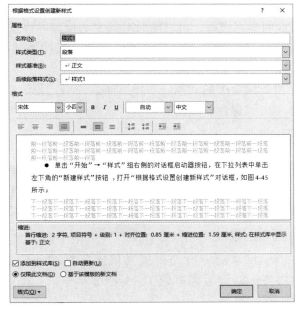

图4-43 "根据格式设置创建新样式"对话框

（3）修改、删除样式

如果文档中有多个部分应用了某个样式，则修改或删除该样式后，文档中所有运用该样式的部分都会自动调整。

修改和删除样式的操作步骤如下：

① 在"样式"下拉列表中选定需要修改或删除的样式名称；

② 单击其右侧的下拉按钮，在打开的下拉菜单中选择所需的命令，如图 4-44 所示。

（4）清除样式

如果要撤销样式的应用效果，可选中需清除样式的部分，单击"开始"→"字体"→"清除所有格式"按钮进行样式的清除。

2. 模板

Word 2016 提供了多种不同功能的模板，如简历、邀请函和新闻稿。模板是一种固定样式的框架，包含了相应的文字和样式。实际上，前面创建的空白文档，是一种名为"普通（Normal）"的模板，与其他模板不同的是，在这个模板中未预先定义任何格式。

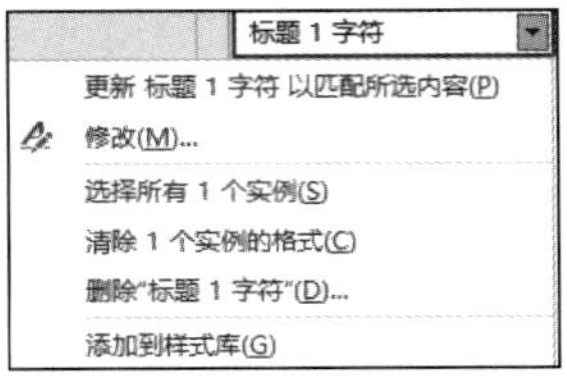

图4-44 修改或删除样式

（1）新建模板

在 Word 2016 创建模板，可以根据原有模板创建新模板，也可以根据原有文档创建模板。

操作步骤如下：

① 打开想要作为模板使用的 Word 文档，在当前文档设计自定义模板所需要的元素，如文本、图片、样式等；

② 完成模板的设计后，打开"另存为"对话框，设置好模板文件名；

③ 在"保存类型"下拉列表中选择"Word 模板（*.dotx）"选项；

④ 单击"保存"按钮。

（2）修改模板

模板创建完成后，可以随时对其中的设置内容进行修改。操作步骤如下：

① 选择"文件"→"打开"命令，在"文件类型"下拉列表中选择"Word 模板"选项，找到并打开要修改的模板；

② 更改模板中的文本、图形、样式和格式等设置；

③ 单击"保存"按钮。

4.6.2 目录

目录是一种常见的文档索引方式，是文档中各级别标题及所在页码的列表。在书籍、论文等文档的编辑中，通常需要在文档的开头插入目录。Word 提供了目录自动生成功能，用户可以通过目录了解当前文档的内容纲要，也可以快速定位到某个标题。

1. 插入目录

在创建目录前一般先设置文档中各标题的样式，如将各标题设置为标题 1、标题 2 等样式，操作步骤如下：

① 将光标定位于需插入目录的位置；

② 单击"引用"→"目录"按钮，打开如图 4-45 所示下拉列表；

③ "内置"面板中包含几种 Word 内置的目录样式，单击所需的目录样式即可插入相应样式的目录；

④ 选择"自定义目录"选项，打开"目录"对话框，在对话框中设置目录的格式、显示级别、制表符前导符等格式后，单击"确定"按钮，即可插入目录。

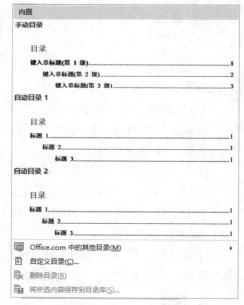

图4-45　插入目录

2. 更新目录

在文档发生变化后，可以利用更新目录的功能来快速反映出文档中标题内容、位置及页码的变化。单击"引用"→"目录"→"更新目录"按钮，打开"更新目录"对话框，在对话框中选择更新的内容后，单击"确定"按钮完成目录的更新。

4.6.3 邮件合并

在实际工作中，经常会遇到主体内容相同，但个别内容变化的文档，如录取通知书、工资条、邀请函、工作卡等。使用 Word 提供的邮件合并功能可以快速制作此类文档，首先将共有的内容放在一个主文档中，将变化的信息放在另一文档数据源中，然后使用邮件合并功能在主文档中插入变化的信息，合成后的文件可以保存为 Word 文件，可以打印出来，也可以以邮件形式发出去。

1. 主文档

主文档是指在邮件合并操作中，所含文本和图形在所有文档中都共有的内容，例如，录用通知书中有关录用的描述性内容是每份通知书的相同部分。主文档必须是 Word 文档，邮件合并前先设置好主文档内容及格式。

2. 数据源

数据源是指文档中要使用的变化的信息，是多个文档所包含的不同部分的内容，例如，录用通知书中姓名、分数是每份通知书的不同部分。数据源可以是 Excel 工作簿、Word 表格数据，或是进入邮件合并状态即时输入的数据信息。

任务七 公司领导交给小李一个任务，给每位面试合格的应聘者生成一份录用通知书，面试成绩 85 分以上为合格，并根据性别在名字后面加上“先生 / 女士”字样，通知书里显示面试成绩。效果如图 4-46 所示。

录用通知书

尊敬的 王璐 女士：

您好！通过我公司的招聘选拔程序，您在本次面试中成绩为 91 分，恭喜您被我公司录用！请按要求准备好相关资料，在指定时间内到我公司人力资源部办理入职手续，谢谢合作！

**公司人力资源部

2021 年 8 月 15 日

图4-46　录用通知书

解决方案：

1）邮件合并

（1）打开“任务七 - 素材 2”主文档。

（2）单击“邮件”→“开始邮件合并”→“开始邮件合并”下拉按钮，在打开的下拉列表中选择“普通 Word 文档”命令。

（3）单击“开始邮件合并”→“选择收件人”下拉按钮，在打开的下拉列表中选择“使用现有列表”命令。

（4）在打开的“选择数据源”对话框中，选择数据源存放的位置，选择素材“任务七 - 素材 1”，单击“打开”按钮。

2）筛选数据

（1）单击“开始邮件合并”→“编辑收件人列表”按钮，在打开的“邮件合并收件人”对话框中，单击“筛选”按钮。

（2）在打开的“筛选和排序”对话框中进行设置，如图 4-47 所示，单击“确定”按钮。

（3）返回“邮件合并收件人”对话框，可以看到筛选结果只保留了面试成绩大于等于 85 分的记录。单击“确定”按钮关闭该对话框，Word 将使用筛选后的数据来完成文档的合并。

3）编写和插入域

（1）将光标定位在“尊敬的”后，单击“编写和插入域”→“插入合并域”下拉按钮，在下拉列表中选择“姓名”命令，此时将“姓名”域插入到光标所在位置。

（2）使用同样的方法将“面试成绩”域插入到“分”前。

（3）将光标定位到“姓名”域后，单击“编写和插入域”→“规则”下拉按钮，在下拉列表中选择"如果…那么…否则…"命令,参数设置如图4-48所示,单击"确定"按钮。

(4)单击"编写和插入域"→"突出显示合并域"按钮,即可将文档中插入的域用灰色底纹突出显示。

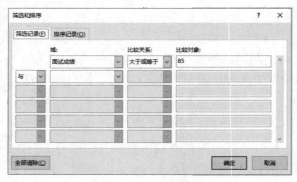

图4-47 设置筛选条件

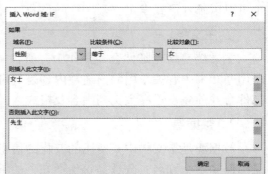

图4-48 规则域

4.6.4 审阅功能

1. 校对

Word 2016中提供了校对拼音和语法的功能。当完成文档的编辑后,可以使用Word提供的校对功能对文档内容进行校对,这样能及时标记出文档中的拼写和语法错误,从而避免文档出现低级错误。

2. 修订

Word 2016提供了文档修订功能,在打开修订功能的情况下,将会自动跟踪对文档的所有更改,包括插入、删除和格式更改,并对更改的内容作出标记。

修订的样式可以根据自己的喜好来修改,单击"修订"组的对话框启动器按钮,在打开的"修订选项"对话框中单击"高级选项"按钮,打开"高级修订选项"对话框。根据需要修改下画线、删除线等设置的颜色,然后确定。此时可以看到下画线和删除线的颜色已经改变了。同时在修订中还可以更改用户名,方便多人修改时进行分辨。将光标定位在被修订的地方,然后可以选择Word接受修订或者Word接受所有修订。

3. 批注

用户在审阅或修改他人的文档时,如果需要在文档中添加自己的意见,但又不希望修改原有文档的内容及排版,可以选择使用批注。操作步骤如下:

① 选定文档中要添加批注的内容,单击"审阅"→"批注"→"新建批注"按钮,弹出"批注"文本框;

② 在"批注"文本框中输入批注内容,即可插入批注。

删除批注的方法是:右击"批注"文本框,在弹出的快捷菜单中选择"删除批注"命令。

本章小结

Word 2016 是一个功能强大的文字处理软件。使用 Word 不仅可以进行简单的文字处理、制作出图文并茂的文档，还能进行长文档的排版和特殊版式的编排。本章系统地介绍了 Word 2016 的工作界面、文档的编辑排版、制作表格、在文档插入图形及其他对象、目录及邮件合并等高级排版功能。

知识拓展 >>>>>> 手机办公软件

手机办公软件是指可以在手机上使用的一类办公软件，在这个手机智能化的时代，人们使用手机办公已经不再是一件稀奇的事情，众多出名的办公软件也推出了手机版，和计算机端相比，在移动端办公具有随时性、方便性，用户可以在任何时间、任何地点办公。这里介绍几款好用的手机办公软件，帮助优化工作生活，提高整体效率。

1. 金山 WPS Office

由金山软件集团研发并运营，是一款集中了文字、表格、幻灯片演示和 PDF 四大应用且可以用手机随时办公的 Office 软件。具有以下优点：运行速度快、效率高、性能可靠稳定；只安装一个应用即可打开所有格式文档；免费云空间，安全高效，可在任何设备上及时查看和编辑。金山办公汇聚国内办公生态领域 200 余家生态合作伙伴，同时深耕国外市场，已覆盖 46 种语言，服务全球 220 多个国家和地区的用户，成为全球主流的办公软件产品之一。

2. 有道云笔记

由网易旗下的有道推出的个人与团队的线上资料库，是一款不错的笔记类应用软件，功能强大，支持云存储空间。有道云笔记通过扫描、语音、Markdown、收藏等记录方式，为超 6 000 万用户提供助力。它可在 Mac、iPhone、iPad 上查看、编辑和分享笔记，打开 Word、PDF 等多种 Office 格式文件。

3. 腾讯会议

腾讯云旗下的音视频会议软件，为企业用户提供高清流畅、便捷易用、安全可靠的一站式云视频会议解决方案，全面提升企业沟通协作效率，腾讯会议现已拥有云会议、腾讯会议 Rooms、会议室连接器、开放平台、网络研讨会等产品线，全方位满足不同场景下的需求。

4. 钉钉

由阿里巴巴集团打造的国内知名的免费智能移动办公平台，用于商务沟通和工作协同，致力于帮助中国企业以及全球中小企业实现以人为本的管理方式和简单、高效、安全、快乐的数字化工作方式。目前，钉钉用户数突破 5 亿，包括企业、学校在内的各类组织数超过 1 900 万。

5. 扫描全能王

集扫描、归档、上传、查找等功能于一体的智能扫描软件，能自动扫描，生成高清扫描件，支持 JPEG、PDF 等多格式保存，还能将扫描件一键转换为 Word、Excel、PPT 等多种格式文档，用户能通过手机、平板电脑、计算机等多设备同步查看。

第 5 章

Excel 电子表格处理

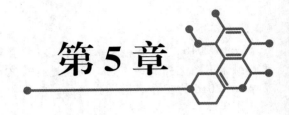

Excel 是 Microsoft Office 办公软件组件的一个重要成员，具有强大的电子表格处理功能。通过 Excel 可以制作出条理清晰的表格，同时，数据处理功能可以进行各种复杂的计算与处理；图表工具能以多种具有专业效果的图形/图表直观、形象地展现数据；数据分析实现数据的统计与分析，提供辅助决策。Excel 凭借其强大的数据处理能力和表格制作功能而广泛应用于家庭生活、现代办公和教育教学中。

学习目标

◎ 了解数据清单的建立，数据排序、筛选、简单的分类汇总等方法。
◎ 熟悉工作表的编辑和格式化操作及图表的创建和格式化。
◎ 掌握工作簿和工作表的创建、数据的输入、公式和函数的使用。

重点、难点

◎ 公式和函数的使用。
◎ 图表的创建和编辑。

5.1 Excel 2016 概述

知识要点 >>>>>>

1. Excel 2016 的窗口组成。
2. 文件选项的作用。

5.1.1 Excel 2016的启动与退出

1. 启动 Excel 2016

启动 Excel 2016 的方法有多种，用户可以根据自己的习惯和具体情况，采用其中的任意一种方法：

① 最常用的启动方法是：选择"开始"→"所有程序"→"Microsoft Office"→"Microsoft Excel 2016"命令，执行该命令后启动 Excel 2016 工作窗口。

② 通过桌面快捷方式启动：双击桌面上的 Excel 快捷方式图标，快速启动 Excel 2016。

③ 通过双击本地计算机存储的 Excel 文档，在启动 Excel 2016 的同时打开该文档。

2. 退出 Excel 2016

用户编辑完成后，需要退出 Excel，退出方法有以下几种：

① 单击 Excel 2016 窗口右上角的"关闭"按钮。

② 右击 Excel 2016 窗口标题栏，在快捷菜单中选择"关闭"命令。

③ 按【Alt+F4】组合键。

5.1.2　Excel 2016窗口的组成

Excel 2016 窗口拥有标题栏、快速访问工具栏、状态栏、工作表编辑区、工作表标签等，采用功能选项卡代替传统的"菜单"操作方式，如图 5-1 所示。Excel 2016 的窗口由以下几部分组成：

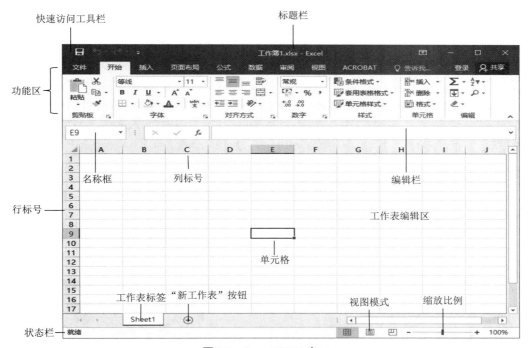

图5-1　Excel 2016 窗口

1. **标题栏**

标题栏位于窗口的顶部，显示工作簿的名称和当前所使用的程序名称 Excel。

2. **快速访问工具栏**

快速访问工具栏位于功能区的左上方，它将常用的命令工具以按钮的形式整合在一起。

默认情况下，该工具栏中显示"保存"、"撤销"和"恢复"常用按钮。用户还可以根据需要自定义快速访问工具栏。

例如，用户需要将打印功能放入快速访问工具栏，操作方法是：单击快速访问工具栏右侧的"自定义快速访问工具栏"按钮，如图5-2所示。在打开的列表中选择"打印预览和打印"命令，即可将"打印预览和打印"按钮添加到当前的快速访问工具栏中。若需要添加的菜单命令没有出现在"自定义快速访问工具栏"默认的列表中，则可通过选择"其他命令"打开"Excel选项"对话框找到更多的命令。

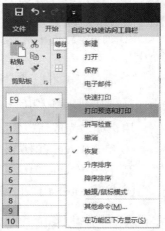

图5-2 自定义快速访问工具栏

3. 功能区

功能区能帮助用户快速找到完成某个任务所需的选项。在默认情况下，功能区中包含了"文件"、"开始"、"插入"、"页面布局"、"公式"、"数据"、"审阅"和"视图"8个主选项卡。每个选项卡都由若干组功能相近的命令按钮组成。

还有一些特殊的选项卡隐藏在Excel中，只有在特定情况下才会显示。例如，"图片工具"选项卡。

4. 名称框和编辑栏

名称框又称为地址栏，用于显示活动单元格或单元格区域的范围，也可以从名称框中输入地址直接选中相应的单元格。

编辑栏作为当前活动单元格的编辑工作区，显示的内容与当前活动单元格的内容相同。

单击编辑栏输入时，名称框和编辑栏中间出现三个按钮："取消"按钮×，它的作用是恢复到单元格输入以前的状态；"输入"按钮✓，确定编辑栏中的内容为当前选中单元格的内容；"插入函数"按钮 f_x，单击该按钮在单元格中插入函数。

5. 工作表编辑区

工作表编辑区是用户完成工作的区域，表格及其数据处理的一些工作都在这里进行。工作表编辑区主要包括行号与列标、单元格和工作表标签等部分。

6. 工作表标签栏

工作表标签栏显示工作表名称。单击不同的工作表标签，将激活相应的工作表，激活的工作表称为当前工作表。单击工作表标签右侧的"新工作表"按钮，可以插入一张新的工作表。

7. 状态栏

状态栏用于显示当前工作区的状态，在不同的视图模式下显示的内容会有所不同，包含当前文档的页数/总页数、当前单元格就绪/输入/编辑状态、页面视图、显示缩放比例。

5.2 Excel 2016 的基本操作与编辑

> **知识要点** >>>>>>
>
> 1. Excel 2016 中的基本概念。
> 2. 工作簿、工作表创建的常用方法。
> 3. 编辑工作表的基本方法。

5.2.1 工作簿的基本操作

使用 Excel 2016 制作的文档称为工作簿（Book），工作簿是用来存储和管理数据的文件，一个工作簿可以包含若干张工作表，其默认的文件扩展名为 .xlsx。

1. 创建工作簿

创建工作簿的方法主要有以下两种：

（1）创建空白工作簿

启动 Excel 2016 后，在打开的 Excel 窗口中将显示最近使用的文档和程序自带的模板缩略图预览，此时单击"空白工作簿"选项，即可新建一个默认文件名为"工作簿 1.xlsx"的空白工作簿，如图 5-3 所示。空白的工作簿不含任何基本结构和设置，全部内容根据用户需要制作。

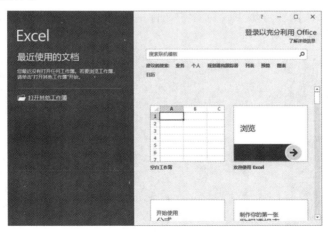

图5-3　新建空白工作簿

除了上述方法新建空白工作簿外，还可以通过下面的方法创建。

① 在 Excel 操作环境下切换到"文件"选项卡，在左侧窗格中选择"新建"命令，在右侧窗格中单击"空白工作簿"按钮。

② 在 Excel 环境下，按【Ctrl+N】组合键，可直接创建一个空白工作簿。

③ 右击桌面空白处，在打开的快捷菜单中依次选择"新建"→"Microsoft Excel 工作表"命令，可在桌面上创建一个名为"新建 Microsoft Excel 工作表"的文档，双击打开该文档，即可直接进入空白工作簿的操作界面。

（2）根据模板新建工作簿

Excel 2016 提供了多种既精美又专业的模板类型，用户可利用模板快速创建符合自己需要的工作簿。常用的操作方法：在"文件"选项卡的"新建"命令所对应的选项中，选择现有的模板创建工作簿，也可利用"搜索联机模板"来创建文档，如图5-4所示。

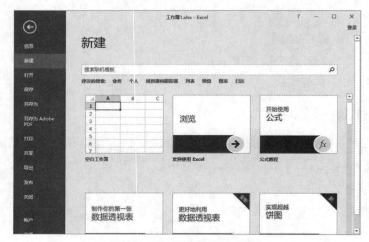

图5-4　利用模板创建工作簿

2. 打开工作簿

打开工作簿主要有以下两种方法：

方法一：双击 Excel 2016 文件，即可打开工作簿。

方法二：在 Excel 操作环境下，选择"文件"→"打开"命令所对应的选项，如图5-5所示，进行工作簿的打开。

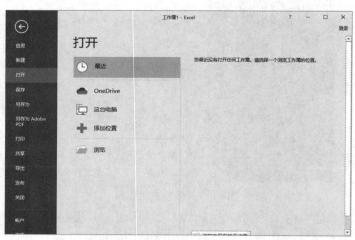

图5-5　"打开"选项卡

① 选择"最近"选项，右侧会列出最近使用过的 Excel 文档列表，通过该功能可以快速打开最近使用过的 Excel 文档。

② 选择"OneDrive"选项，通过 Microsoft 账号登录 OneDrive 云存储服务，可与他人共同访问与共享工作簿。

③ 选择"添加位置"选项，出现"添加位置"选项列表，可选择工作簿存储与打开的云位置。

④ 双击"这台电脑"选项或单击"浏览"按钮，都会打开"打开"对话框，用户可自行选择查找位置。

在工作簿中完成所有操作后，需要关闭工作簿，与退出 Excel 程序操作完全相同。

3. 保存工作簿

在使用 Excel 过程中，保存工作簿非常重要。及时进行保存，可以避免计算机突然断电、系统发生故障等非正常退出 Excel 时造成的数据损坏。

保存文件分为快速保存工作簿，以及工作簿另存为其他名称或格式。

（1）快速保存工作簿

单击快速访问工具栏中"保存"按钮，或者按【Ctrl+S】组合键保存文件。

（2）另存工作簿

选择"文件"→"另存为"命令，在"另存为"选项卡中选择"浏览"按钮，在打开的对话框中可重新设置文件的名称、存储路径和格式。

5.2.2　工作表的基本操作

工作表由存放数据的单元格组成，是工作簿的基础对象，也是进行数据录入、存储、整理和分析的重要场所。

工作表的基本操作主要包括工作表的选择、插入、删除、移动、复制、重命名等。

1. 选择工作表

在进行工作表操作时，需要选定相应的工作表，选择工作表的方法见表 5-1。

表 5-1　工作表的选定操作

选取范围	操　作
单张工作表	单击工作表标签
多张相邻工作表	单击第一张工作表标签，再按住【Shift】键，单击最后一张工作表标签
多张不相邻工作表	单击第一张工作表标签，再按住【Ctrl】键，单击其他工作表的标签
工作簿中所有工作表	右击工作表标签，在打开的快捷菜单中选择"选定全部工作表"命令

2. 插入和删除工作表

（1）插入工作表

在默认情况下，Excel 2016 工作簿中只包含一张工作表，用户可以根据实际需要插入新的工作表。插入工作表有以下四种方法：

方法一：单击"新工作表"按钮 ⊕，即可在选定的工作表后插入一张新的工作表。

方法二：选择"开始"→"单元格"→"插入"下拉按钮，在打开的下拉列表中选择"插入工作表"命令。

方法三：在选择的工作表标签上右击，在快捷菜单中选择"插入"命令，打开"插入"对话框，选择"常用"选项卡→"工作表"选项，单击"确定"按钮，即可在选定的工作表前插入一张新的工作表。

方法四：按【Shift+F11】组合键在选定的工作表前插入一张新的工作表。

（2）删除工作表

当用户在工作簿中插入了多余或错误的工作表时，可以将该表删除。常用的方法有以下两种：

方法一：选择"开始"→"单元格"→"删除"下拉按钮，在打开的下拉列表中选择"删除工作表"命令。

方法二：在目标工作表标签上右击，在快捷菜单中选择"删除"命令。

3. 移动和复制工作表

在 Excel 中，通过移动和复制工作表，可以快速构建相同结构的工作表，提高工作效率。移动和复制工作表的操作分为在同一工作簿和不同工作簿两种情况。

（1）同一工作簿的移动和复制

① 直接拖动工作表标签：选择工作表标签，按住鼠标左键将标签拖动到目标位置即可完成工作表的移动操作。如果在按住左键的同时按下【Ctrl】键可复制工作表。

② 通过快捷菜单：在目标工作表标签上右击，在打开的快捷菜单中选择"移动或复制"命令，打开如图 5-6 所示的"移动或复制工作表"对话框。在打开的对话框中选择目标位置，单击"确定"按钮即可完成移动操作。如果要进行复制操作，必须选中此对话框底部的"建立副本"复选框。

（2）不同工作簿的移动和复制

与在同一工作簿中移动和复制工作表的方法相似，在不同工作簿中移动和复制工作表，也可以通过鼠标拖动法和快捷菜单打开"移动或复制工作表"对话框，在该对话框中进行移动和复制操作。

4. 重命名工作表

在 Excel 2016 默认情况下，工作表依次以"Sheet1""Sheet2""Sheet3"……命名。如果需要更改工作表的名称，可以在目标工作表标签上双击，输入新的工作表名称，或者右击，在快捷菜单中选择"重命名"命令，输入新的工作表名称，按【Enter】键确定。

5. 隐藏工作表

隐藏工作表可以减少屏幕上显示的工作表，避免不必要的混乱。隐藏的工作表仍处于打开状态，其他文件可以使用其中的信息。

要隐藏工作表，先选中需要隐藏的工作表并右击，在打开的快捷菜单选择"隐藏"命令即可。

如果要取消隐藏，可以在任意工作表标签上右击，在快捷菜单中选择"取消隐藏"命令，打开如图 5-7 所示的"取消隐藏"对话框，选择需要显示的工作表，单击"确定"按钮。

5.2.3 单元格的基本操作

行和列的交叉部分称为"单元格"，单元格是工作表编辑处理数据的基本单位，每个单元格都有其固定地址，由列标和行号进行唯一标识，如单元格 F6。

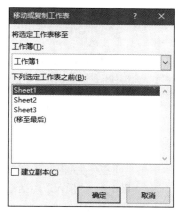

图5-6 "移动或复制工作表"对话框

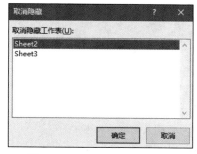

图5-7 "取消隐藏"对话框

在 Excel 中，单元格的基本操作主要包括选择、插入和删除、合并和拆分单元格等。

1. 单元格的选定

Excel 2016 在执行操作前，需要先选定进行操作的单元格。选择单元格的方法见表 5-2。

表 5-2 单元格的选定操作

选取范围	操 作
单个单元格	单击或按方向键（←、→、↑、↓）
多个相邻单元格区域	单击所选区域的第一个单元格，再拖动鼠标到最后一个单元格；或者单击选择区域中第一个单元格，再按住【Shift】键单击区域中最后一个单元格
不相邻的单元格或单元格区域	先选中第一个单元格或单元格区域，再按住【Ctrl】键选中其他的单元格或单元格区域
整行或整列	单击相应的行号或列标
相邻行或列	在行号或列标上拖动鼠标，或先选中第一行或者列，再按住【Shift】键选中最后一行或列
不相邻的行或列	先选中第一行或者列，再按住【Ctrl】键选中其他的行或列
整个表格	单击工作表左上角行列交叉"全选"按钮；或者按【Ctrl+A】组合键
取消单元格选定区域	单击相应工作表中任意单元格

2. 插入单元格、行或列

在 Excel 2016 中编辑表格时，根据需要可随时插入单元格、行、列，及时调整表格。

（1）插入单元格

插入单元格是指在当前单元格位置插入空白单元格，原单元格向下或向右移动。选择插入单元格位置后，通过以下三种方法进行插入操作：

方法一：单击"开始"→"单元格"→"插入"按钮，空白单元格即插入到当前位置，活动单元格下移。

方法二：单击"开始"→"单元格"→"插入"下拉按钮，在如图 5-8 所示的下拉列表中选择"插入单元格"命令，打开"插入"对话框，如图 5-9 所示，选择相应选项，然后单击"确定"按钮。

方法三：在目标单元格上右击，在快捷菜单中选择"插入"命令，打开"插入"对话框，选择相应选项，然后单击"确定"按钮。

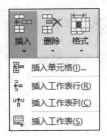

图5-8 "插入"下拉列表

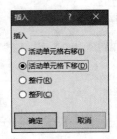

图5-9 "插入"对话框

（2）插入行与列

单击列标或行号选择插入新列或新行的位置，然后执行和插入单元格相同的操作方法。

3. 删除单元格、行或列

（1）删除单元格

工作表中多余或错误的单元格，用户可以进行删除操作。选择要删除的单元格或单元格区域后，通过以下三种方法进行删除：

方法一：单击"开始"→"单元格"→"删除"按钮。

方法二：单击"开始"→"单元格"→"删除"下拉按钮，在如图5-10所示的下拉列表中选择"删除单元格"命令，打开"删除"对话框，如图5-11所示，选择相应选项，然后单击"确定"按钮。

方法三：在目标单元格上右击，在弹出的快捷菜单中选择"删除"命令，打开如图5-11的"删除"对话框，选择相应选项，然后单击"确定"按钮。

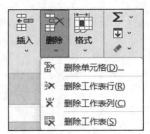

图5-10 "删除"下拉列表

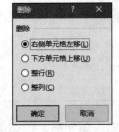

图5-11 "删除"对话框

（2）删除行与列

单击列标或行号选择要删除的区域，然后执行和删除单元格相同的操作方法，即可完成行或列的删除。

4. 合并和拆分单元格

Excel表格编辑过程中，通常会合并和拆分单元格，以符合用户编辑表格的需求，如表格的标题等。合并和拆分单元格的常用方法有：

方法一：选择需要合并或拆分的单元格区域，单击"开始"→"对齐方式"→"合并后居中"按钮。

方法二：选择需要合并或拆分的单元格区域，单击"开始"→"对齐方式"→"合并后居中"下拉按钮，在下拉列表中选择相应命令，然后单击"确定"按钮。

方法三：选择需要合并或拆分的单元格区域并右击，在快捷菜单中选择"设置单元格格式"命令，打开如图 5-12 的"设置单元格格式"对话框，选择"对齐"选项卡，选中或取消选中"合并单元格"复选框，单击"确定"按钮，完成合并或拆分单元格。

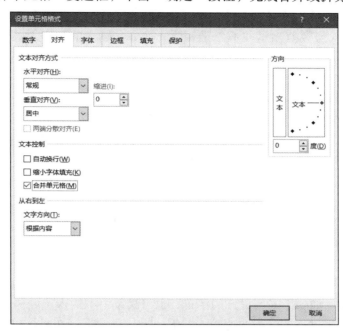

图5-12 "设置单元格格式"对话框

5.2.4 数据的输入与编辑

1. 数据的输入

在单元格中输入数据时，单击选中需要输入数据的单元格，直接在其中输入数据，输入完成后按【Enter】键或单击其他单元格退出输入状态。

在编辑栏中输入数据时，选中单元格，单击编辑栏将文本插入点定位到其中，输入数据后按【Enter】键确定输入。输入数据一般有三种方式：

（1）直接输入数据

单击选择目标单元格，可直接在单元格或编辑框中输入数据，输入的数据类型包括文本型、数值型、日期时间型及逻辑型等。在输入数据时，要注意不同类型数据的输入方法。默认情况下，文本型数据左对齐，数值型、日期时间型数据右对齐。

① 文本型数据的输入。

Excel 文本是指键盘上可输入的任何符号。对于数字形式的文本型数据，如学号、邮政编码、电话号码等，应在数字前加英文单引号，来区分是"数字字符串"而非"数字"数据。例如，输入学号 001，应输入"'001"，此时以 001 显示。

当输入的文本长度超出单元格宽度时，若右边单元格无内容，则扩展到右边单元格，否则将截断显示。若出现"###"，则表示列宽不足。

② 数值型数据的输入。

Excel 中输入的数值除了由数字（0～9）组成的字符串外，还包括 +、-、/、E、e、$、%、小数点"."和千位分隔符","等特殊字符。

对于分数的输入，为避免与日期型数据相混淆，要求先输入数字 0 和空格。例如，输入 1/2，应输入"0 1/2"，如果直接输入"1/2"的话，系统会自动将其按照日期处理。

Excel 数值输入与数值显示并不总是相同。例如，输入的数字太长（超出单元格的列宽或超过 12 位时），Excel 自动采用科学计数法显示，如输入 123456789012，则显示为"1.23457E+11"。

③ 日期时间型数据的输入。

Excel 2016 内置了日期和时间格式，当输入数据与这些格式相匹配时，系统将自动识别它们。

常见的日期和时间格式为 mm/dd/yy、dd-mm-yy、hh:mm（AM/PM）。对于时间型数据，系统自动以 24 小时制表示。若要以 12 小时制表示，则需要在分钟与 AM/PM 之间加 1 个空格，如 9:30 AM，否则将被作为文本处理。

若在同一单元格内同时输入日期和时间，日期和时间之间用空格分隔。

（2）记忆式输入数据

记忆式输入数据是 Excel 提供的智能输入数据功能。当在工作表的同一列相邻的单元格中输入相同的数据时，系统会自动出现与上一个单元格相同的数据，此时按【Enter】键，可以快速录入数据；如果不采用提供的字符，也可继续手工输入。

另外，还可以通过下拉列表快速输入数据。操作方法是：在目标单元格上右击，在快捷菜单中选择"从下拉列表中选择"命令或按【Alt+↓】组合键，显示一个输入列表，从列表中选择需要的输入项即可。

（3）利用填充柄输入数据

填充柄是 Excel 2016 中智能复制数据的工具。当用户需要在同一列或同一行连续相邻的单元格输入相同的数据或公式，或者快速填充有规律的数据时，可以使用填充柄自动填充数据。

自动填充分为三种情况：

① 复制相同数据。

在相邻单元格或单元格区域快速填充相同数据。操作方法是：选择目标单元格，将鼠标移动到单元格右下角的填充柄，当鼠标变形为十字形，按住鼠标左键向右/左或向下/上拖动至填充的最后一个单元格。

② 填充序列数据。

用户需要在同一行或同一列相邻的单元格中输入有规律的序列，可以使用多种数据序列的填充。

常用的方法：在选定的单元格上输入初值，单击"开始"→"编辑"→"填充"下拉按钮，在下拉列表中选择"序列"命令，打开"序列"对话框，如图 5-13 所示。

● "序列产生在"区域可以设置按行或列方向填充。

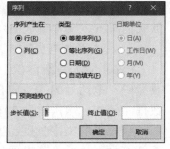

图 5-13 "序列"对话框

- "类型"区域可以设置按等差序列或等比序列填充。
- "步长值"文本框输入公差或公比值。
- "终止值"文本框输入一个序列的终值不能超过的数字。

③ 自定义序列数据。

在实际工作中，经常需要输入单位部门设置、商品名称、课程科目等，可以将这些有序数据自定义为序列添加到填充序列列表中，从而节省输入工作量，提高效率。

操作方法是：选择"文件"→"选项"命令，打开"Excel 选项"对话框，单击"高级"→"常规"组中的"编辑自定义列表"按钮，打开如图 5-14 所示的"自定义序列"对话框，在"输入序列"列表框中输入要创建的自动填充序列，单击"添加"按钮将新的自定义序列添加到"自定义序列"列表框中。或者从工作表中直接导入，只需在"自定义序列"对话框中单击折叠对话框按钮，然后用选中工作表中已存在的系列数据，最后单击"导入"按钮即可。

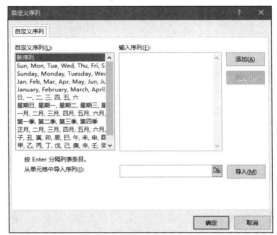

图5-14 "自定义序列"对话框

2. 数据的编辑

数据的输入和处理并不是一次性完成的，用户需要对数据进行复查，如果有误要及时修改。为了方便处理，还需要对数据进行一些编辑操作。数据的编辑包括数据修改、清除、移动或复制、查找及替换等操作。

1）单元格内容的修改

在单元格中修改数据包括两种情况：补充或修改部分数据，重新录入新的数据。

如果需要补充或修改部分数据，双击待修改的单元格，将文本插入点定位到修改处之后输入数据，或者在编辑栏处修改，按【Enter】键确认改动；按【Esc】键取消所作改动。

如果需要重新录入数据，单击选择目标单元格直接输入新数据即可。

2）单元格内容的清除

输入数据时，不但输入了数据本身，还输入了数据的格式及批注。因此，Excel 中有清除和删除两个概念，它们是有区别的。

清除针对的是单元格中的数据，单元格本身仍保留在原位置。选取单元格或区域后，单击"开始"→"编辑"→"清除"下拉按钮，在下拉列表中选择相应命令，可以清除单元格格式、内容、批注和超链接中的任一种，或者全部清除。按【Delete】键清除的只是内容。

删除针对的是单元格或单元格区域，是将单元格连同其中的内容从工作表中删除，操作方法见 5.2.3。

3）单元格内容的移动或复制

当数据的位置出现差错，需要移动或复制数据时，可以使用移动或复制数据的功能帮助用户快速完成操作。

（1）移动数据

移动数据是指将原始数据移动到另外的单元格中，使原单元格内容为空。移动单元格数据有两种方法。

方法一：选定原始数据单元格，当鼠标变为十字箭头形状时，按住鼠标左键拖动到目标单元格，完成数据的移动。

方法二：单击"开始"→"剪贴板"→"剪切"按钮，或按【Ctrl+X】组合键，定位到目标单元格，单击"开始"→"剪贴板"→"粘贴"按钮，或按【Ctrl+V】组合键，完成数据的移动。

（2）复制数据

与移动数据不同的是，复制数据是在原位置上保留数据的同时，在新的位置上创建数据的副本。复制单元格数据有两种方法：

方法一：选定原始数据单元格，但鼠标变为十字箭头形状时，按住【Ctrl】键的同时拖动鼠标到目标单元格，完成数据的复制。

方法二：选定原始数据单元格，单击"开始"→"剪贴板"→"复制"按钮，或按【Ctrl+C】组合键，定位到目标单元格，单击"开始"→"剪贴板"→"粘贴"按钮，或按【Ctrl+V】组合键，完成数据的复制。

在 Excel 中，一个单元格通常包含很多信息，如内容、格式及批注等。复制数据可以复制单元格的全部信息，也可以只复制部分信息。还可以在复制数据的同时进行算术运算、行列转置等，这些都是通过"选择性粘贴"命令来实现的。操作步骤如下：

① 选定源单元格，单击"开始"→"剪贴板"→"复制"按钮，或按【Ctrl+C】组合键；

② 定位到目标单元格，选择"开始"→"剪贴板"→"粘贴"下拉按钮，在下拉列表中选择"选择性粘贴"命令。或者在目标单元格上右击，在快捷菜单中选择"选择性粘贴"命令，在打开的"选择性粘贴"对话框中进行相应设置，如图 5-15 所示。

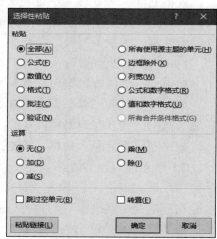

在"选择性粘贴"对话框中，"粘贴"栏中列出了粘贴单元格中的部分信息，其中最常用的是公式、数值、格式；"运算"栏表示了原单元格数据与目标单元格数据的运算关系；"转置"复选框表示将原单元格区域中的数据行列交换后粘贴到目标单元格区域。

图5-15 "选择性粘贴"对话框

（3）查找和替换数据

在一个数据量庞大的工作表中，如果要快速查找指定数据或修改多个相同数据，可以借助 Excel 2016 的查找与替换功能来替代人工作业，避免误差，节省时间。

查找与替换的使用方法与 Word 中相同，操作方法是：选择数据清单中任意一个单元格，单击"开始"→"编辑"→"查找和选择"下拉按钮，在下拉列表中选择"查找"命令，打开"查找和替换"对话框，如图 5-16 所示，用户根据实际需要进行相应设置。

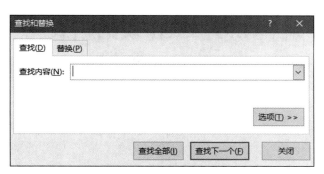

图5-16 "查找和替换"对话框

在使用查找和替换功能时，若要进行更精确的查找，如查找某种格式的内容，可以通过单击"选项"按钮，在打开的面板中进行更高级的查找和替换设置。

5.2.5 Excel获取外部数据

在实际工作中，很多数据并非来自 Excel 中，原始数据可能是网页中的数据，也可能是 Access、SPSS 软件中的数据，需要用户重新整理到 Excel 表格中。利用 Excel 2016 导入其他文件中的数据功能，快速实现数据载体的转移。

1. 导入 Access 中的数据

Access 是 Microsoft 公司开发的一款数据库软件，可以记录和存储数据信息。将 Access 数据库文件导入 Excel，可以方便用户使用熟悉的软件执行数据分析汇总。

操作步骤：

① 单击"数据"→"获取外部数据"→"自 Access"按钮，在打开的"选取数据源"对话框中，选择文件所在路径，选中文件后，单击"打开"按钮；

② 在打开的"选择表格"对话框中，选中需要导入的表格；

③ 在打开的"导入数据"对话框中，如图 5-17 所示，可以选择数据在工作簿中的显示方式；

④ 单击"属性"按钮，在打开的"连接属性"对话框中，选中"允许后台刷新"、"刷新频率"和"打开文件时刷新数据"复选框，依次单击"确定"按钮，关闭对话框。

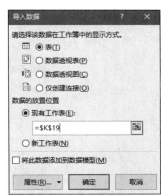

图5-17 "导入数据"对话框

2. 导入网页中的数据

Excel 不仅可以从外部数据中获取数据，还可以从 Web 网页中获取数据。

操作步骤：

① 单击"数据"→"获取外部数据"→"自网站"按钮，打开"新建 Web 查询"对话框，在该对话框的地址栏中输入网址，并选中网站上需要导入 Excel 中的数据，单击"导入"按钮；

② 在打开的"导入数据"对话框中选择数据的放置位置，单击"确定"按钮。

5.3 工作表的格式化

> **知识要点** >>>>>>
>
> 1. 单元格格式的设置。
> 2. 数据格式的设置。
> 3. 条件格式的设置。
> 4. 自动套用格式的应用。

5.3.1 设置单元格格式

默认情况下，Excel 2016 表格没有底纹、边框、背景图片，且行高、列宽都是固定的。为了让用户制作的表格更具有可读性，可以为单元格设置边框、底纹、背景，调整行高、列宽等格式。

1. 设置边框和底纹

在 Excel 2016 工作表中为单元格或区域设置边框线和底纹不仅可以起到修饰、美化工作表的目的，还可以使工作表结构更加清晰明了，重点内容更加突出。

操作方法是：选中需要添加边框的单元格或区域，然后右击，在快捷菜单中选择"设置单元格格式"命令，或者单击"开始"→"格式"→"格式"下拉按钮，在下拉列表中选择"设置单元格格式"命令，打开"设置单元格格式"对话框，如图 5-18 所示。切换到"边框"选项卡，在"边框"选项卡中可以设置单元格边框的线条样式、颜色和位置。

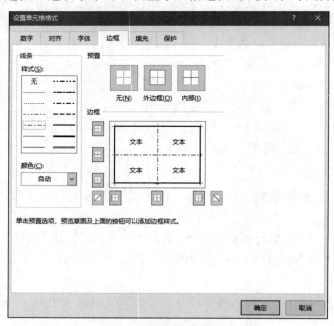

图5-18　"设置单元格格式"对话框

如果是添加简单的边框，可以直接单击"开始"→"字体"→"边框"按钮 。

除了可以为单元格添加边框外，还可以为单元格添加背景颜色或图案，即底纹。与设置单元格的边框相似，单元格的底纹可以在"设置单元格格式"对话框中的"填充"选项卡中进行设置，背景色、填充效果、图案颜色和图案样式等同样可以在"填充"选项卡中进行设置。

如果是添加简单的背景颜色，可以直接单击"开始"→"字体"→"填充颜色"按钮 。

2. 调整行高和列宽

当用户在单元格中输入的数据太多时，容易出现显示不全或显示密集的情况，影响阅读效果，用户可以根据需要调整单元格的行高和列宽。

（1）快速调整行高和列宽

在 Excel 2016 中，更改列宽和行高最便捷的方法是使用鼠标直接拖动列或行的分割线。

操作方法是：将鼠标指向列或行的分割线，当鼠标指针变成一个双向箭头的十字形时，可按住鼠标左键拖动分割线到合适的位置即可。

（2）精确设置列宽和行高

如果需要精确调整行高或列宽，可以通过单击"开始"→"单元格"→"格式"下拉按钮，在下拉菜单中选择"行高"或"列宽"命令。它们将分别显示"行高"和"列宽"对话框，用户可以输入需要的高度值或宽度值。

（3）自动调整列宽和行高

如果需要根据单元格的内容设置最合适的行高或列宽，可双击某列的右侧分割线或某行的下端分割线，则可使行高或列宽自动匹配单元格中的数据高度或宽度。

用户也可以在选择了需要自动调整的行或列后，单击"开始"→"单元格"→"格式"下拉按钮，在下拉菜单中选择"自动调整行高"或"自动调整列宽"命令。

5.3.2 设置数据格式

一张完整的工作表不仅包括单元格的格式，还包括工作表中数据的格式。单元格的边框、底纹以及数据的字体格式、对齐方式等统一构成了工作表的整体效果。

1. 设置字体格式

默认情况下，在空白工作表中输入的标签数据和内容数据的字体格式相同。为了使标签和内容数据更加分明，字体与单元格背景更融合，用户有必要对字体进行字形、字号、颜色和特殊效果等设置。

操作方法是：单击"开始"→"字体"组的相应按钮，或单击该组右下角的对话框启动器按钮 ，打开"设置单元格格式"对话框，在"字体"选项卡中完成设置，操作方法与 Word 2016 相同。

2. 设置数字格式

设置数字格式，可以通过单击"开始"→"数字"组的相应按钮，或单击该组右下角的对话框启动器按钮 ，打开"设置单元格格式"对话框，在"数字"选项卡中完成设置。

3. 设置对齐方式

工作表中通常输入不同的数据类型。在默认情况下，文本左对齐，逻辑值居中对齐，数值、日期和时间右对齐。为了使版式更加美观，用户可以改变数据的对齐方式。

操作方法是：单击"开始"→"对齐方式"组的快捷按钮实现数据对齐方式的调整。如果用户有更高要求，可以单击该组右下角的对话框启动器按钮，打开"设置单元格格式"对话框，在"对齐"选项卡中进行设置，如图5-19所示。

除了设置对齐方式，在"对齐"选项卡中还可以对文本进行显示扩展控制，有效解决文本的显示问题，如自动换行、缩小字体填充、合并单元格、改变文字方向和旋转文字角度等。

5.3.3 自动套用格式

1. 套用单元格样式

通过自定义单元格样式可以满足用户各种各样的需要，如果能够选择已经存在的满足需求的样式，则可以事半功倍。

操作方法是：选择单元格或单元格区域，单击"开始"→"样式"→"其他"按钮，展开单元格样式库。在样式库中选择其中某一选项，即可应用该样式到对应的单元格，如图5-20所示。

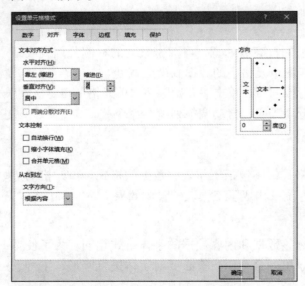

图5-19 "设置单元格格式"对话框的"对齐"选项卡

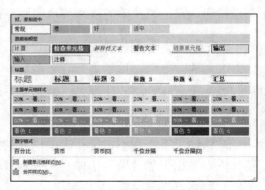

图5-20 单元格样式库

如果需要在此基础上修改样式或者重新建立样式，选择"新建单元格样式"命令，打开如图5-21所示的"样式"对话框，在对话框中单击"格式"按钮，打开"设置单元格格式"对话框，可以具体设置单元格的样式。

2. 套用工作表样式

如果对整张工作表设置样式，可以利用Excel提供的多种美观、专业的表格套用格式。在Excel 2016中，系统为用户提供了浅色、中等深浅和深色三大类预设样式。

操作方法是：选定要设置的工作表区域，单击"开始"→"样式"→"套用表格格式"按钮，在打开的下拉列表中选择用户需要的样式即可。

在"套用表格格式"下拉菜单中除了系统预设的样式外，还有"新建表格样式"和"新建数据透视表样式"命令，无论选择哪个命令，都可以打开一个"表格样式"对话框，用户可以自行设置每行、每列、标题行、汇总行等部分的格式。

5.3.4 条件格式

条件格式可以突出显示满足条件的单元格或单元格区域，还可以使用颜色刻度、数据条和图标集直观地显示满足条件数据，起到强调作用。条件格式基于不同条件来确定单元格的外观，非常实用。

任务一 对"成绩汇总表"设置条件格式：将各科成绩高于90分的单元格设置成浅红填充深红色文本效果，将各科成绩低于65分的单元格设置成蓝色字体文本效果。其效果如图5-22所示。

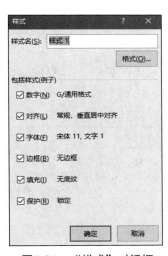

图5-21 "样式"对话框

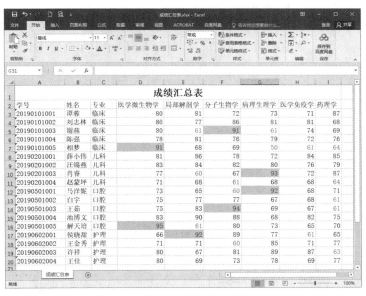

图5-22 设置条件格式后的效果图

解决方案：

（1）选定要设置格式的单元格区域C3:H20。

（2）单击"开始"→"样式"→"条件格式"下拉按钮，在下拉菜单中选择"突出显示单元格规则"→"大于"命令，打开"大于"对话框进行设置，如图5-23所示，单击"确定"按钮。

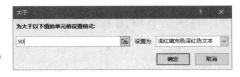

图5-23 "大于"对话框

（3）用同样的方法选择"小于"命令，打开"小于"对话框，在左侧的文本框中输入65，在右侧的下拉列表框中选择"自定义格式"，打开"设置单元格格式"对话框。在"字体"选项卡中设置颜色为"蓝色"，然后连续单击"确定"按钮。

5.4 公式和函数

> **知识要点** >>>>>>
> 1. 公式的应用。
> 2. 单元格的引用。
> 3. 函数的使用。

5.4.1 公式的使用

公式是 Excel 2016 进行数据处理的最常用工具之一，通过公式的应用，用户可以快速计算单元格中的数据结果，并从中整理出数据关系。

1. 公式的概念

公式是对工作表中的数值执行计算的等式，以等号"="开始，由常量、单元格地址、运算符、函数等元素组成，如"=SUM（A1:A20）+B1-5"。默认情况下，公式的计算结果显示在单元格中，公式本身显示在编辑栏中。

2. 运算符

运算符是对公式中的元素进行某些特定的运算，在 Excel 2016 工作表中，常见的运算符分为算术运算符、比较运算符、文本运算符、引用运算符 4 类，见表 5-3。

表 5-3 运算符

类 型	表示形式	优先级
算术运算符	+（加）、-（减）、*（乘）、/（除）、%（百分比）、^（乘方）	从高到低分为3个级别：百分比和乘方、乘和除、加和减。优先级相同时，按从左到右的顺序计算
比较运算符	=（等于）、>（大于）、<（小于）、>=（大于等于）、<=（小于等于）、<>（不等于）	优先级相同
文本运算符	&（文本的连接）	
引用运算符	:（区域）、,（联合）、空格（交叉）	从高到低依次为区域、联合、交叉

（1）算术运算符

算术运算符用来对数值进行算术运算，计算结果还是数值，算术运算符的优先级见表 5-3。例如，公式"6-8%+2^3/6*9"的计算顺序是"%、^、/、*、-、+"，计算结果是"1792%"。

（2）比较运算符

比较运算符，用来比较两个文本、数值、日期的大小，结果是一个逻辑值。

（3）文本运算符

文本运算符用来将多个文本连接为一个组合文本。例如，"Excel"&"2016" 的结果为 Excel 2016。

（4）引用运算符

引用运算符用来将单元格区域合并运算，引用运算符的使用说明见表 5-4。

表 5-4　引用运算符

引用运算符	含 义	示 例
：（区域运算符）	包括两个引用在内的所有单元格的引用	SUM(A1:D3)
，（联合运算符）	将多个引用合并为一个引用	SUM(A1,D3)
空格（交叉运算符）	产生同时隶属于两个引用的单元格区域的引用	SUM(A4:B5 B2:B4)

四类运算符的优先级从高到低依次为引用运算符、算术运算符、文本运算符、比较运算符。当多个运算符同时出现在公式中，Excel 按照运算符的优先级进行计算，优先级相同时，从左至右计算。

3. 公式的输入

认识了公式的基本结构和运算符优先级之后，就可以运用公式对工作表中的数据进行简单的计算，以及对公式进行一系列的修改和操作。

操作方法：将光标定位到目标单元格或编辑栏中，首先输入等号"="，然后输入数值、字符串、所在的单元格引用地址及各种运算符，按【Enter】键确定。

任务二 在"成绩汇总表"工作表中，使用公式计算每位同学的总分。

解决方案：

（1）在"成绩汇总表"工作表中，选定第一位学生的"总分"单元格 J3。

（2）在单元格中输入公式"= D3+E3+F3+G3+H3+I3"，按【Enter】键确认。Excel 会自动计算并将结果显示在单元格中，同时公式内容显示在编辑栏中，如图 5-24 所示。

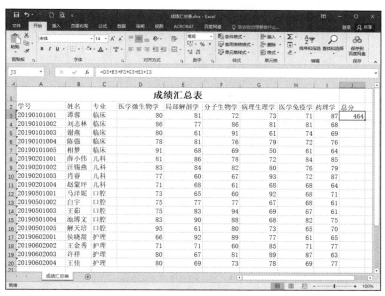

图 5-24　使用公式计算总分

（3）其余同学的总分可以利用公式的自动填充功能快速完成。

4. 修改公式

当用户在工作表中输入错误的公式时，系统会给出相应的错误提示，并对公式进行修改。常见的错误值及其含义见表 5-5。

表 5-5　错误值及其含义

错误值	含 义
#DIV/0!	除数为零或不包含任何值的单元格
#N/A	引用了当前无法使用的公式或函数
#NUM!	公式或函数包含无效数值
#REF!	引用了无效单元格
#NAME?	使用了无法识别的文本
#VALUE!	公式中含有不同数据类型的单元格
#NULL!	使用了不正确的区域运算符或引用的单元格区域的交集为空

操作方法：光标定位到目标单元格或编辑栏中，删除原公式重新输入或删除错误的部分重新输入正确的元素，修改完成后按【Enter】键或单击"输入"按钮✓确认。公式所在单元格中的计算结果会自动更新，无须重新计算。

如果要删除公式，只需单击选中目标单元格，然后按【Delete】键即可。

5.4.2　单元格的引用

只要在 Excel 工作表中使用公式，就离不开单元格的引用问题。引用的作用是标识单元格所在的坐标位置，通过标注这个位置，不仅能够在公式中使用工作表不同位置包含的数据，或者在多个公式中使用同一个位置的数据，还可以引用不同工作表或不同工作簿上某一位置的数据。

由于引用方法的不同，单元格的引用可以分为三种类型：相对引用、绝对引用和混合引用。

1. 相对引用

相对引用也称为相对地址，Excel 默认为相对引用，它用列标号和行标号直接表示单元格，如 E2，A2:C4 等都是相对引用。

如果某个单元格内的公式被复制到另一个单元格时，原单元格内公式的地址在新单元格中需要发生相应变化，就可以用相对引用实现。相对引用的特点是在公式复制或填充到其他单元格时，其中的单元格引用会自动随着移动的位置相对发生变化。

例如，在单元格 C6 中输入公式"=A6+B6"，那么 C6 中的公式就引用了两个单元格 A6 和 B6。如果把 C6 中的公式复制到 C7 中，列标号不变，行标号加 1，公式自动变为"=A7+B7"。假如公式从 C6 复制到 D7，列标号加 1，行标号也加 1，公式自动变为"=B7+C7"。

相对引用常用来快速实现大量数据的同类运算。

2. 绝对引用

在表示单元格的列标号和行标号前都加上"$"符号的单元格名称称为单元格绝对引用，如 $A$6。绝对引用的特点是在操作过程中，公式中的绝对引用的单元格地址始终保持不变。

例如，在单元格 C6 中输入公式"=$A$6+$B$6"，那么 C6 中的公式就引用了两个单元格 A6 和 B6，将公式复制到 C7 中，会发现 C7 与 C6 的计算公式一样，仍然是

"=$A$6+$B$6"。符号 $ 就像一个钉子,钉住了参加运算的单元格,使它们不会随着公式位置的变化而变化。

3. 混合引用

混合引用是在列标号或行标号前加上符号"$",如 $A1 或 A$1。它是相对地址引用和绝对地址引用的混合使用。$A1 是列不变,行变化;A$1 则是列变化,行不变。

4. 引用其他工作表中的单元格

Excel 2016 允许用户在公式或函数中引用同一工作簿中不同工作表中的单元格。此时,单元格地址的一般书写形式为:工作表名!单元格地址。

例如,"=D6+E6-Sheet2!F6",公式表示计算当前工作表中 D6、E6 之和,再减去工作表 Sheet2 中 F6 单元格中的值,并将计算结果显示到当前单元格中。

5.4.3 函数的使用

函数是系统预定义的特殊公式,主要用于处理简单的四则运算不能处理的计算。

Excel 2016 中提供了丰富的函数,涉及财务、日期与时间、数学与三角函数、统计、查找与引用、数据库、文本、逻辑和信息等方面。这些函数极大地扩展了公式的功能,使数据的计算、处理更为容易、方便,特别适用于执行复杂的计算公式。

1. 函数的语法结构

Excel 2016 中函数最常见的结构以函数名称开始,后面紧跟左小括号,然后以逗号分隔输入参数,最后是右小括号结束。一般格式如下:

函数名称(参数1,参数2,参数3,…)

在函数结构中,参数起着至关重要的作用,不同的函数其参数的类型不同,而参数的类型决定了返回值的类型。函数的参数类型有常量、单元格引用、逻辑值或其他函数。

例如,在求和函数 SUM(C1:C8) 中,C1:C8 是参数,指明操作对象是单元格区域 C1:C8 中的数值。

2. 函数的输入

在使用函数计算工作表中的数据时,需要在返回值的单元格中输入函数。Excel 2016 中函数的输入方法有两种:直接输入法和函数库插入函数。

(1)直接输入法

直接输入函数是在激活编辑状态后,在单元格或编辑栏内以"="开头,直接输入函数,适用于比较简单的函数。

(2)函数库插入函数

函数库是系统为用户提供的一个陈列了多种常用函数模型的功能区域,从中可以选择合适的函数并快速套用。

操作方法:单击"公式"→"函数库"→"插入函数"按钮或单击编辑栏中的 f_x 按钮,打开"插入函数"对话框进行操作。或者通过单击"公式"→"函数库"组中对应的分类函数下拉按钮,在下拉列表中选择需要的函数来完成。

例如,对于 5 个基本函数,可以单击"公式"→"函数库"→"自动求和"下拉按钮,它将自动对活动单元格上方或左侧的数据进行这 5 种基本计算。

任务三 使用插入函数法统计"成绩汇总表"中每位学生的平均分,保留 1 位小数位。

解决方案:

(1)单击选中存放平均分的 K3 单元格。

(2)单击编辑栏中的 *fx* 按钮,打开"插入函数"对话框,在"选择函数"列表框中选择 AVERAGE 函数,如图 5-25 所示。

(3)单击"确定"按钮,弹出所选函数的"函数参数"对话框,如图 5-26 所示。此时,系统自动提供的单元格区域是 D3:I3。如果系统自动识别的数据区域正确,单击"确定"按钮。

如果不正确,则需要重新选择。操作方法是:单击 Number1 文本框右侧的折叠对话框按钮,从工作表中重新选定相应的单元格区域,再次单击折叠对话框按钮恢复对话框,最后单击"确定"按钮。

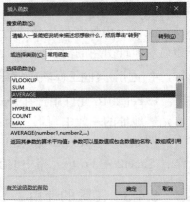

图5-25 "插入函数"对话框

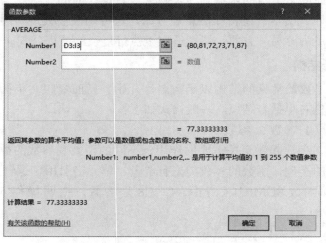

图5-26 "函数参数"对话框

(4)利用填充柄自动填充其他平均分区域。

(5)选中 K 列,单击"开始"→"数字"组右下角的对话框启动器,打开"设置单元格格式"对话框,在"数字"选项卡中"分类"列表框中选择"数值",设置小数位数为 1,单击"确定"按钮。

在数据处理过程中,如果在保持数据表中记录的原始顺序不变的情况下,排出各项记录的名次,则只能通过 RANK 函数来实现。其语法结构如下:

RANK(umber,ref[,order])

各参数的具体含义如下:

● number:用于指定需要计算排名的数据。

● ref:用于指定给定的数据集合或者单元格区域的引用,对于非数值型数据将被忽略。

● order:表示对 ref 进行排序的方式。

任务四 使用 RANK 函数，按照平均分完成整个年级排名。

解决方案：

（1）单击选中存放排名的 K3 单元格。

（2）单击编辑栏中的 ƒx 按钮，打开"插入函数"对话框，选择"全部"类别，在"选择函数"列表框中选择 RANK 函数。

（3）单击"确定"按钮，打开 RANK 函数的"函数参数"对话框。单击 Number 和 Ref 文本框右侧的折叠对话框按钮，从工作表中重新选定相应的单元格区域，再次单击折叠对话框按钮返回对话框，Order 文本框设置排序方式，最后单击"确定"按钮完成设置，如图 5-27 所示。

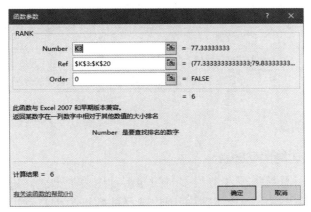

图5-27　RANK()函数参数设置

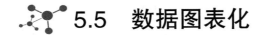

5.5　数据图表化

> **知识要点** >>>>>>
>
> 1. 图表的创建。
> 2. 图表编辑及格式化。
> 3. 迷你图的使用。

5.5.1　图表的类型

利用图表来描述电子表格中的数据是 Excel 的主要功能之一。Excel 能够将电子表格中的数据转换成各种类型的统计图表，通过创建图表可以使工作表中的数据以更加直观的形式表示出数据变化趋势及各类数据之间的关系。当工作表中的数据发生变化时，图表会相应改变，不需要重新绘制。

Excel 2016 提供了 15 种图表类型，不同类型的图表分析数据的侧重点也不同，用户了解各个类型图表的具体特点，可以在使用图表时快速插入最合适的图表，常用的图表类型见表 5-6。

表 5-6　常用的图表类型

图表类型	特点
柱形图、条形图	用于比较数据的大小
折线图	突出数据随时间变化的趋势
饼图	部分所占整体的比重
散点图	分析多个数据之间的关系
雷达图	分析同一对象的不同方面使用
面积图	分析数值或总量程度的变化
旭日图	分析数据层次结构
树状图	分析数据比例和层次结构
箱型图	展示数据分布
瀑布图	表达特定数值之间的数量变化关系
组合图	一个图表中包含多个图表类型，用于复杂情况的分析

5.5.2　图表的创建

1. 使用推荐图表功能创建图表

用户在创建图表时总是需要花费很多时间在多种图表类型之间进行选择，这时我们可以使用推荐图表功能来解决。它可以根据用户选择的数据类型自动进行分析并推荐合适的图表。

操作方法：选中数据源区域，单击"插入"→"图表"→"推荐的图表"按钮，在打开的"插入图表"对话框中选择"推荐的图表"选项卡，在选项卡左侧有多个推荐的图表类型，选择合适的一个，右侧实时预览，最后单击"确定"按钮，完成图表的插入。

2. 单击图表类型按钮创建

操作方法：选择数据源，单击"插入"→"图表"组中对应图表类型的下拉按钮，在下拉菜单中选择用户需要的类型即可。或者单击"图表"组面板右下角的对话框启动器按钮，打开"插入图表"对话框，在"所有图表"选项卡中选择图表子类型，单击"确定"按钮，在当前工作表中创建图表。

任务五　根据任务三，将"成绩汇总表"工作表中的姓名、平均分数据创建一个三维簇状柱形图，如图 5-28 所示。

解决方案：

（1）选定建立图表的数据源。方法如下：先选定"姓名"列，按住【Ctrl】键，再选定"平均分"列。

（2）单击"插入"→"图表"→"柱形图"下拉按钮，在"三维柱形图"中选择"三维簇状柱形图"，然后调整图表至合适大小。

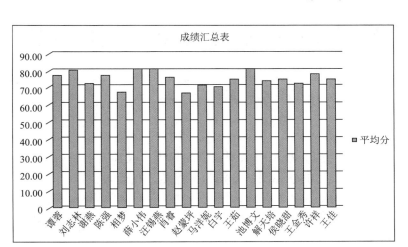

图5-28　三维簇状柱形图

5.5.3　图表的编辑与格式化

1. 图表的编辑

创建图表后，用户可以根据需要对图表进行一些编辑加工和布局调整，如更改图表类型、修改图表数据源或为图表添加新的组成部分等，使图表能够充分表现数据特征，有助于更清晰地反映数据的差异和变化，从数据中获取尽可能多的信息。

操作方法是：选中图表，打开"图表工具–设计"选项卡，如图5-29所示。通过"图表工具–设计"选项卡，用户可以更改图表类型以及对图表中各个组成元素的编辑，如添加标题、设置图例、修改数据源区、移动图表、删除图表等。

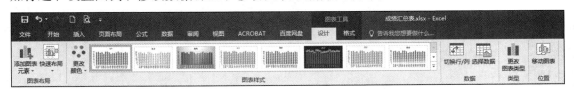

图5-29　"图表工具–设计"选项卡

2. 图表格式化

（1）应用内置样式

Excel中针对图表有很多在布局和搭配上比较专业的内置样式，使用这些样式可以改变图表的外观且不会显得粗糙。

操作方法是：选择图表，单击出现在图表区旁边的"图表样式"按钮，从打开的"样式"列表框中选择喜欢的样式，或者选择"图表工具–设计"选项卡，在"图表样式"组中同样可以应用内置样式。

（2）自定义图表样式

自定义图表外观可以只针对图表中的某个组成元素，包括文字和数值的格式、颜色、外观等。

操作方法是：选择修改元素，切换到"图表工具–格式"选项卡，单击"形状样式""艺术字样式""排列""大小"等组中的按钮来实现自定义外观样式，如图5-30所示。

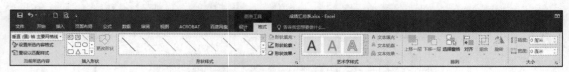

图5-30 "图表工具–格式"选项卡

5.5.4 迷你图

迷你图是一个微型图表,显示一系列数值的趋势,或者突出显示最大值和最小值。在 Excel 2016 中,有 3 种类型的迷你图,分别为折线图、柱形图、盈亏图。

与 Excel 工作表上的图表不同,迷你图不是对象,而是单元格背景中的一个微型图表,在打印包含迷你图的工作表时会将迷你图也打印出来。

1. 创建迷你图

选中插入迷你图的单元格,单击"插入"→"迷你图"→"迷你图"按钮,出现"创建迷你图"对话框,如图 5-31 所示。单击"数据范围"文本框右侧的折叠对话框按钮,选择数据源,单击"确定"按钮,完成迷你图的创建。

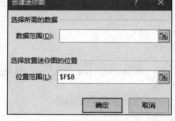

图5-31 "创建迷你图"对话框

2. 编辑迷你图

创建迷你图后,切换到"迷你图工具–设计"选项卡,单击"迷你图""类型""显示""样式""分组"组中的相应按钮,可以编辑已创建的迷你图。

5.6 数据管理和分析

价值引领
彰显数据力量,守护人民生命

知识要点 >>>>>>

1. 数据排序。
2. 数据筛选。
3. 分类汇总。
4. 数据透视表。

5.6.1 数据清单

Excel 不仅具有数据计算处理的能力,而且还具有数据库管理的一些功能。它可以方便、快捷地对数据进行排序、筛选、分类汇总、创建数据透视表等统计分析工作,恰当地使用这些功能可以极大地提高用户的日常工作效率。

要使用 Excel 的数据管理功能,首先必须将电子表格创建为数据清单,也称为数据列表,是由 Excel 工作表中单元格构成的矩形区域,即一张二维表。数据清单是一种特殊的表格,必须包括两部分,即表结构和表记录。表结构是数据清单中的第一行,即列标题(又称字段名),Excel 利用这些字段名对数据进行查找、排序、筛选等操作。表记录则是 Excel 实施管理功能的对象,该部分不允许有非法数据内容出现。

要正确创建数据清单,应遵循以下准则:

① 避免在一张工作表中建立多个数据清单,如果在工作表中还有其他数据,要在它们与数据清单之间留出空行、空列,数据清单中行称为记录、列称为字段。

② 通常在数据清单的第一行创建字段名,字段名必须唯一,且每一字段的数据类型和格式必须完全相同。

③ 数据清单中不能有完全相同的两行记录。

5.6.2 数据排序

排序是数据库的基本功能之一。在实际应用中,为了方便整理和分析数据,用户可以按照一定规则对数据清单进行排序。排序方式分为升序和降序,还可以由用户自定义排序方式。

1. 简单排序

简单排序是指对单个字段按升序或降序排列。

操作方法是:单击要排序的字段列中的任意单元格,单击"开始"→"编辑"→"排序和筛选"按钮,在打开的下拉列表中选择"升序"或"降序"按钮。或者单击"数据"→"排序和筛选"→"升序"按钮或"降序"按钮。

2. 复杂排序

复杂排序就是将数据清单按关键字值的顺序进行排列。当使用单关键字排序后,会出现两个以上数值相同的情况,这时可以使用增加多个次要关键字的方法进一步实现排序。

操作方法是:单击选择工作表中的任意单元格,单击"数据"→"排序和筛选"→"排序"按钮,打开"排序"对话框来实现。

任务六 对"成绩汇总表"进行排序,按主要关键字"局部解剖学"降序排序,成绩相同时,按次要关键字"病理生理学"升序排序,局部解剖学和病理生理学成绩都相同时,按第二个次要关键字"总分"升序排序。

解决方案:

(1)单击数据清单中任意单元格,选中数据区域。

(2)单击"数据"→"排序和筛选"→"排序"按钮,打开"排序"对话框,如图 5-32 所示。

(3)在"排序"对话框的"主要关键字"下拉列表框中选择"局部解剖学"选项,在"排序依据"下拉列表框中选择"数值"选项,在"次序"下拉列表框中选择"降序"选项。

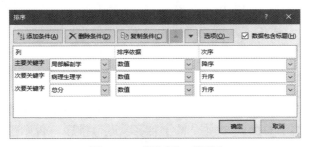

图5-32 "排序"对话框

（4）单击"添加条件"按钮，依次选择次要关键字"病理生理学"和"总分"，排序依据和次序按题目要求进行设置，单击"确定"按钮，即可完成排序设置。

在该对话框中，"数据包含标题"复选框是为了避免字段名也成为排序对象；"选项"按钮用来打开"排序选项"对话框，进行一些与排序相关的设置。

5.6.3 数据筛选

数据筛选是指只显示数据清单中符合条件的记录，自动隐藏起不满足条件的记录。一旦筛选条件被撤销，被隐藏的数据重新显示。

操作方法是：选定数据清单中的任意一个单元格，单击"数据"→"排序和筛选"→"筛选"按钮，在需要筛选的字段名下拉列表中选择用户要求的条件，单击"确定"按钮，即可筛选出满足条件的记录。

如果要恢复数据显示，单击"数据"→"排序和筛选"→"清除"按钮。如果要取消自动筛选，再次单击"筛选"按钮即可。

任务七 在"成绩汇总表"中，筛选出"临床"专业且"局部解剖学"成绩大于75分的学生信息，其筛选结果如图5-33所示。

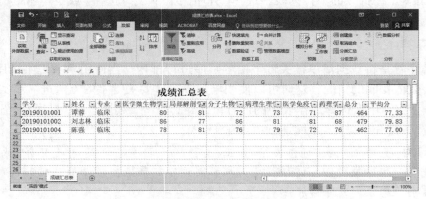

图5-33 筛选结果

解决方案：

（1）单击数据清单中任意单元格。

（2）单击"数据"→"排序和筛选"→"筛选"按钮，在每个字段名的右边会出现筛选按钮，单击"专业"列的筛选按钮，在下拉列表中仅选择"临床"，使筛选结果只显示专业为"临床"的学生记录，单击"确定"按钮。

（3）单击"局部解剖学"列的筛选按钮，在下拉列表中选择"数字筛选"→"大于"命令，打开如图5-34所示的"自定义自动筛选方式"对话框，在右侧的下拉列表框中输入75，单击"确定"按钮。筛选结果显示临床专业且局部解剖学成绩大于75分的学生信息。

5.6.4 分类汇总

分类汇总是对数据清单中的数据进行分类统计，使这些数据能提供更加清晰的信息。需要注意的是，在分类汇总前，必须按照分类字段进行排序，否则得不到正确的分类汇总结果。

第 5 章　Excel 电子表格处理

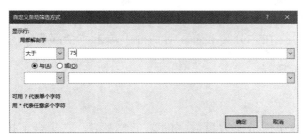

图5-34　"自定义自动筛选方式"对话框

任务八　在"成绩汇总表"中，求各专业平均分的平均值和局部解剖学的最高分。分类汇总后的效果如图 5-35 所示。

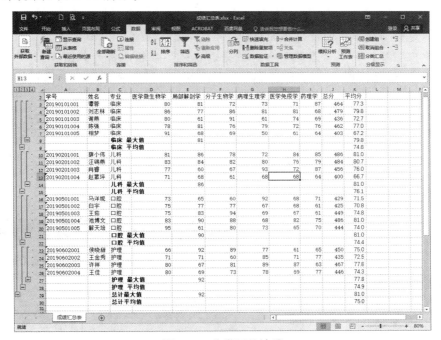

图5-35　分类汇总结果

分析本任务，实际是对"专业"字段分类，对"平均分"和"局部解剖学"字段进行汇总，汇总方式分别是求平均值和最大值。

解决方案：

（1）选择"专业"列，单击"数据"→"排序和筛选"→"升序"按钮或"降序"按钮，完成对工作表的排序。

（2）选择数据清单中的任意单元格，单击"数据"→"分级显示"→"分类汇总"按钮，打开"分类汇总"对话框。设置分类字段为"专业"，汇总方式为"平均值"，汇总项为"平均分"，单击"确定"按钮，如图 5-36 所示。

（3）再次打开"分类汇总"对话框，设置分类字段为"专业"，汇总方式为最大值，汇总项为"局部解剖学"，取消"替

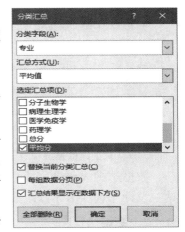

图5-36　"分类汇总"对话框

换当前分类汇总"复选框的勾选。即可实现图 5-35 的分类汇总效果。

若要取消分类汇总，在"分类汇总"对话框中单击"全部删除"按钮即可。

5.6.5 数据透视图表

1. 数据透视表

数据透视表是一种快速汇总大量数据的交互式表格。它集合了排序、筛选和分类汇总的功能，动态地对数据进行各种分析和比较，使用户简便、快速地对数据重新组织和统计。

在建立数据透视表之前，必须将所有筛选和分类汇总的结果取消。

任务九 在"成绩汇总表"中，建立各专业学生的"局部解剖学"和"总分"的数据透视表。

解决方案：

（1）选定数据清单中的任意单元格。

（2）单击"插入"→"表格"→"数据透视表"按钮，打开如图 5-37 所示的"创建数据透视表"对话框。在该对话框中确认数据透视表的源数据区域，选择数据透视表的放置位置，单击"确定"按钮，打开"数据透视表字段"任务窗格。

（3）在"数据透视表字段"窗格中，将"专业"字段作为报表筛选字段，将"姓名"字段拖入"行标签"区，使之成为数据透视表的行标题，将"局部解剖学"和"总分"字段拖入"数值"区。单击数值区的"总分"按钮，在列表中选择"值字段设置"命令，在打开的"值字段设置"对话框中，将"总分"的计算类型设置为"平均值"。设置后的数据透视表如图 5-38 所示。

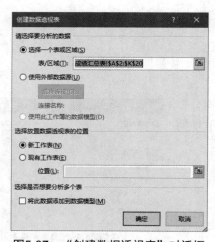

图5-37 "创建数据透视表"对话框

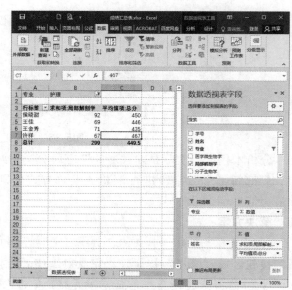

图5-38 数据透视表

数据透视表创建完成后，用户可以使用"数据透视表工具－分析"、"数据透视表工具－设计"选项卡，修改数据透视表的布局和格式。

2. 数据透视图

数据透视图是与数据透视表相对应的图形表示形式，其功能与普通图表相似，都是直观分析数据的工具，不过数据透视图是一种交互式的图表。用户可以直接在图表中进行选择和设置，决定所显示的数据和方式。

任务十 为"成绩汇总表"建立数据透视图。

解决方案：

（1）选定数据清单中的任意单元格。

（2）单击"插入"→"图表"→"数据透视图"按钮，打开"创建数据透视图"对话框。在该对话框中确认数据透视图的源数据区域，选择数据透视图的放置位置，单击"确定"按钮，打开"数据透视表字段"任务窗格。

（3）在"数据透视表字段"窗格中，将"专业"字段作为轴字段，将"姓名"字段拖入"行标签"区，使之成为数据透视表的行标题，将各科成绩添加到值列表。设置后的数据透视图如图5-39所示。

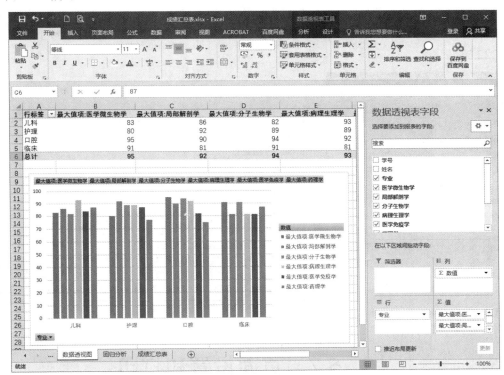

图5-39 数据透视图

也可以直接选中已创建的数据透视表，单击"数据透视表工具–分析"→"工具"→"数据透视图"按钮，在打开的"插入图表"对话框中选择合适的图表，完成数据透视图的创建。

5.6.6 数据分析

Excel 2016拥有简单实用的数据分析工具，能够较方便地满足医学统计分析的要求。

完成数据分析操作，首先要将"数据分析"命令添加到"数据"功能区，操作方法是：选择"文件"→"选项"命令，在打开的"Excel 选项"对话框中，选择"加载项"标签，在"管理"下拉列表框中选择"Excel 加载项"，单击"转到"按钮，在打开的"可用加载宏”对话框中选中“分析工具库”复选框，单击“确定”按钮将“数据分析”命令添加到“数据”功能区。

任务十一 测得 10 名糖尿病人的血糖（mg/100ml）Y，胰岛素 X1 及生成素 X2 的测定值如图 5-40 所示，问胰岛素、生成素与血糖之间是否具有相关性？如果有，则相关的预测公式是什么？

	A	B	C	D
1	病历号	血糖	胰岛素	生成素
2	1002156201	223	16.7	11.43
3	1002178345	221	11.9	7.53
4	1023435888	217	14	12.17
5	1024324329	142	19.8	2.33
6	1025786683	220	15.2	9.51
7	1032334798	163	16.7	9.63
8	1053567867	240	10.3	14.58
9	1055385833	188	17	10.07
10	1063242354	200	16.2	11.66
11	1063243523	235	5.9	10.56

图5-40 回归分析数据源

解决方案：

（1）单击“数据”→“分析”→“数据分析”按钮，在打开的“数据分析”对话框中选择“回归”，单击“确定”按钮。

（2）在“回归”对话框中，设置 Y 值输入区域为 \$B\$2: \$B\$11，设置 X 值输入区域为 \$C\$2: \$D\$11，设置输出区域为 \$A\$13，如图 5-41 所示。

（3）观察回归分析结果，如图 5-42 所示，测得的 R Square 值为 0.75>0.5，所以血糖与胰岛素、生成素之间具备相关性，并且可以求出关系公式为：Y=-4.34455*X1+4.523807*X2+222.3329。

图5-41 “回归”对话框

	A	B	C	D	E	F	G	H	I
13	SUMMARY OUTPUT								
14									
15	回归统计								
16	Multiple R	0.867207							
17	R Square	0.752048							
18	Adjusted R Squar	0.681205							
19	标准误差	17.97436							
20	观测值	10							
21									
22	方差分析								
23		df	SS	MS	F	ignificance F			
24	回归分析	2	6859.357	3429.678	10.61565	0.007591			
25	残差	7	2261.543	323.0776					
26	总计	9	9120.9						
27									
28		Coefficients	标准误差	t Stat	P-value	Lower 95%	Upper 95%	下限 95.0%	上限 95.0%
29	Intercept	222.3329	38.59609	5.760504	0.000691	131.0677	313.5981	131.0677	313.5981
30	X Variable 1	-4.34455	1.676223	-2.59187	0.035847	-8.30819	-0.38091	-8.30819	-0.38091
31	X Variable 2	4.523807	2.065134	2.190563	0.064625	-0.35946	9.407073	-0.35946	9.407073
32									

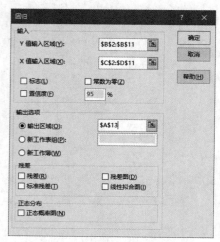

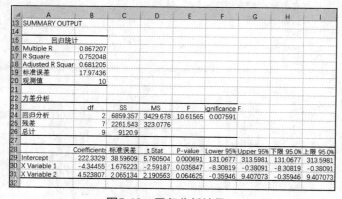

图5-42 回归分析结果

5.7 页面设置和打印

知识要点 >>>>>>

1. 页面设置。

2. 页眉 / 页脚设置。

工作表设计完成后，最终结果需要打印。为了打印出精美而准确的工作报表，用户需要设置表格的页面格式和打印范围、添加页眉和页脚。

5.7.1 页面设置

文件打印之前可根据需要对文件进行页面设置,包括纸张方向、缩放比例、页边距、纸张大小、页眉/页脚等。

1. 设置纸张方向

纸张方向是指工作表在页面中的排版方向,包括横向和纵向两种类型。单击"页面布局"→"页面设置"→"纸张方向"按钮,根据需要选择工作表页面的方向为"横向/纵向",默认状态为纵向。

2. 设置页边距

页边距是指在打印效果中工作表的外围边框和纸张边缘的距离。单击"页面布局"→"页面设置"→"页边距"下拉按钮,在下拉菜单中选择"普通""宽""窄"等不同的页边距选项。用户也可以单击"自定义边距"选项,在打开的"页面设置"对话框中进行设置,单击"确定"按钮确认设置。

3. 设置纸张大小

纸张大小是指用以打印工作表的纸张尺寸,如 A3、A4 等。单击"页面布局"→"页面设置"→"纸张大小"下拉按钮,用户在打开的纸张大小列表中根据需要选择合适的纸张大小。

4. 设置打印区域

如果用户只打印工作表的某个区域,可以通过设置打印区域实现。

操作方法:选中工作表需要打印的单元格区域,单击"页面布局"→"页面设置"→"打印区域"下拉按钮,在下拉列表中选择"设置打印区域"命令即可。

若要取消打印区域的设置,单击"取消打印区域"命令即可。

5.7.2 页眉/页脚设置

在打印多张表格时,用户可以为表格添加统一的页眉和页脚,更直观地表达主题。页眉和页脚的设置有两种方法:

方法一:单击"插入"→"文本"→"页眉和页脚"按钮,出现"页眉和页脚工具–设计"选项卡,在"页眉"和"页脚"区输入相应的页眉页脚,单击工作表中任意单元格退出页眉页脚的编辑状态。

方法二:单击状态栏中的"页眉布局"按钮切换到页面布局视图,快速进入页眉页脚编辑状态。

5.7.3 打印预览与打印

选择"文件"→"打印"命令,显示"打印预览"界面,如图 5-43 所示。在预览中,用户根据需要配置所有类型的打印设置。例如,份数、打印机、页面范围、页面大小等。

此外,在打印预览区的右下角有"显示边距"和"缩放到页面"两个按钮。选择"显示边距"按钮,可以将页边距指示线显示到屏幕上,方便用户拖动这些指示线来改变页边距的设置值。单击"缩放到页面"按钮，可以将所有打印内容缩放到一页之中。

用户满意预览效果，单击"打印"按钮即可完成打印。

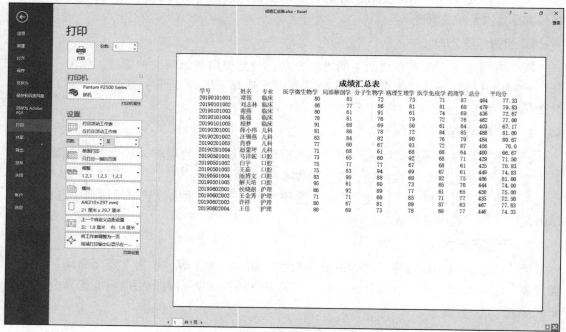

图5-43 "文件"选项卡中的"打印"选项

本 章 小 结

Excel 2016 可以快速高效地对数据进行自动处理和计算，是一款优秀的个人计算机数据管理软件，因此广泛应用于管理、统计、金融等领域。本章系统地介绍了 Excel 2016 的工作界面、数据的录入与编辑、使用公式或函数对数据进行加工和计算、利用数据分析工具完成数据的统计和分析、图表的基本应用、工作表的打印等功能和使用方法。

知识拓展 >>>>>> 数据分析工具 FineBI

FineBI 是帆软软件有限公司推出的一款商业智能（Business Intelligence）产品，它可以通过最终业务用户自主分析企业已有的信息化数据，帮助企业发现并解决存在的问题，协助企业及时调整策略做出更好的决策，增强企业的可持续竞争性。

1. 打通"数据孤岛"

借助 FineBI，企业可以轻松搭建统一的数据管理平台。从数据采集，到数据处理，再到数据存储和管理，企业能做到统筹管理、数据统一，打通数据孤岛，大大减轻数据准备阶段的工作量，让数据分析更灵活充分。

2. 支持大数据量

企业系统里数据日渐增多，对数据分析提出了很大的挑战，很多传统的数据分析工具已经不能胜任，遇到万级数据就会卡死，更别说亿级数据量了，即便支持大数据量，系统运维又是个难题。

对此，FineBI 提出以轻量级的架构实现海量数据分析，通过专用的 Spide 引擎，一方面采用先进列式存储，让数据占用存储空间大幅降低，节省磁盘空间；另一方面采用内存计算+ETL 逻辑，同时满足数据的快速计算与大数据量的处理。

3. 支持多终端使用

在移动互联网时代的今天，企业办公越来越多元化，企业的管理也要突破时间和空间的局限。FineBI 紧跟潮流，推出 PC 端、移动端、大屏等多屏应用，支持与钉钉、企业微信集成，可以帮助企业随时随地查看、分析运营状况，及时做出分析、决策，更好地进行业务管控。

第 6 章

PowerPoint 演示文稿制作

PowerPoint 2016 是当前较为流行和普及的幻灯片制作工具。使用 PowerPoint 可制作出生动活泼、富有感染力的幻灯片，应用于会议报告、课程教学、论文答辩、广告宣传和产品演示等方面，是人们在不同场合进行信息交流的重要工具。

学习目标

◎ 了解幻灯片的基本原理和基本制作方法，熟悉 PowerPoint 软件环境。
◎ 掌握 PowerPoint 的基本操作，包括文字、图片、声音、视频等媒体的导入与编排。
◎ 掌握 PowerPoint 自定义动画和超链接的制作方法，以及幻灯片放映方式的设置。

重点、难点

◎ 多媒体对象的插入。
◎ 幻灯片的素材加工和整体设计。

6.1 PowerPoint 2016 概述

知识要点 >>>>>>

1. PowerPoint 2016 的窗口组成。
2. 文件选项的作用。
3. PowerPoint 2016 常用的视图模式。

6.1.1 PowerPoint 2016的窗口组成

PowerPoint 2016 窗口与 Office 2016 其他组件相似，也包括标题栏、快速访问工具栏、状态栏等，并同样采用功能选项卡代替传统的菜单操作方式，如图 6-1 所示。PowerPoint 2016 的窗口主要由以下部分组成：

第 6 章 PowerPoint 演示文稿制作

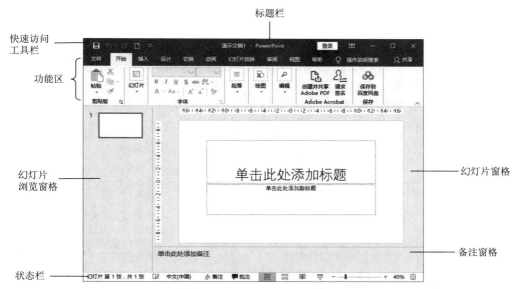

图6-1 PowerPoint 2016窗口

（1）标题栏

标题栏位于窗口的顶部，显示演示文稿的名称和当前所使用的程序名称"PowerPoint"。用户还可以根据需要添加自己经常会用到的功能按钮。

（2）快速访问工具栏

该工具栏位于功能区的左上方，在快速访问工具栏中设置了"保存""撤销"等常用的按钮。例如，用户需要将"新建"按钮放入快速访问工具栏，操作的方法是：单击快速访问工具栏右侧的"自定义快速访问工具栏"按钮，如图6-2所示。在打开的列表中选择"新建"命令，即可将"新建"按钮添加到当前的快速访问工具栏中。若需要添加的菜单命令没有出现在自定义快速访问工具栏默认的列表中，则可通过选择"其他命令"打开"PowerPoint 2016 选项"对话框找到更多的命令。

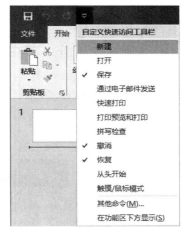

图6-2 自定义快速访问工具栏

（3）功能区

功能区中包含了"文件"菜单、"开始"、"插入"、"设计"、"切换"、"动画"、"幻灯片放映"、"审阅"、"视图"和"帮助"等选项卡。每一个选项卡下面都由若干组命令按钮组成。

（4）演示文稿编辑区

演示文稿编辑区位于功能区下方，主要包括"幻灯片浏览"窗格、"幻灯片"窗格和"备注"窗格。

（5）状态栏

状态栏位于当前窗口底部，在不同的视图模式下显示的内容会有所不同，主要显示当前幻灯片的序号、当前演示文稿幻灯片的总张数、语言状态、视图按钮、幻灯片显示比例等信息。

6.1.2 演示文稿视图

PowerPoint 2016 提供了五种演示文稿视图模式，分别为普通视图、大纲视图、幻灯片浏览视图、备注页视图和阅读视图模式，用户可根据自己的阅读需要选择不同的视图模式。

PowerPoint 2016 程序窗口底部状态栏右侧有四种视图按钮，分别是"普通视图""幻灯片浏览视图""阅读视图"和"幻灯片放映视图"，按钮图标含义见表6-1。在"视图"→"演示文稿视图"组中有五种视图按钮，分别是"普通视图""大纲视图""幻灯片浏览视图""备注页视图"和"阅读视图"。单击相应的视图按钮即可进行视图切换。

表 6-1 状态栏中的"视图"按钮

按 钮	视图名称	按 钮	视图名称
▣	普通视图	品	幻灯片浏览视图
▤	阅读视图	▼	幻灯片放映视图

1. 普通视图

普通视图是 PowerPoint 2016 的默认视图模式，共包含"幻灯片浏览"窗格、"幻灯片"窗格和"备注"窗格三种窗格，如图6-1所示。左侧是"幻灯片浏览"窗格，单击"视图"→"演示文稿视图"→"大纲视图"按钮，既可将此位置转换为"大纲"窗格；右侧为"幻灯片"窗格，显示当前幻灯片，并可以对幻灯片进行编辑；底部为"备注"窗格，可对当前幻灯片添加备注。

这些窗格让用户可以在同一位置使用演示文稿的各种特征。拖动窗格边框可调整不同窗格的大小。

2. 幻灯片浏览视图

在幻灯片浏览视图中，演示文稿中的所有幻灯片以缩略图的方式排列在同一窗口中，如图6-3所示。

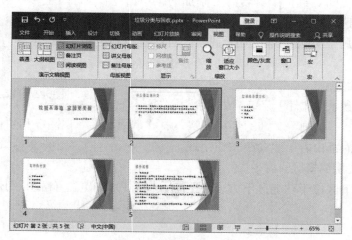

图6-3 幻灯片浏览视图

在该视图中可以看到改变幻灯片的背景设计、配色方案或更换模板后文稿发生的整体变化，可以检查各个幻灯片是否前后协调、图标的位置是否合适等问题；同时在该视图中也可以很方便地对幻灯片进行复制、移动和删除等操作。但是，在这种模式下，不能直接编辑和修改幻灯片的内容，可通过双击某个幻灯片，切换到"普通视图"后对幻灯片进行编辑。

3. 备注页视图

备注页视图主要用于为演示文稿中的幻灯片添加备注内容或对备注内容进行编辑修改，在该视图模式下无法对幻灯片的内容进行编辑。

切换到备注页视图后，页面上方显示当前幻灯片的缩略图，下方显示备注内容占位符。单击此占位符，向占位符中输入内容，即可为幻灯片添加备注内容，如图6-4所示。

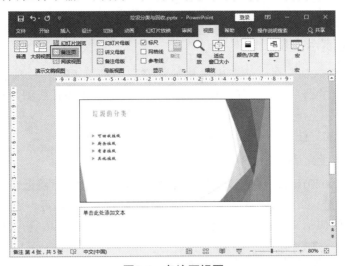

图6-4　备注页视图

4. 阅读视图

阅读视图是一种特殊的查看模式，阅读视图中只显示标题栏、状态栏和幻灯片放映效果，该视图一般用于幻灯片的简单预览，如图 6-5 所示。阅读视图是演示文稿的最后效果，所以当演示文稿创建到一个段落时，可以利用该视图来检查，从而可以对不满意的地方及时修改。

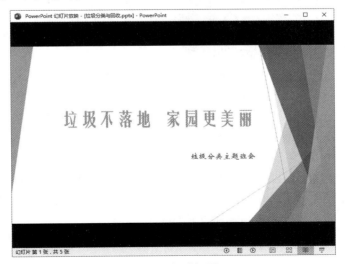

图6-5　阅读视图

6.2 演示文稿的创建与编辑

知识要点 >>>>>>

1. PowerPoint 2016 中的基本概念。
2. 演示文稿创建的常用方法。
3. 编辑幻灯片的基本方法。

6.2.1 创建演示文稿

使用 PowerPoint 2016 制作的文档又称演示文稿,简称 PPT,以独立的文件形式存储在磁盘上,其默认的文件扩展名为 .pptx,也可以保存为 pdf 格式或图片格式,还可以保存为视频格式。

创建演示文稿的方法主要有以下两种:

1. 创建空白演示文稿

启动 PowerPoint 2016 后,在打开的 PowerPoint 窗口中将显示最近使用的文档和程序自带的模板缩略图预览,此时单击"空白演示文稿"选项,即可新建一个空白演示文稿,如图 6-6 所示。空白的演示文稿不含任何设计方案和示例文本,全部内容可根据需要自己制作。

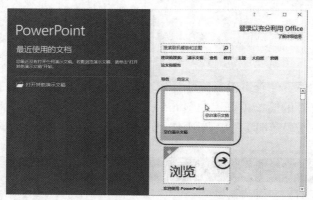

图6-6 新建空白演示文稿

除了上述方法新建空白演示文稿外,还可以通过下面的方法创建。

① 在 PowerPoint 操作环境下切换到"文件"选项卡,在左侧窗格中选择"新建"命令,在右侧窗格中单击"空白演示文稿"选项。

② 在 PowerPoint 环境下,按【Ctrl+N】组合键,可直接创建一个空白演示文稿。

③ 右击桌面空白处,在打开的快捷菜单中依次选择"新建"→"Microsoft PowerPoint 文档"命令,可在桌面上创建一个名为"新建 Microsoft PowerPoint 演示文稿"的文档,双击打开该文档,即可直接进入空白演示文稿的操作界面。

2. 根据模板新建演示文稿

PowerPoint 2016 提供了多种模板类型,模板包含可以直接套用的框架、精美的背景及通用的示范文本等，用户可利用模板快速创建各种专业水准的演示文稿。常用的操作方法：在"文件"→"新建"命令所对应的选项中，选择现有的模板来创建演示文稿，也可利用"搜索联机模板和主题"来创建演示文稿，如图 6-7 所示。

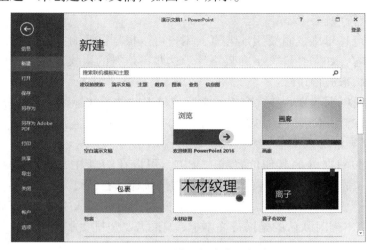

图6-7 利用模板创建演示文稿

6.2.2 幻灯片的基本操作

一个演示文稿是由若干张幻灯片组成的，一张幻灯片就是演示文稿的一页。每张幻灯片可包括独立的标题、文本、数字、图片等对象，同时还可设置多种多样的幻灯片切换效果和动画效果，从而更生动地播放演示文稿内容。

1. 新建幻灯片

默认情况下，新建的演示文稿中只包含一张标题页幻灯片，如果需要新建幻灯片，可单击"开始"→"幻灯片"→"新建幻灯片"，从下拉列表中选择一种版式，即可以新建一张该版式的幻灯片，如图 6-8 所示。

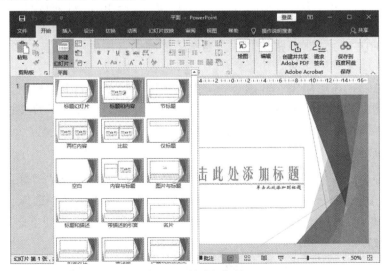

图6-8 新建幻灯片

2. 输入文本

在幻灯片中添加文本的方法有很多种，最简单的方法是直接将文本输入到幻灯片的占位符和文本框中。

（1）在占位符中输入文本

占位符是幻灯片母版的重要组成要素，用户可以根据需要直接在这些具有预设格式的占位符中添加内容，如图片、文字和表格等。这些占位符的格式以及在幻灯片中的位置可以通过幻灯片母版来进行设置。

占位符常被线框框起来，并含有提示文字"单击此处添加标题""单击此处添加文本"等。将鼠标指针移至占位符中，单击即可输入文字。

（2）使用文本框输入文本

如果要在占位符之外的其他位置输入文本，可以在幻灯片中插入文本框。单击"插入"→"文本"→"文本框"按钮，在幻灯片的适当位置绘制一个文本框，之后就可以在文本框的光标处输入文本了。用户在选择文本框时默认的是横排文本框，如果需要竖排文本框，可以单击"文本框"按钮的下拉按钮，然后进行选择，如图 6-9 所示。

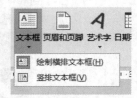

图6-9 输入文本

在 PowerPoint 中涉及对文字的复制、粘贴、删除、移动的操作和对文字字体、字号、颜色等的设置以及对段落格式的设置等操作，均与 Word 中的相关操作类似，这里不再赘述。

3. 移动、复制和删除幻灯片

要对幻灯片进行移动、复制和删除的操作，首先要选中幻灯片。选择幻灯片可在"普通视图"左侧的"幻灯片浏览"窗格或在"幻灯片浏览视图"下进行。单击一张幻灯片，即可选中它。按住【Shift】键的同时，再单击另一张幻灯片，可选择连续的多张幻灯片；按住【Ctrl】键的同时，再单击其他幻灯片可选择不连续的多张幻灯片。按【Ctrl+A】组合键可选中全部幻灯片。

在"普通视图"左侧的"幻灯片浏览"窗格或"幻灯片浏览视图"中按住鼠标左键直接拖动选中的幻灯片缩略图可移动幻灯片的位置，按住【Ctrl】键同时拖动则复制幻灯片。在"幻灯片浏览"窗格中右击一张幻灯片缩略图，从打开的快捷菜单中选择"复制幻灯片"命令，则直接在它下面复制一张幻灯片。当然，复制幻灯片也可通过"复制+粘贴"的方法进行。

要复制幻灯片，还可单击"开始"→"剪贴板"→"复制"下拉按钮，从下拉菜单中选择第二个"复制"命令；或者单击"幻灯片"→"新建幻灯片"下拉按钮，从下拉菜单中选择"复制所选幻灯片"命令。

4. 删除幻灯片

要删除幻灯片，在"普通视图"左侧的"幻灯片浏览"窗格或"幻灯片浏览视图"中选中幻灯片后，按【Delete】键，或通过右击，从打开的快捷菜单中选择"删除幻灯片"命令即可删除幻灯片。

5. 隐藏幻灯片

当用户不想放映演示文稿中的某些幻灯片时，则可以将其隐藏起来。

要隐藏幻灯片,在"普通视图"左侧的"幻灯片浏览"窗格或"幻灯片浏览视图"中选中幻灯片后,通过右击,从打开的快捷菜单中选择"隐藏幻灯片"命令。此时,在该幻灯片的标号上就会显示一条删除线,如图 6-10 所示,表示该幻灯片已经被隐藏。

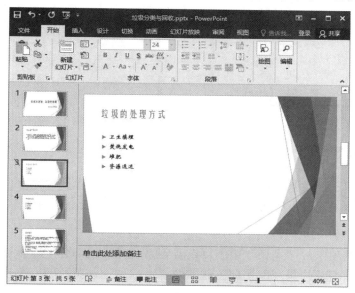

图6-10　隐藏幻灯片

如果要取消隐藏,则只需选中相应的幻灯片,然后再进行一次上述操作即可。

6.3　演示文稿的风格设计

知识要点 >>>>>>

1. 幻灯片大小及方向的设置。
2. 幻灯片的基本版式。
3. 主题的选用及修改。
4. 母版的编辑与应用。

6.3.1　设置幻灯片的大小和方向

默认情况下,PowerPoint 2016 幻灯片的大小为"宽屏(16:9)","横向"方向,用户也可以根据实际需要对幻灯片的大小和方向进行设置。要改变幻灯片大小和方向,可单击"设计"→"自定义"→"幻灯片大小"按钮,在其下拉列表中选择"自定义幻灯片大小"命令,打开"幻灯片大小"对话框,如图 6-11 所示。

例如,在"幻灯片大小"下拉列表中选择"全屏显示(4:3)",则会打开提示对话框,如图 6-12 所示,提示是按最大化内容大小还是按比例调整确保适合,一般选择"确保适合"选项。需要注意的是,在同一演示文稿中,所有幻灯片的大小和方向必须统一。

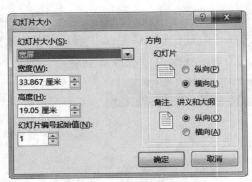

图6-11 "幻灯片大小"对话框

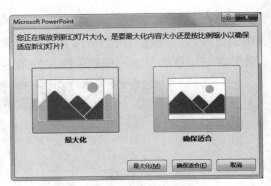

图6-12 提示对话框

6.3.2 设置主题

主题包含一组已经设置好的幻灯片背景效果、字体格式等设计元素，PowerPoint 2016 中提供了多种设计主题，可以快速地帮助用户生成专业、美观的演示文稿。

1. 应用主题

在"设计"选项卡的"主题"组中可以看到系统提供的部分主题。当鼠标指针指向某一个主题时，当前幻灯片呈现应用此主题的效果，以达到预览目的。单击某一主题，则表示该效果"应用于所有幻灯片"。在某个主题按钮上右击，在打开的快捷菜单中选择"应用于选定幻灯片"命令，则设置部分幻灯片应用主题，如图6-13所示。

2. 修改主题

根据演示文稿的需要，还可在"设计"选项卡的"变体"组中选择相应命令调整主题颜色、字体、效果及背景样式，如图6-14所示。

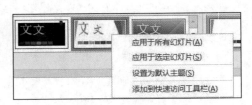

图6-13 设置主题

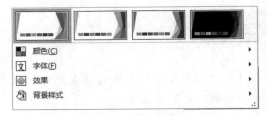

图6-14 修改主题

6.3.3 应用幻灯片版式

幻灯片版式决定幻灯片中内容的组成和布局，在特定版式的幻灯片中往往还有一些占位符。新建空白演示文稿时，PowerPoint会自动创建一张"标题幻灯片"版式的幻灯片。

插入幻灯片时，一般也要为新幻灯片指定一种版式。如果要对已有幻灯片更改幻灯片版式，选中幻灯片，单击"开始"→"幻灯片"→"幻灯片版式"按钮，从下拉列表中选择一种版式即可。

6.3.4 设置幻灯片背景

背景是幻灯片外观设计中的一部分，可设置纯色填充、渐变填充、图片或纹理填充和图案填充。单击"设计"→"自定义"→"设置背景格式"按钮,在当前视图窗口的右侧出现"设置背景格式"窗格,如图 6-15 所示。在"设置背景格式"窗格,可选择不同的填充方式进行设置,并且进行设置的同时,所选幻灯片的背景也将随之改变。如对所修改的背景满意,直接单击"关闭"按钮,则被选中的幻灯片的背景被改变。如希望改变所有幻灯片的背景,单击"全部应用"按钮,然后再单击"关闭"按钮。单击"重置背景"按钮,则撤销本次设置,恢复之前的背景。

6.3.5 使用母版

PowerPoint 2016 提供了三种母版:幻灯片母版、讲义母版和备注母版,如图 6-16 所示。

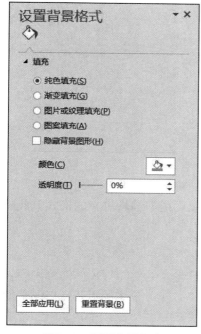

图6-15 设置背景格式

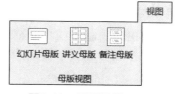

图6-16 母版视图

1. 幻灯片母版

幻灯片母版相当于是一种模板,它能够存储幻灯片的所有信息,包括文本和对象在幻灯片上的放置位置、文本和对象的大小、文本样式、背景、颜色主题、效果和动画等。通过幻灯片母版可以制作出多张风格相同的幻灯片,使演示文稿的整体风格更统一。

用户可以在幻灯片母版上为所有幻灯片设置默认版式和格式。换句话说,如果修改幻灯片母版,会影响所有基于此幻灯片母版的演示文稿幻灯片,在幻灯片母版视图下,可以设置每张幻灯片上都要出现的文字或图案,例如,公司的名称、徽标等。

单击"视图"→"母版视图"→"幻灯片母版"按钮,即可切换到幻灯片母版视图状态下,如图 6-17 所示。母版幻灯片是窗口左侧缩略图窗格中最上方的幻灯片,与母版版式相关的其他布局幻灯片显示在此母版幻灯片下方。编辑母版幻灯片时,基于该母版的所有幻灯片将应用这些更改;编辑布局母版幻灯片时,基于该版式布局的所有幻灯片将应用这些更改。单击"关闭母版视图"按钮,即可结束幻灯片母版编辑。

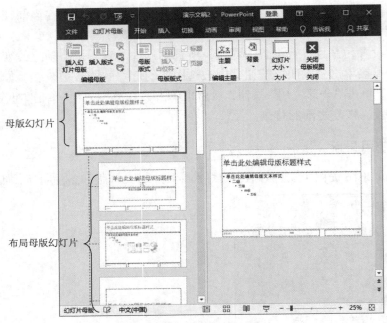

图6-17　幻灯片母版视图

2. 讲义母版

讲义是演示文稿的打印版本，为了在打印出来的讲义中留有足够的注释空间，可以设定在每页中打印幻灯片的数量。也就是说，讲义母版可用于编排讲义的格式，此外还可以设置页眉页脚、设置占位符格式等。

3. 备注母版

备注母版主要控制备注页的格式。备注页是用户输入的对幻灯片的注释内容。利用备注母版，可以控制备注页中输入的备注内容与外观。另外，备注母版还可以调整幻灯片的大小和位置。

任务一 制作关于"垃圾分类"的演示文稿，在主题班会上进行分享。演示文稿初稿效果，如图6-18所示。

价值引领
垃圾分类从我做起

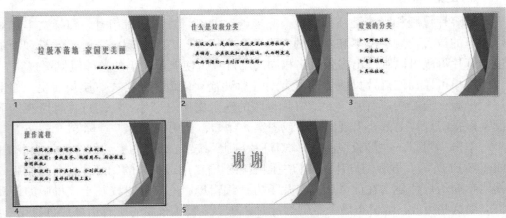

图6-18　"垃圾分类"演示文稿

解决方案：

（1）打开 PowerPoint 2016，新建一个空白演示文稿。

（2）单击"设计"→"主题"→"平面"主题按钮，使用"平面"主题。选择第一张幻灯片，在主标题和副标题两个占位符中输入相应的内容。

（3）单击"视图"→"母版视图"→"幻灯片母版"按钮，切换到"幻灯片母版"视图。选择左侧窗格中的第三张幻灯片——"标题和内容"版式，在右侧"内容"窗格中设置标题文字的字号为"44磅"，内容文字的字号为"32磅"。

（4）单击"开始"→"幻灯片"→"新建幻灯片"按钮，插入第二张幻灯片，此幻灯片默认的版式为"标题和内容"。在"标题"和"内容"占位符中输入相应的内容。第3、4张幻灯片制作方式与第2张幻灯片的制作方法类似。

（5）单击"开始"→"幻灯片"→"新建幻灯片"下拉按钮，从下拉列表中选择"标题幻灯片"版式，在"标题"占位符中输入"谢谢"两个字，并调整文字的大小和位置。

（6）单击快速访问工具栏中的"保存"按钮或者按【Ctrl+S】组合键，对该演示文稿进行保存操作。

6.4 多媒体及动画设置

知识要点 >>>>>>

1. 音频文件和视频文件播放的基本设置。
2. 插入超链接和动作按钮的编辑。
3. 常用的动画类型及设置。

6.4.1 插入音频与视频

为了让幻灯片给观众带来听觉和视觉上的冲击，用户可以在演示文稿中插入音频和视频。

1. 插入音频

在演示文稿中插入的音频既可以来自于音频文件，也可以插入录制的音频。

（1）插入计算机中保存的音频文件

单击"插入"→"媒体"→"音频"按钮，选择下拉列表中的"PC上的音频"命令，打开"插入音频"对话框，选择需要插入的音频文件，单击"确定"按钮，既可将选择的音频文件插入到当前幻灯片中。同时，在幻灯片中出现一个音频图标 。音频图标类似一个图片，可以移动它的位置或改变其大小。当选中音频图标时，在它旁边会出现用于预览声音的播放控制条，如图6-19所示。单击播放条中的播放按钮，可以预览声音效果。

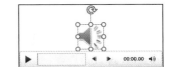

图6-19 插入音频文件后的效果

（2）插入录制的音频

使用录制音频可以为演示文稿添加解说词。单击"插入"→"媒体"→"音频"按钮，选择下方列表中的"录制音频"命令，打开"录制声音"对话框。在"名称"文本框中输入录制的音频名称，单击"录制"按钮●，开始录音。录制完成后，单击"停止"按钮■，完成录音。最后，单击"确定"按钮将录制的声音插入到幻灯片中。

（3）更改播放选项

当插入声音后，在功能区会显示相应的音频工具，包括"格式"和"播放"两个选项卡，以实现对音频的播放方式、显示外观等进行设置。

选择音频图标，然后选择"音频工具－播放"选项卡，可对以下的播放选项进行设置：

① 剪裁音频。单击"剪裁音频"按钮，在弹出的对话框中，指定开始时间和结束时间对音频进行相应剪裁。

② 淡入淡出。为了防止音频在播放过程中，过于突兀或生硬，可通过设置"淡化持续时间"中的淡入和淡出时间实现音频在开始或结束时的淡化效果。

③ 调整音量。"音量"按钮中有"低""中""高""静音"四个选项，可根据实际使用情境，通过单击选择不同的音量方案。

④ 播放的方式。在"音频选项"组中的"开始"列表中有两种开始播放方式：

方法一：自动——进入音频文件所在的幻灯片时自动播放。

方法二：单击时——仅在单击音频图标时播放音频。

另外，如果希望作为背景音乐循环播放，则选中"跨幻灯片播放""循环播放，直到停止"复选框。如果不喜欢小喇叭图标在幻灯片放映过程中一直存在，可以选中"放映时隐藏"复选框。

2. 插入视频

在PowerPoint中，除了可以在幻灯片中插入声音文件，还可以将网络上的视频或本地计算机保存的视频文件插入幻灯片中，使幻灯片展示的内容更形象生动。

单击"插入"→"媒体"→"视频"命令，系统会显示"联机视频"和"PC上的视频"两个操作。例如，选择添加一个"PC上的视频"，此时系统会打开"插入视频文件"对话框，在用户选择一个要插入的视频文件后，系统在幻灯片上会出现该视频文件的窗口，用户可以像编辑其他对象一样，改变它的大小和位置。与插入音频相似，在功能区也会显示相应的视频工具，包括"格式"和"播放"两个选项卡。视频对象的编辑与音频类似，这里不再赘述。

需要注意的是，在向幻灯片插入"音频"和"视频"后，默认的设置是被添加的"音频"和"视频"文件会复制到幻灯片中，与幻灯片文件合为一个文件。音频和视频等媒体文件通常较大，嵌入到幻灯片中后可导致演示文稿文件体积过大。通过压缩媒体文件，可减少演示文稿文件体积，节省磁盘空间。操作方法：在"文件"选项卡上，选择"信息"命令，然后在"媒体大小和性能"部分中，单击"压缩媒体"按钮，其下拉列表中有三种选择，如图6-20所示，根据需要选择相应的视频质量，系统将弹出对话框对媒体按所选质量进行压缩处理。

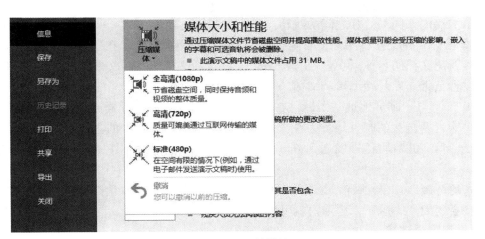

图6-20　压缩媒体

6.4.2　插入链接

在 PowerPoint 中，链接是指从一张幻灯片到另一张幻灯片、一个网页或文件的连接，包括超链接和动作链接。在幻灯片放映过程中，通过超链接或者动作可直接实现跳转，赋予演示文稿具有与用户互动的功能。

1. 超链接

幻灯片中的任何对象，包括文本、形状、表格、图形和图片等，都可以创建超链接。

（1）插入超链接

首先，在幻灯片中选择要创建超链接的对象，单击"插入"→"链接"→"链接"按钮，打开"插入超链接"对话框，如图 6-21 所示。在该对话框的"链接到"区域中选择要链接到的位置，再选择相应的选项即可。

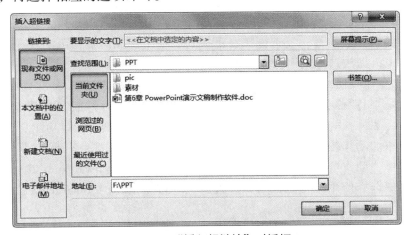

图6-21　"插入超链接"对话框

① 单击"现有文件或网页"图标，在右侧列表框中选择或输入此超链接要链接到的文件或 Web 页的地址。

② 单击"本文档中的位置"图标，右侧将列出本演示文稿的所有幻灯片以供用户选择，

实现演示文稿内不同幻灯片之间的跳转。

③ 单击"新建文档"图标，右侧会显示新文档的相关设置。在"新建文档名称"文本框中输入新建文档的名称；单击"更改"按钮，设置新文档所在的文件夹名；在"何时编辑"选项中设置是否立即开始编辑新文档。

④ 单击"电子邮件地址"图标，右侧显示发送邮件的相关设置。在"电子邮件地址"文本框中输入要链接的邮件地址，在"主题"文本框中输入邮件的主题。若用户希望访问者给自己回信，并且将信件发送到自己的电子邮箱中，就可以创建一个电子邮件地址的超链接。

插入超链接后，在放映演示文稿时，如果将鼠标指针移动到具有超链接功能的对象上，鼠标指针会变成"手形"，再单击就可以跳转到相应的链接位置。

（2）删除超链接

如果要删除超链接，可先选中链接对象，单击"插入"→"链接"→"超链接"按钮，系统会显示出"编辑超链接"对话框，单击右下角的"删除链接"按钮即可删除超链接。也可选中链接对象后，右击，在打开的快捷菜单中选择"删除链接"命令。

2. 动作

PowerPoint 中动作和超链接有着异曲同工之妙。用户既可以为一个已有的对象添加动作，也可以直接添加形状中的动作按钮，这些都能实现超链接的一些功能。在幻灯片中适当添加动作按钮，然后加上适当的动作链接操作，可以方便地对幻灯片的播放进行操作。

（1）添加动作

在幻灯片中选择需要添加动作的对象，单击"插入"→"链接"→"动作"按钮，打开"操作设置"对话框，如图 6-22 所示。该对话框包含"单击鼠标"选项卡和"鼠标悬停"选项卡。"单击鼠标"选项卡用来设置单击动作对象时执行的操作；"鼠标悬停"选项卡用来设置鼠标指向动作对象时执行的操作。

选中下方的"播放声音"复选框，在下拉列表框中选择声音，可实现在幻灯片放映时执行动作，对象将播放选择的声音作为动作提示音。

（2）添加动作按钮

动作按钮是带有特定功能效果的图形按钮。例如，在幻灯片放映时单击动作按钮，可实现向前或向后翻页、跳转到某一张幻灯片、打开文件或播放声音等功能。

选择需要添加动作按钮的幻灯片，单击"插入"→"插图"→"形状"按钮，然后在下拉列表中选择"动作按钮"栏中的按钮，如图 6-23 所示。PowerPoint 2016 提供了 12 种动作按钮供用户选择使用，将鼠标指针放置到某个按钮上时，PowerPoint 会给出该按钮的功能提示信息。

选中一个动作按钮图形，然后在幻灯片中按住鼠标左键不放拖动鼠标绘制一个按钮图形。释放左键时，将打开"操作设置"对话框。每个动作按钮都有其默认的动作设置，如果不需要对操作进行修改，可以直接单击"确定"按钮，即完成动作按钮的添加。

同时，动作按钮实际上也是一个形状，使用"格式"选项卡中的选项可以对其形状样式进行修改。

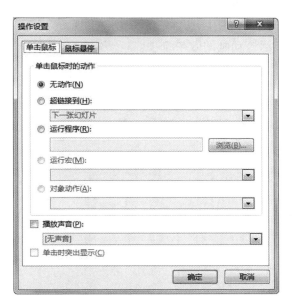

图6-22 "操作设置"对话框

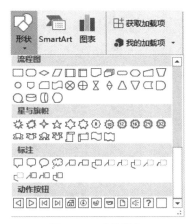

图6-23 动作按钮

6.4.3 动画设置

在PowerPoint 2016中,用户可根据实际需要为幻灯片中的内容添加动画,让幻灯片"动"起来,增加演示文稿的趣味性和表现力。在使用动画的时候,要遵循动画的醒目、自然、适当、简化及创意原则。

PowerPoint 2016为用户提供了进入、强调、退出等几十种内置动画效果,用户可以根据需要为幻灯片对象添加相应的动画效果。

1. 动画类型介绍

PowerPoint 2016中提供了"进入""强调""退出""动作路径"四种类型的动画形式。
① 进入动画:对象在特定时间或特定操作下进入幻灯片相应的位置。
② 强调动画:对象在特定时间或特定操作下颜色或形状发生变化,进一步强调对象。
③ 退出动画:对象在特定时间或特定操作下消失。
④ 动作路径动画:对象沿着制定的路径进入幻灯片相应的位置。

2. 添加动画效果

添加动画效果有以下两种方法:

方法一:选择要添加动画的对象,在"动画"选项卡的"动画"组中单击某个动画样式按钮(单击动画样式的列表的其他按钮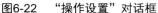,可展开列表显示更多动画样式),如图6-24所示,即可在幻灯片窗格预览到该动画的效果。

方法二:选择要添加动画的对象,单击"动画"→"高级动画"→"添加动画"按钮,系统将打开动画样式列表。

但是,在以上两种添加动画的方式中,默认打开的动画样式列表中并没有显示可使用的全部动画效果,单击列表下方的"更多进入效果""更多强调效果"等命令,可打开相应的对话框进行更多的选择。

为幻灯片项目或对象添加了动画效果以后,该项目或对象的旁边会出现一个带有数字的彩色矩形标志,且在动画窗格列表中会显示该动画的效果选项。

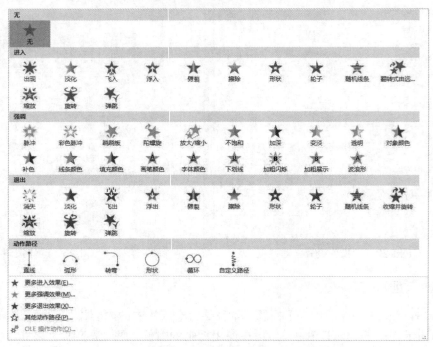

图6-24 动画样式列表

3. 设置动画效果

为对象添加动画效果,其动画效果选项参数是默认的,可根据设计需要自行对动画效果进行参数设置,使其符合实际需要。不同的动画效果相对应的参数选项也各不相同。

操作方法:选择添加了动画效果的对象,单击"动画"→"动画"→"效果选项"按钮,在其下拉列表框中选择所需的选项,图 6-25 为"随机线条"动画的效果选项。

4. 设置动画计时效果

选择添加了动画效果的对象,在"动画"选项卡的"计时"组中根据动画需要可设置动画的启动方式、动画播放的时间等,如图 6-26 所示。

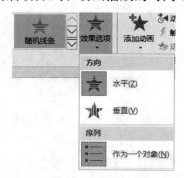

图6-25 动画样式列表

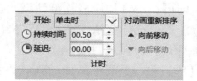

图6-26 动画的计时效果

① "开始"下拉列表框:设置动画启动的方式。"单击时"表示播放动画;"与上一

动画同时"表示上一个动画播放时自动播放该动画;"上一动画之后"表示上一个动画播放结束后自动播放该动画。

② "持续时间"数值框:设置动画播放的持续时间。

③ "延迟"数值框:设置动画的延迟播放时间。

5. 调整动画对象播放顺序

为幻灯片中多个对象添加了动画效果后,如需调整对象的播放顺序,可选中目标对象后,单击"动画"→"高级动画"→"动画窗格"按钮,在打开的"动画窗格"中调整对象的播放顺序。单击"播放自"按钮,可预览当前幻灯片中从所选动画开始之后的所有动画效果。

6. 动画刷的使用

PowerPoint 2016 的"动画刷"可实现快速地为不同对象设置相同动画效果的目的,从而提高动画设置的操作效率。

"动画刷"的操作非常简单,选中某个已设置完动画效果的对象,单击"动画"→"高级动画"→"动画刷"按钮,再将鼠标移动到目标对象上,单击即可实现动画效果的复制。

任务二 在任务一"垃圾分类"演示文稿制作完成的基础上,为演示文稿添加多媒体对象,丰富其表现形式。

解决方案:

(1)打开"垃圾分类"演示文稿。

(2)插入背景音乐:选择第一张幻灯片,插入音频文件,设置其播放形式为"在后台播放",如图 6-27 所示。

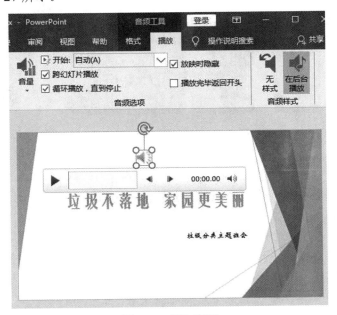

图6-27 插入音频

(3)插入图片:选择第三张幻灯片,插入图片文件,利用"图片工具-格式"→

"调整"组中的"删除背景"工具删除图片的背景，使其与幻灯片更好地融合，如图6-28所示。

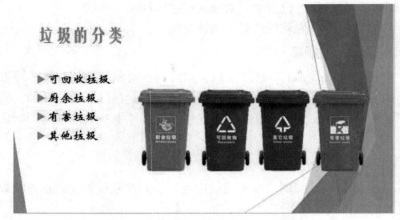

图6-28 插入图片

（4）将文字转换为SmartArt图形：选择第四张幻灯片，选中此幻灯片版式中的内容部分，单击"开始"→"段落"→"转换为SmartArt"按钮，选择其下拉列表中的"其他SmartArt图形"命令，打开"选择SmartArt图形"对话框，选择"流程"组中的"基本流程"图形，单击"确定"按钮，将该文本框中的文字转换为SmartArt图形。适当调整SmartArt图形的大小和位置，单击"SmartArt工具–设计"→"SmartArt样式"→"更改颜色"按钮，在其下拉列表中选择"彩色填充-个性色2"配色方案，效果如图6-29所示。

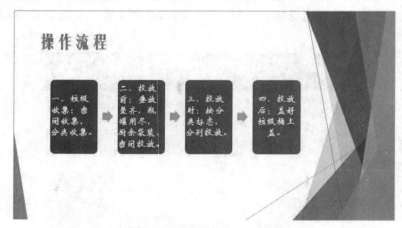

图6-29 转换为SmartArt图形

（5）设置动画：为幻灯片中的对象设置合适的动画效果。以第四张幻灯片为例，选择SmartArt图形，单击"动画"→"动画"→"浮入"动画效果，然后单击"效果选项"按钮，选择"序列"中的"逐个"命令。单击"高级动画"→"动画窗格"按钮，可以在右侧的"动画窗格"中看到该SmartArt图形中的每个形状都有各自的动画效果，如图6-30所示。如果需要修改某一个形状具有不同的动画效果，可在"动画窗格"选择该形状，在"动画"组中对其动画效果进行修改。

（6）单击快速访问工具栏中的"保存"按钮或者按【Ctrl+S】组合键，保存以上操作。

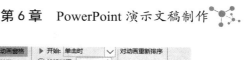

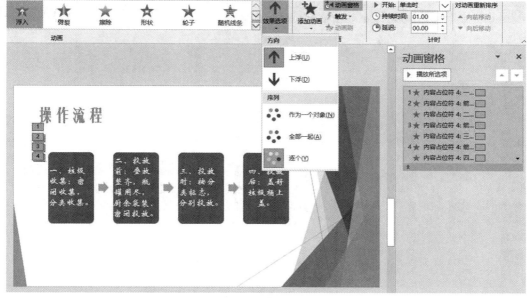

图6-30 为SmartArt图形设置动画

6.5 演示文稿的放映与输出

知识要点 >>>>>>

1. 幻灯片切换方式的设置。
2. 演示文稿的播放方式的选择与设置。
3. 演示文稿的导出及打印方法。

6.5.1 幻灯片切换

幻灯片切换效果是指在放映演示文稿时上一张幻灯片到下一张幻灯片之间的过渡效果,它不仅可以轻松实现幻灯片之间的自然切换,还可以使演示文稿的放映更加生动、有趣。

1. 添加切换效果

选择要添加切换效果的幻灯片,单击"切换"→"切换到此幻灯片"组,并选择一种幻灯片切换方式,可以在当前工作区预览到此幻灯片的切换效果。单击切换方式列表的其他按钮,可展开下拉列表显示更多切换方式,如图6-31所示。默认的设置是对当前幻灯片应用所选的切换方式,如想为所有幻灯片添加相同的切换效果,单击"应用到全部"按钮即可。

2. 设置计时选项

对添加的切换效果,可根据需要设置切换声音、切换持续时间、换片方式等参数,如图 6-32 所示。

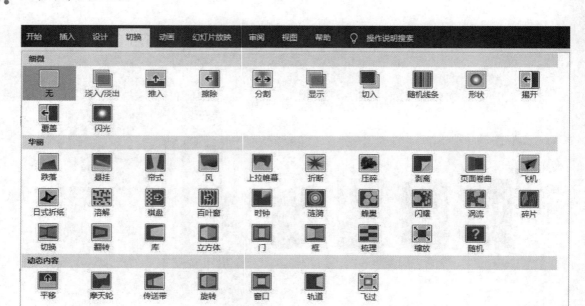

图6-31 幻灯片切换效果

① "声音"下拉列表框：设置幻灯片切换时产生的声音效果。

② "持续时间"数值框：设置幻灯片切换效果的持续时间。

③ "应用到全部"按钮：单击该按钮，可快速将设置的效果应用到所有幻灯片。

④ 换片方式：设置幻灯片手工还是自动切换。如果选中"单击鼠标时"复选框，表示需要通过单击鼠标才能触发幻灯片的切换操作；如果选中"设置自动换片时间"复选框，表示幻灯片切换时将根据右侧数值框中设置的时间来自动触发幻灯片的切换操作。

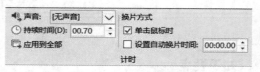

图6-32 切换效果设置

6.5.2 设置放映方式

制作演示文稿的目的就是通过对幻灯片的放映，将幻灯片中的内容展示出来。在放映之前，可以对幻灯片的放映方式进行设置。

1. 启动幻灯片放映

主要的幻灯片放映方式有两种：

（1）从头开始

如果希望从第1张幻灯片开始依次放映演示文稿中的幻灯片，可通过下面两种方法实现：

① 单击"幻灯片放映"→"开始放映幻灯片"→"从头开始"按钮。

② 按【F5】键。

（2）从当前幻灯片开始放映

如果希望从当前选中的幻灯片开始放映演示文稿，可通过下面三种方法实现：

① 单击"幻灯片放映"→"开始放映幻灯片"→"从当前幻灯片开始"按钮。

② 按【Shift+F5】组合键。

③ 单击右下方状态栏上的幻灯片放映按钮。

2. 设置幻灯片放映

PowerPoint 2016 提供了三种放映方式，单击"幻灯片放映"→"设置"→"设置幻灯片放映"按钮可进行相关设置，如图 6-33 所示。

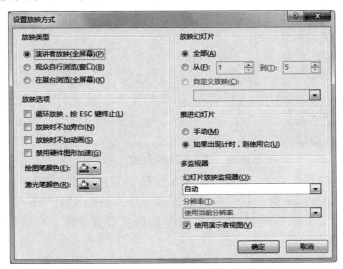

图6-33　"设置放映方式"对话框

在"放映类型"区域有三个选项：

① 演讲者放映（全屏幕）。该类型将以全屏幕方式显示演示文稿，这是最常用的演示方式。

② 观众自行浏览（窗口）。该类型将在小型的窗口内播放幻灯片，并提供操作命令，允许移动、编辑、复制和打印幻灯片。

③ 在展台浏览（全屏幕）。该类型可以自动放映演示文稿。

用户可以根据需要在"放映类型""放映幻灯片""放映选项"和"换片方式"区域进行选择，所有设置完成之后，单击"确定"按钮即可。

6.5.3　演示文稿的输出

在 PowerPoint 2016 中，用户可以将制作好的演示文稿输出为多种形式。

1. 导出演示文稿

单击"文件"→"导出"命令，可以选择演示文稿的输出格式，如图 6-34 所示。

① 创建 PDF/XPS 文档。对于需要将演示文稿进行共享，但又不希望被他人修改，可将演示文稿文件转换为 PDF 或 XPS 格式。

② 创建视频。如果需要在视频播放器上播放演示文稿，或在没有安装 PowerPoint 2016 软件的计算机上播放，可以将演示文稿导出为视频文件。默认情况下，导出视频后，每张幻灯片播放时间是 5 秒，如果不能满足需要，导出视频之前，可在导出界面右侧的"放映每张幻灯片的秒数"中进行播放时长的设置。

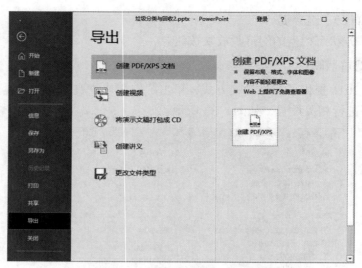

图6-34 "设置放映方式"对话框

③ 将演示文稿打包成 CD。通过打包演示文稿，软件会自动创建一个文件夹，包括演示文稿和一些必要的数据文件，以供在没有安装 PowerPoint 的计算机中观看。

④ 创建讲义。如果想要使用 Word 的编辑和格式设置功能，可创建 Word 文件格式的讲义。

⑤ 更改文件类型。"更改文件类型"与传统的"另存为"命令具有相同的功能。选择所需的基础文件类型，然后单击"另存为"按钮。

2. 打印幻灯片

选择"文件"→"打印"命令，系统将会显示如图 6-35 所示的界面，在这个界面中，可以进行打印机、打印份数等信息的设置。单击"整页幻灯片"右侧的下拉按钮，可对打印版式、讲义布局等项目进行设置。

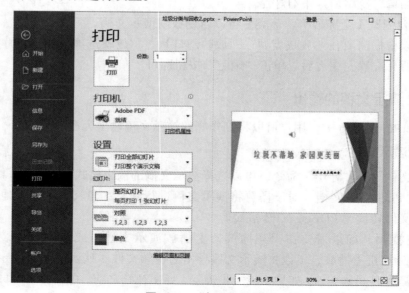

图6-35 "打印"设置

本章小结

PowerPoint 2016 可以十分方便快捷地制作出一组幻灯片，即演示文稿。每张幻灯片中都可以包含文字、图表、表格、图形、声音、视频、动画等多媒体元素。在学术交流、工作汇报、辅助教学、产品演示等场合进行放映将产生更具说服力和感染力的特殊效果。本章系统地介绍了 PowerPoint 2016 的工作界面、演示文稿的制作与修饰、在演示文稿中插入多媒体对象、动画效果和动画设置、演示文稿的放映与输出等功能和使用方法。

知识拓展 >>>>>> OneNote

Microsoft OneNote，是一套用于自由形式的信息获取以及多用户协作工具。OneNote 最常用于笔记本电脑或台式计算机，但这套软件更适合用于支持手写笔操作的平板电脑，在这类设备上可使用触笔、声音或视频创建笔记，比单纯使用键盘更方便。OneNote 可作为 Microsoft Office 和 Windows 10 的一部分使用。OneNote 软件的界面是带有标签的三环活页夹的电子版本，可用于直接记录笔记，也可用于收集打印的"页面"，或由其他应用程序发送过来的页面。页面可以在活页夹内部移动，同时可通过电子墨水技术添加注释，处理文字，或绘图，并且其中还可内嵌多媒体影音或 Web 链接。

第 7 章

多媒体技术及应用

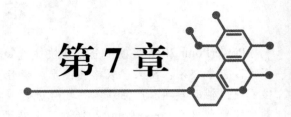

多媒体技术是一种基于计算机科学的综合技术,它使计算机具有综合处理文字、图像、声音和视频信息的能力,是当代信息技术的重要发展方向之一。多媒体技术加快了人们认识事物的方式和速度,被广泛地应用于医疗、教育、军事、金融、娱乐、通信等诸多行业,同时也在改变着人们学习、生活和工作方式。

学习目标

◎ 了解多媒体的基本知识。
◎ 熟悉多媒体文件的类型及常用的数据压缩标准和方法。
◎ 掌握图像处理软件 Photoshop 的基本使用。

重点、难点

◎ 多媒体信息的表示和处理。
◎ Photoshop 软件的使用。

7.1 多媒体技术概述

知识要点 >>>>>>

1. 多媒体技术的概念及特征。
2. 多媒体计算机系统的基本组成。
3. 多媒体技术在医疗领域的应用。

7.1.1 多媒体与多媒体技术

1. 多媒体

所谓媒体(Media)是指承载信息的载体和传播信息的介质。在日常生活和社会活动中,往往把可以记录或保存数据的物质、材料及其制成品称为媒体。比如：用纸张这类媒体可以去记录与保存可阅读的数字、表格、文字、图形或图像等数据，而用硬盘、光盘等媒体则可以记录与保存各类计算机数据。

多媒体（Multimedia）是融合两种或两种以上感觉媒体的人机交互信息或传播的媒体，是多种媒体信息的综合。多媒体中的媒体元素主要包括文本、图形、图像、声音、动画、视频等。

（1）文本

文本是各种文字和符号的集合，是多媒体应用程序的基础。文本是以编码的方式进行存储的，如用 ACSII 编码存储字符。可以通过键盘输入、扫描仪或语音录入等方法获取文本。

常见的文本文件的格式有：txt、pdf、rtf、doc 等，其中 txt 是纯文本文件、pdf、rtf、doc 是格式化文件。

（2）图形

图形又称为矢量图，是指由计算机绘制的由点、线、面等元素构成的图案。可以对图形进行移动、旋转、扭曲、放大、缩小等操作并保持图形不失真。

常见的矢量图形文件的格式有：wmf、eps、cmx、svg 等。

（3）图像

图像又称为位图，是指由输入设备（如数码相机、扫描仪等）输入的实际场景画面。图像又分为黑白图像、灰度图像和彩色图像。

常见的图像文件的格式有：bmp、jpeg、gif、png 等。

（4）声音

声音是物体震动产生的波。频率在 20 Hz ～ 20 kHz 范围之间的是人们可以听到的可听声波。通常要将声音数字化后输入到计算机中进行存储处理。

常见的声音文件的格式有：wav、midi、mp3、wma 等。

（5）动画

动画是一幅幅按顺序排列的静态画面以一定的速度连续播放而形成的动态效果。每幅静态画面称为一帧，其内容通常是由人工或计算机生成，而相邻两帧的画面内容应略有不同。

常见的动画文件的格式有：flic、swf、gif、mov 等。

（6）视频

视频是指将一组内容相关的图像连续播放，因视觉暂留而给人产生一种图像连续的动态效果。每一幅图像就是一帧，其内容通常来自自然景观。

常见的视频文件的格式有：wmv、avi、rm、rmvb、asf、mp4 等。

2. 多媒体技术

（1）多媒体技术的概念

多媒体技术（Multimedia Technology）是指能对多种载体上的信息和多种存储体上的信息进行处理的技术。也就是说它是一种把文字、图形、图像、视频、动画和声音等表现信息的媒体结合在一起，并通过计算机进行综合处理和控制，将多媒体的各个要素进行有机组合，完成一系列随机性交互式操作的技术。

（2）多媒体技术的特征

① 多样性。一方面指信息表现媒体类型的多样性，另一方面也指媒体输入、传播、再现和展示手段的多样性。

② 集成性。多媒体技术能够对多种类型的信息进行多通道统一获取、存储、组织与合成。集成性包含两层含义：第一层含义指将多种媒体信息（如文本、声音、图形图像、音频、视频和动画）有机地进行同步，综合完成一个完整的多媒体信息系统；第二层含义是把输入媒体（如键盘、鼠标和摄像机等）和输出媒体（如显示器、打印机和扬声器等）集成为一个整体。

③ 交互性。交互性是多媒体应用有别于传统信息交流媒体的主要特点之一。传统信息交流媒体只能单向地、被动地传播信息，而多媒体技术则可以实现用户对信息的主动选择和控制，从而为用户提供更加有效的控制和使用信息的手段。交互性是多媒体应用技术的关键特征。

④ 实时性。由于多媒体系统需要处理各种复合的信息媒体，决定了多媒体技术必然要支持实时处理，接收到的各种信息媒体在时间上必须是同步的。比如语音和活动的视频图像必须严格同步。因此要求实时性，甚至是强实时（Hard Real Time）。如电视会议系统的声音和图像不允许存在停顿，必须严格同步，包括"唇音同步"，否则传输的声音和图像就失去意义。

7.1.2 媒体的相关技术

1. 多媒体数据压缩技术

多媒体数据压缩和编码技术是多媒体系统的关键技术。在多媒体计算机系统中要表示、传输和处理声、文、图等信息，特别是数字化图像和视频要占用大量的存储空间，因此高效的压缩和解压缩算法是多媒体系统运行的关键。

2. 多媒体数据库技术

和传统的数据管理相比，多媒体数据库包含着多种数据类型，数据关系更为复杂。因此，多媒体数据库管理系统需要实现对多媒体数据进行有效的组织、管理和存取，并能实现对象的定义，数据的存取，数据库的运行控制，数据的组织、存储和管理，数据库的建立和维护，以及数据库在网络上的通信。

3. 多媒体专用芯片技术

多媒体专用芯片是指基于现代大规模集成电路技术，且专用于多媒体数据处理的硬件芯片。这种专用芯片能够完成大量多媒体数据处理时所需的快速运算，如音频或视频信息的压缩、解压缩，以及实时播放。多媒体专用芯片技术是多媒体系统中的硬件关键技术。

4. 超文本/超媒体技术

超文本是一种新颖的文本信息管理技术，是一个非线性的结构，以结点为单位组织信息，在结点与结点之间通过表示它们之间关系的链，加以连接构成表达特定内容的信息网络。

超媒体最早起源于超文本。在多媒体应用系统中，一般都提供一种机制或结构，使得不同的媒体能够有机地连接起来，用户可以按照自己设定的线路在各种媒体和信息中"航行"，这种连接机制或结构称为"超媒体"。

5. 多媒体网络及传输技术

多媒体网络及传输技术是结合多媒体信息的特点，在网络技术的基础上，研究文本、图形、图像、声音、动画和视频等多媒体信息的数据传输问题，包括建立传输信道、数据通信协议及交换方式，以及信息传输过程中的实时与媒体同步问题。其最终目的是，借助于现代信息网络，能够实现多媒体数据的通信及多媒体信息资源的共享。

6. 虚拟现实技术

虚拟现实（Virtual Reality，VR）技术是一种全新的人机交互系统，也是当今计算机科学领域的研究热点之一。虚拟现实技术综合了计算机硬件技术、软件技术、传感技术、人工智能技术和心理学技术等多个科学领域的知识，利用多媒体系统生成一个逼真的、具有临场感觉的环境，给用户以十分逼真的体验，广泛应用于模拟训练、科学可视化等领域。

7.1.3 媒体技术在医学中的应用

进入 21 世纪，计算机多媒体技术迎来了巨大发展，为计算机应用开拓了更加广阔的空间。计算机多媒体技术与行业发展需求有机结合，充分发挥其在信息整合处理、信息传递及信息共享的优势作用，特别是在医学领域，其应用范围涉及医学教育及培训、医学图像处理、临床医疗及医学信息管理的多个应用领域。

1. 在医学教育及临床培训中的应用

多媒体教学的模式可以使教学内容更充实、更形象，特别是在医学教育中，人体的结构形态学、人体的生理、病理生理过程及人体内的生物化学反应一直是医学教学的重要内容。借助多媒体技术，能够利用图像、声音及动态影像，以生动、直观的形式揭示人体形态结构的细微变化、体内生化反应的动态过程，能更好地促进学习者的认知和发展。

2. 在医学图像处理中的应用

作为多媒体技术的一个重要分支，近年来，医学图像处理技术在医学研究与临床医学中得到了广泛应用。能够实时显示人体组织三维信息的图像可视化技术、能够实现图像数字化存储和传送的图像存档与通信系统技术得到了快速发展。借助图像分割技术，医生可以将感兴趣的病变组织提取出来，并对其进行定性或定量分析。作为医学图像处理技术、计算机技术和网络技术相结合的产物，图像存档与通信系统（Picture Archiving and Communications System，PACS）为医疗机构实施全数字化图像管理和远程医疗提供了重要支撑。

3. 在临床治疗中的应用

现代多媒体技术在计算机辅助外科（Computer Assisted Surgery，CAS）中也得到了广泛应用。CAS 技术是在手术中引入 CT 或 MRI 设备，通过术中获得的断层图像进行导航，也可以是基于术中超声、内窥镜等实时图像的引导来进行手术。外科手术机器人作为 CAS 技术的重要分支在近年来发展迅速，在心胸外科、泌尿外科、妇科和腹部外科等领域应用日益广泛。

4. 在医学信息管理中的应用

利用计算机多媒体技术能够对各种医学信息和医学数据库进行管理。目前，国内各大医院均建成了基于信息化网络的医院信息管理系统，系统内能够实现以病人为中心的多媒体电子病案管理，能够实现为临床研究服务的多媒体电子病历管理，能够实现以医院科学决策和管理为中心的各类医学信息的统计及辅助决策。

7.2 多媒体信息处理

知识要点 >>>>>>

1. 音频、图像、视频的数字化处理。
2. 数据压缩分类及常用的数据压缩标准。

7.2.1 声音信息的数字化处理

自然界的声音是一个随时间而变化的连续信号，如何对声音进行数字化和编码是多媒体技术研究的一个重要领域。

1. 音频概述

音频是通过一定介质（如空气、水等）传播的一种连续波，在物理学中称为声波。声音的强弱体现在声波压力的大小上（和振幅相关），音调的高低体现在声波的频率上（和周期相关），如图 7-1 所示。

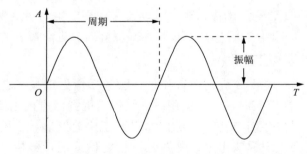

图7-1　声波的振幅和周期

① 振幅。声波的振幅就是通常所说的音量，在声学中用来定量研究空气受到的压力大小。

② 周期。声音信号以规则的时间间隔重复出现，这个时间间隔称为声音信号的周期，用秒表示。

③ 频率。声音信号的频率是指信号每秒变化的次数，用赫兹（Hz）表示。人们把频率小于 20 Hz 的信号称为亚音信号，频率范围为 20 Hz ～ 20 kHz 的信号称为音频信号，高于 20 kHz 的信号称为超音频信号，或称为超声波信号。医学超声波检查的原理就是利用超声作为介质来检查人体内部脏器的大小、形态和内部回声。

2. 音频的数字化

声音信号是一种模拟信号,计算机要处理声音信号就必须先把模拟信号转换成数字信号。声音信号数字化的过程可分成如下三个步骤:

（1）采样

采样是把时间连续的模拟信号在时间轴上离散化的过程。在某些特定的时刻获取声音信号幅值叫作采样,由这些特定时刻采样得到的信号称为离散时间信号。一般,每隔相等的一段时间采样一次,其时间间隔称为采样周期,其倒数称为采样频率。采样频率即每秒的采样次数。采样频率越高,数字化音频的质量就越高,但数据量也越大。

（2）量化

量化是将每个采样点得到的表示声音强弱的模拟电压的幅度值以数字存储。量化位数（即采样精度）表示存放采样点振幅值的二进制位数,它决定了模拟信号数字化以后的动态范围。量化位数越大,对音频信号的采样精度就越高,信息量也相应提高。在相同的采样频率下,量化位数越大,则采样精度越高,声音的质量也越好,信息的存储量也相应越大。

（3）编码

编码是将采样和量化后的数字数据以一定的格式记录下来。常用的编码方式是脉冲编码调制（Pulse Code Modulation,PCM）,其优点是抗干扰能力强,失真小,传输特性稳定。

经过采样和量化处理后的每个声音采样信号已经是数字形式了,为了便于计算机的存储、处理和传输,还必须按照一定的格式要求进行数据编码,再按照某种规定的格式将数据组织成为文件,还可以选择某一种或者几种方法对它进行数据压缩编码,以减少数据量。

经过数字化处理之后的数字声音的主要参数见表 7-1。

表 7-1 数字化处理之后的数字声音的主要参数

参数	说明
采样频率	表示每秒内采样的次数。采样的三个标准频率分别为44.1 kHz,22.05 kHz和11.05 kHz
量化位数	反映度量声音波形幅度的精度,声音信号的量化精度一般为8位、12位或16位
声道数目	单声道一次产生一组声音波形数据,双声道则一次同时产生两组声音波形数据
数据率	表示每秒的数据量,一般以bit/s作为基本单位
压缩比	单位时间内的未压缩音频数据量与压缩后的数据量之比

未经压缩的波形音频文件是声音数字化后的数据文件,其文件所占存储空间很大。每秒音频文件的字节数可用以下公式计算

$$每秒数据量 = \frac{采样频率 \times 量化位数 \times 声道数目}{8} B/s$$

例如,计算对于 5 分钟双声道、16 位量化位数、44.1 kHz 采样频率声音的不压缩数据量。根据公式得,

$$数据量 = \frac{44.1 \times 1\,000 \times 16 \times 2 \times (5 \times 60)}{8 \times 1\,024 \times 1\,024} \approx 50.47 \text{ MB}$$

7.2.2 图形图像信息处理

在日常生活中人们发现,有时用语言和文字难以表达的事物,用一幅图就能准确、清

晰地表达出来。随着计算机技术的发展，计算机图形图像处理技术发展迅速，同时为其应用开拓了更为广泛的前景。

1. 图形

由矢量表示的图形是用一系列计算机指令来描述和记录的一幅图的内容，即通过指令描述构成一幅图的所有直线、曲线、圆、圆弧、矩形等图元的位置、维数和形状，也可以用更为复杂的形式表示图像中的曲面、光照、材质等效果。矢量图法实质上是用数学的方式（算法和特征）来描述一幅图，在处理图形时根据图元对应的数学表达式进行编辑和处理。

由于所有的矢量图形部分都可以用数学的方法加以描述，从而使得计算机可以对其进行任意的放大、缩小、旋转、变形、扭曲、移动、叠加等变换，而不会损失画面细节。但是，用矢量图形表示复杂图像（如人物、风景照片），并要求高质量时，将需要花费大量的时间进行变换、着色、处理光照效果等。因此，矢量图形主要用于表示线框型的图画、工程制图和美术字等。多数 CAD 和 3D 造型软件使用矢量图形作为基本的图形存储格式。

2. 图像

图像是指用像素点来描述的图。图像一般是用摄像机或扫描仪等输入设备捕捉实际场景画面，离散化为空间、亮度、颜色（灰度）的序列值，即把一幅彩色图或灰度图分成许许多多的像素（点），每个像素用若干二进制位来指定该像素的颜色、亮度和属性。将图像放大、缩小和旋转时会产生失真。

图像适合于表现比较细腻，层次较多，色彩较丰富，包含大量细节的图，并可直接、快速地在屏幕上显示出来。通常图像占用的存储空间较大，一般需要进行数据压缩。

3. 数字图像的技术指标

数字图像的主要技术指标有图像分辨率、颜色深度、色彩模式等。

① 图像分辨率：指每英寸的图像内有多少个像素点，其单位为 PPI（Pixels Per Inch）。表示一幅图像的像素密度，也是衡量一幅图像质量好坏的基本标准。分辨率越高的图像，其清晰度也越高。一幅图像的分辨率还可以采用"水平像素数 × 垂直像素数"的表示方式。

② 颜色深度：指数字图像中每个像素所能表示的颜色数，用二进制数的位数表示。如一幅图像能够支持 256（即 2^8）种颜色，则颜色深度为 8。

③ 色彩模式：也称为颜色空间，是数字技术中表示颜色的一种算法。由于成色原理不同，在不同的应用领域中往往用不同的颜色空间来表示图像颜色。如 RGB 颜色空间常用于显示器、扫描仪、数码相机及投影仪中；CMYK 颜色空间用于打印机和印刷机中。

4. 图像的数字化

图像在计算机中的存储就是把图像中像素点的信息用二进制代码形式保存。因此，图像的数字化也要经过采样、量化和编码三个阶段。简而言之，就是指对模拟图像在空间位置、亮度值和颜色值上均进行离散和数字化，将模拟图像转换为由很多像素组成的数字矩阵，即数字图像的形式。

5. 数字图像处理常用方法

（1）图像变换

由于图像阵列很大，直接在空间域中进行处理，涉及计算量很大。因此，往往采用各种图像变换的方法，如傅立叶变换、沃尔什变换、离散余弦变换等间接处理技术，将空间域的处理转换为变换域处理，不仅可减少计算量，而且可获得更有效的处理（如傅立叶变换可在频域中进行数字滤波处理）。目前新兴研究的小波变换在时域和频域中都具有良好的局部化特性，它在图像处理中也有着广泛而有效的应用。

（2）图像编码压缩

图像编码压缩技术可减少描述图像的数据量（即比特数），以便节省图像传输、处理时间和减少所占用的存储器容量。压缩可以在不失真的前提下获得，也可以在允许的失真条件下进行。编码是压缩技术中最重要的方法，它在图像处理技术中是发展最早且比较成熟的技术。

（3）图像增强和复原

图像增强和复原是为了提高图像的质量，如去除噪声，提高图像的清晰度等。图像增强不考虑图像降质的原因，突出图像中所感兴趣的部分；图像复原要求对图像降质的原因有一定的了解，一般讲应根据降质过程建立"降质模型"，再采用某种滤波方法，恢复或重建原来的图像。

（4）图像分割

图像分割是将图像中有意义的特征部分提取出来，其有意义的特征包括图像中的边缘、区域等，这是进一步进行图像识别、分析和理解的基础。虽然目前已研究出不少边缘提取、区域分割的方法，但还没有一种普遍适用于各种图像的有效方法。因此，对图像分割的研究还在不断深入之中，是目前图像处理中研究的热点之一。

（5）图像描述

图像描述是图像识别和理解的必要前提。作为最简单的二值图像可采用其几何特性描述物体的特性，一般图像的描述方法采用二维形状描述，它有边界描述和区域描述两类方法。

（6）图像分类（识别）

图像分类（识别）属于模式识别的范畴，其主要内容是图像经过某些预处理后，进行图像分割和特征提取，从而进行判决分类。图像分类常采用经典的模式识别方法，近年来新发展起来的模糊模式识别和人工神经网络模式分类在图像识别中也越来越受到重视。

7.2.3 视频信息处理

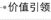

走进冬奥
黑科技

视频是由一幅幅内容连续的图像所组成的，每一幅单独的图像就是视频的一帧。当连续的图像按照 12 帧/秒以上的速度快速播放时，由于人眼的视觉暂留现象，就会产生连续的动态画面效果，也就是所谓的视频。

1. 视频分类

按视频信号组成和存储方式的不同，可分为模拟视频信号和数字视频信号两大类。

（1）模拟视频

早期视频的获取、存储和传输都是采用模拟方式。模拟视频就是采用电子学的方法来传送和显示活动景物或静止图像，由连续的模拟信号组成的图像序列，也就是通过在电磁信号上建立变化来支持图像和声音信息的传播和显示。模拟视频经过长时间的保存或多次复制后，其画面的质量将大大降低，而且模拟视频也不适合于网络传输。

（2）数字视频

数字视频是指以离散的数字信号方式表示、存储、处理和传输的视频信息，由随时间变化的一系列数字化的图像序列组成，所用的存储介质、处理设备以及传输网络都是数字化的。数字视频无论复制还是在网络上传输，都不会造成视频图像质量的下降。本节的视频处理技术指的是数字视频处理技术。

2. 视频的数字化

将模拟视频转换成数字视频的过程称为视频的数字化过程，同音频信号处理类似，包括采样、量化、编码三个步骤：

① 采样。将模拟视频信号以一定的频率进行采样。

② 量化。进行 A/D 转换和色彩空间转换等处理，转换成相应的数字视频信号。

③ 编码。转换后的数字视频信号数据量大，需经压缩方可保存，经过编码、压缩后，形成不同格式和适量的数字视频，可适用不同的处理和应用要求。

7.2.4 多媒体数据压缩技术

由于数字化的音频、视频等信息的数据量巨大，现有的硬件技术条件无法满足其存储和传输的需求。于是，数据压缩成为了解决上述问题的一个有效途径。数据压缩是在不丢失信息的前提下，缩减数据量以减少存储空间，提高其传输、存储和处理效率的一种技术方法。

1. 数据压缩方法

数据的压缩实际上是一个编码过程，即把原始的数据进行编码压缩。解压缩是指从压缩数据中恢复原始数据的过程，也称为解码。通常根据解压缩后数据与原始数据是否完全一致可将压缩方法分为无损压缩算法（Lossless Compression）和有损压缩算法（Lossy Compression）两大类。

无损压缩算法是指去掉或减少数据中的冗余，但这些冗余值是可以重新插入到数据中的，因此冗余压缩是可逆的过程。在多媒体技术中，无损压缩经常用于文本数据、程序和特殊应用场合（如医学图像）的压缩，它能保证百分之百地恢复原始数据。

有损压缩算法是指在不影响人类理解的情况下，丢弃一些细节信息来获得更高的压缩比，这些丢弃的信息是不能再恢复的，因此这种压缩法是不可逆的。有损压缩多用于语音、图像和视频数据的压缩。

2. 常用的多媒体数据压缩标准

目前常见的数据压缩标准有：用于静止图像压缩的 JPEG 标准，用于视频和音频编码的 MPEG 系列标准，用于音频编码的 MP3 标准，用于视频和音频通信的 H.264、H.265 标准等。

（1）JPEG 标准

JPFG 以离散余弦变换（Discrete Cosine Transform，DCT）为核心算法，通过调整质量系数，控制图像的精度和大小。对于照片等连续变化的灰度或彩色图像，JPEG 在保证图像质量的前提下,一般可以将图像压缩到原来大小的 1/20 ～ 1/10。

(2) MPEG 标准

MPEG 是一种在高压缩比的情况下,仍能保证高质量画面的压缩算法。它用于活动图像的编码,是一组视频、音频、数据的压缩标准。它提供的压缩比可以高达 200:1,同时图像和声音的质量也非常高。它采用的是一种减少图像冗余信息的压缩算法,通常有 MPEG-1、MPEG-2 和 MPEG-4 三个版本,以适用于不同带宽和数字影像质量的要求。它的显著特点是:兼容性好、压缩比高、数据失真小。

(3) MP3 标准

MP3 可以将声音文件以 12:1 的压缩率压缩成更小的文档,同时还保持高品质的效果。由于 MP3 音乐具有文件容量较小且音质佳的优点,一直在因特网上被广泛应用。

(4) H.264、H.265 标准

H.264 是关于视频和声音的双向传输标准。H.265 的编码算法对 H.264 的编码算法做了一些优化,以提高性能和纠错能力。H.265 标准在低码率下能够提供比 H.264 更好的图像效果。

7.3 Photoshop 图像处理技术

知识要点 >>>>>>

1. 图像文件的基本操作与编辑。
2. 图像选区的应用。
3. 图像色彩调整与应用。
4. 图层的概念及基本操作。

目前多数的图像是以数字形式存储。图像处理(Image Processing)是使用计算机对数字图像进行分析、加工和处理,以满足人的视觉、心理和实际应用的需要,又称影像处理。

Adobe Photoshop 是由美国 Adobe 公司推出的图像处理软件,该软件提供了强大的图像处理能力,应用领域十分广泛,如网页设计、界面设计、人像处理、插画绘制、广告设计、电子出版、动画及多媒体制作等。Photoshop 已经成为图像处理首选的专业制作工具,用户可以灵活直观地创作出充满想象力的多姿多彩的图像作品。

7.3.1 Photoshop操作环境

Photoshop 的工作界面包含菜单栏、属性栏、文档窗口、工具箱、面板组、状态栏等组件,如图 7-2 所示。

① 菜单栏:Photoshop 的菜单栏包含 11 组主菜单,单击相应的主菜单,可打开该菜单下的命令。

② 属性栏:也称选项栏,用于显示当前所选工具的选项。工具不同,属性栏的功能也各不相同。

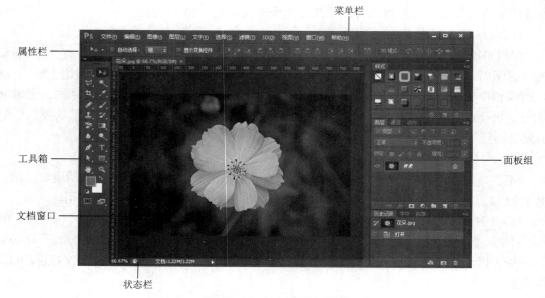

图7-2　Photoshop工作界面

③ 工具箱：工具箱中包含了制作图像必需的重要工具，如创建选区、绘图、取样，以及编辑、移动图像等操作，同时还可以更改前景色和背景色，并可以采用不同的屏幕显示模式和快速蒙版模式编辑图像。

④ 文档窗口：也称工作区。在 Photoshop 中，打开一个图像，便会创建一个文档窗口，用于显示正在处理的图像文件。当打开多个图像文件，文档窗口以选项卡的形式显示。

⑤ 面板组：可以用来设置图像的颜色、样式、图层和历史记录等。用户通过对这些浮动面板的操作，完成对当前文档窗口中图像文件选定部分的编辑和修改工作。

⑥ 状态栏：状态栏用于显示当前文档大小、文档的窗口缩放比例、文档尺寸和当前工具等信息。

7.3.2　图像文件的基本操作

Photoshop 软件的启动和退出方法与其他应用程序基本相同。

1. 新建图像文件

用户在 Photoshop 中不仅可以编辑现有的图像，也可以创建一个全新的空白文件，然后在它上面绘画，或者将其他图像拖入其中，再对其进行编辑。

常用方法是：启动 Photoshop 后，选择"文件"→"新建"菜单命令，或者按【Ctrl+N】组合键，打开"新建"对话框，如图 7-3 所示。在"新建"对话框中设置相应的参数，单击"确定"按钮即可创建一个新的空白文件。默认情况下，创建的图像文件格式是 psd 格式。

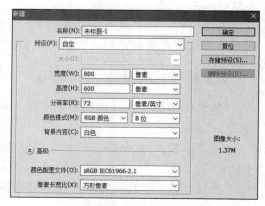

图7-3　"新建"对话框

- 名称：创建文件后，文件名会显示在文档窗口的标题栏中。保存文件时，文件名会自动显示在存储文件的对话框内。
- 预设/大小：提供了各种常用文档的预设选项，如照片、Web、A3、A4 打印纸、胶片和视频等。
- 宽度/高度：用于设定图像的宽度和高度。常用单位包括"像素"、"英寸"、"厘米"、"毫米"、"点"、"派卡"和"列"。
- 分辨率：用于设定图像的分辨率大小。单位包括"像素/英寸"和"像素/厘米"两种，一般情况下，图像分辨率越高，印刷出来的质量越好。
- 颜色模式：用于设定图像的颜色模式和相应的颜色深度。颜色模式包括位图、灰度、RGB 颜色、CMYK 颜色和 Lab 颜色；色彩模式的位数包括 1 位、8 位、16 位和 32 位。
- 背景内容：选择文件背景的内容，包括"白色"、"背景色"和"透明"。"白色"为默认的颜色；"背景色"是指使用工具箱中的背景色作为文档"背景"图层的颜色；"透明"是指创建透明背景，此时文档中没有"背景"图层。

2. 打开文件

要在 Photoshop 中编辑一个图像文件，如图片素材、照片等，要先将其打开。文件的打开方法有很多种，可以使用命令、快捷方式打开，也可以用 Adobe Bridge 打开。

方法一：选择"文件"→"打开"菜单命令，或者按【Ctrl+O】组合键，打开"打开"对话框，在对话框中选择文件，单击"打开"按钮，或双击文件即可将其打开。

方法二：选择"文件"→"在 Bridge 中浏览"菜单命令，可以运行 Adobe Bridge，在 Bridge 中选择一个文件，双击即可切换到 Photoshop 中并将其打开。

3. 保存图像文件

新建文件或者对打开的文件进行了编辑之后，应及时保存处理结果，防止文件的丢失。我们可以用不同的格式存储文件，以便其他程序使用。

方法一：选择"文件"→"存储"菜单命令，或者按【Ctrl+S】组合键，保存所做的修改，图像会按照原有的格式存储。如果这是一个新建的文件，则执行该命令时会打开"存储为"对话框。

方法二：选择"文件"→"存储为"菜单命令。在打开的"存储为"对话框中，用户可以根据需求，将当前文件保存为另外的名称和其他格式，或者存储在其他位置。

在 Photoshop 中，常见的图像存储格式主要有以下几种：

（1）PSD 格式

PSD 格式是 Photoshop 软件默认的文件格式，此文件格式可以将文件的图层、参考线、Alpha 通道等属性信息一起存储。由于 PSD 格式保留文件的所有数据信息，所以修改起来非常方便。

（2）JPEG 格式

JPEG 格式是互联网上最常用的图像文件格式。此格式的最大特点是支持多种压缩级别，压缩比率通常在 10:1 到 40:1。压缩比越大，图像品质越低；相反地，压缩比越小，图像品质就越高。

（3）DICOM 格式

DICOM 格式定义了数据集来保存信息对象定义，数据集由多个数据元素组成。DICOM 格式通常用来存储医学图像，如 CT、核磁共振、超声和扫描图像。

（4）PDF 格式

PDF 格式是由 Adobe 公司推出的用于网络出版的文件格式，具有良好的文件信息保存功能和传输能力，此格式已成为网络传输的重要文件格式。

4. 关闭文件

完成图像的编辑之后，需要关闭图像文件。

关闭文件：选择"文件"→"关闭"菜单命令，或者单击窗口中的按钮来关闭文件。

关闭全部文件：如果在 Photoshop 中打开了多个文件，可选择"文件"→"关闭全部"菜单命令，关闭所有文件。

7.3.3 图像编辑与操作

拍摄的数码照片或者网络上下载的图像可以有多种用途。例如，设置为计算机桌面、制作为个性化的 App 头像、用作手机壁纸、传输到网络相册上、打印等。然而，图像的尺寸和分辨率有时不符合要求，这就需要对图像的大小和分辨率进行适当的调整。

1. 修改图像的大小和分辨率

在 Photoshop 中，用户可以随时调整图像的大小和分辨率，以便图像输出时可以达到最佳效果。

常用方法：选择"图像"→"图像大小"菜单命令，打开"图像大小"对话框，可在"像素大小"选项组和"文档大小"选项组修改图像大小和分辨率，如图 7-4 所示。

● 缩放样式：如果文档中的图层添加了图层样式，选择该选项后，调整图像的大小时会自动缩放样式效果。只有选择了"约束比例"，才能使用该选项。

● 约束比例：修改图像的宽度或高度时，可保持宽度和高度的比例不变。

● 重定图像像素：改变图像的像素数量。选中该复选框，若减小图像大小，就会减少像素数量，此时图像虽然变小，但画质不变；而增加图像大小，则会增加新的像素，此时图像尺寸虽然增大，但画质会下降。

2. 修改画布大小

画布是指整个文档的工作区域。修改画布大小，可以将图像填充至更大的编辑区域中，更好地执行用户的编辑操作。操作方法是：选择"图像"→"画布大小"菜单命令，打开"画布大小"对话框，如图 7-5 所示。

● 当前大小：显示了图像宽度和高度的实际尺寸和文档的实际大小。

● 新建大小：可以在"宽度"和"高度"框中输入画布的尺寸。当输入的数值大于原来尺寸时会增大画布，反之则减小画布。减小画布会裁剪图像。输入尺寸后，该选项右侧会显示修改画布后的文档大小。

● 相对：选中该复选框，"宽度"和"高度"选项中的数值将代表实际增加或者减少的区域的大小，而不再代表整个文档的大小，此时输入正值表示增加画布，输入负值则减小画布。

- 定位：单击不同的方格，可以指示当前图像在新画布上的位置。
- 画布扩展颜色：在该下拉列表中可以选择填充新画布的颜色。如果图像的背景是透明的，则"画布扩展颜色"选项将不可用，添加的画布也是透明的。

除此之外，执行"图像"→"图像旋转"菜单命令，完成旋转画布的操作。

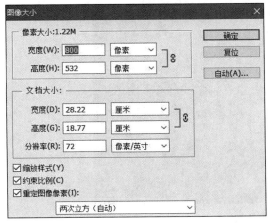 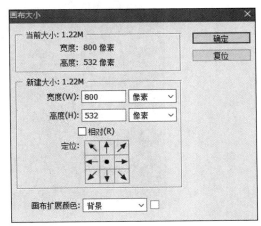

图7-4 "图像大小"对话框　　　　　　图7-5 "画布大小"对话框

3. 复制与粘贴图像

在Photoshop中，图像文件的复制与粘贴操作与其他应用程序相同，但功能不再单一。用户复制选区内的图像后，可以对图像进行合并拷贝、选择性粘贴与清除等操作。

（1）合并拷贝

如果文档包含多个图层，使用合并拷贝功能，可以将所有可见图层的内容复制合并到剪切板中。

操作方法：首先打开文件，将需要合并拷贝的图层设置为可见图层，按【Ctrl+A】组合键，选中整个图像文件；然后选择"编辑"→"合并拷贝"菜单命令，即可完成合并拷贝图像的操作。或者按【Shift+Ctrl+C】组合键，同样可以进行合并拷贝图层的操作。

（2）选择性粘贴

在Photoshop中，选择性粘贴分为原位粘贴、贴入和外部粘贴三种。

操作方法：选择"编辑"→"选择性粘贴"菜单命令，在打开的下拉菜单选择所需的粘贴方法。

① 原位粘贴：将复制的图像根据需要在复制图像的原位置粘贴图像。

② 贴入：如果创建了选区，可以将图像粘贴到选区内并自动添加蒙版，将选区之外的图像隐藏。

③ 外部粘贴：如果创建了选区，可以将图像粘贴到选区内并自动添加蒙版，将选中的图像隐藏。

4. 变换图像

在Photoshop中，用户可以对图像进行变换操作。图像的变换操作包括旋转、移动、斜切、缩放等。

操作方法是：选中对象后，选择"编辑"→"变换"菜单命令，在下拉菜单中完成图像的多种变换选项，一般情况下使用"自由变换"命令会更加方便，按【Enter】键完成变换。

执行该命令后，选中对象四周会出现一个定界框和控制点，如图7-6所示。默认情况下，对象的中心有一个中心点，用于定义对象的变换中心，拖动该点可以移动中心点的位置。

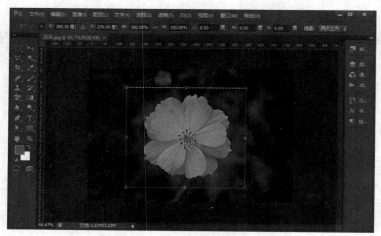

图7-6　图像变换

图像变换常用的组合键有三个：按【Ctrl+T】组合键实现自由变换；按【Shift+Ctrl+T】组合键实现再次变换；按【Alt+Shift+Ctrl+T】组合键可再次变换并复制为单独的图层。

5. 使用历史记录面板进行还原操作

在编辑图像时，用户进行的每一步操作，Photoshop都会将其记录在"历史记录"面板中。

"历史记录"面板直观地显示用户进行的各种操作，通过该面板，用户可以快速访问之前的操作步骤，并修改错误的操作过程。也可以再次回到当前的操作状态，或者将处理结果创建为新的文档或快照。

选择"窗口"→"历史记录"菜单命令，打开"历史记录"面板，如图7-7所示。

● 历史状态：用于记录用户编辑的每一个操作步骤。

● 从当前状态创建新文档 ：单击该按钮，即可在当前的历史状态中，创建一个新的图像文档。

● 创建新快照 ：单击该按钮，即可在当前的历史状态中，创建一个临时副本文件。

● 删除历史记录 ：单击该按钮，即可删除当前选中的历史状态。

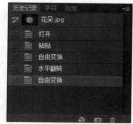

7.3.4　图像选区

图7-7　历史记录面板

选区是指通过工具或命令在图像上创建的选取范围，创建区域轮廓后，用户对区域内对象进行编辑（复制、移动、填充或颜色校正等）不影响其他的部分。在图形图像处理中常用选区工具进行抠图，实现图像的合成。

在Photoshop中，选区分为普通选区和羽化选区两种类型。普通选区具有明确的边界。羽化选区是将普通选区的边界进行柔化后得到的选区，其边界会呈现逐渐透明的效果，将其与其他图像合成效果更加自然。

1. 选区的创建

在 Photoshop 中，常见的创建选区工具有三类：选框类工具▣、套索类工具▱，以及快速选择类工具▰。

（1）选框类工具

选框类工具用于创建规则选区，包括"矩形选框工具"、"椭圆选框工具"、"单行选框工具"和"单列选框工具"。

例如，用户需要框选一个矩形区域。操作方法是：选择"矩形选框工具"后，鼠标变成十字线形状，直接在画面上拖动，即可得到一个任意的矩形选择区域。如果按住【Shift】键拖动鼠标，可以绘制一个正方形的选区；按住【Alt】键拖动鼠标，会以单击点为中心，向外创建选区；按住【Alt+Shift】组合键，会从中心向外创建正方形选区。

"椭圆选框工具"的基本用法和"矩形选框工具"相同。按住【Shift】键拖动鼠标，可以绘制一个圆形的选区；按住【Alt】键拖动鼠标，会以单击点为中心，向外创建选区；按住【Alt+Shift】组合键，会从中心向外创建圆形选区。

（2）套索类工具

套索类工具可以创建不规则选区。套索类工具包括"套索工具"、"多边形套索工具"和"磁性套索工具"。

"套索工具"常用于手动绘制不规则图形。

"多边形套索工具"是套索工具的一种特殊用法，可以用它来制作任意多边形选区。用鼠标在图像上单击，便确定了一个多边形的端点，再次单击，则确定了另一个端点，两点之间用直线连接，最后双击，即可完成一个任意多边形的选区。

"磁性套索工具"是一种具有可以识别边缘的套索工具，可根据设定的像素宽度自动"吸附"到图像中颜色变化的边缘。当选区定位出现偏差时，利用【Delete】键删除错误定位。

（3）快速选择类工具

快速选择类工具是基于色调之间的差异进行选区的设置。在属性栏中设置的容差越大，可以容许的色调差异越大。快速选择类工具包括"快速选择工具"和"魔棒工具"。

选区工具的属性栏大同小异，以图 7-8 所示的"魔棒工具"属性栏为例，介绍部分按钮的功能。

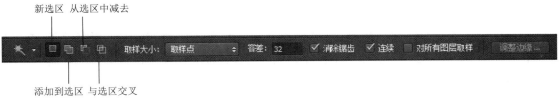

图7-8 "魔棒工具"属性栏

- 新选区：默认选项，创建新选区代替原有选区。
- 添加到选区：新建选区与原有选区合并为一个选区。
- 从选区中减去：从原有选区中减去新建选区的部分。
- 与选区交叉：保留新建选区与原有选区交叉的部分。

● 取样大小：用来设置魔棒工具的取样范围。

● 容差：指的是在选取颜色时所设置的选取范围，其数值在 0～255 之间。容差值越大，选取的范围也越大。

● 连续：选中该复选框时，只选择颜色连续的区域；取消选中该复选框时，可以选择与鼠标单击点颜色相近的所有区域，包括没有连接的区域。

● 对所有图层取样：选中该复选框时，可选择所有可见图层上颜色相近的区域；取消选中该复选框时，仅选择当前图层上颜色相近的区域。

2. 选区的基本操作与编辑

选区创建完成后，用户需要对其进行加工和编辑，才能使选区符合要求。关于选区的基本操作和编辑操作见表 7-1。

表 7-1 选区基本操作和编辑

操作	相关命令
全选	选择 "选择" → "全选" 菜单命令或者按【Ctrl+A】组合键
移动选区	单击工具箱中的移动工具
选区反选	选择 "选择" → "反向" 菜单命令或者按【Ctrl+Shift+I】组合键
修改选区	选择 "选择" → "修改" 菜单命令，包括边界、平滑、扩展、收缩、羽化五种
填充选区	使用油漆桶工具或者选择 "编辑" → "填充" 命令
描边选区	选择 "编辑" → "描边" 菜单命令
变换选区	选择 "选择" → "变换选区" 菜单命令或者按【Ctrl+T】组合键
取消选区	选择 "选择" → "取消选区" 菜单命令或者按【Ctrl+D】组合键

7.3.5 图像修补

Photoshop 提供了大量专业的照片修复工具，包括仿制图章、污点修复画笔、修复画笔、红眼和擦除等工具，它们可以快速修复图像中的污点和瑕疵，使图像更加美观。

1. 修复画笔工具

在 Photoshop 中，修复画笔工具可用于校正瑕疵。利用修复画笔可将样本像素的纹理、光照、阴影和透明度与所修复的像素进行匹配，从而使修复后的像素和图像的其余部分融为一体。

操作方法：首先打开图像文件，单击 "修复画笔工具" 工具组 中的 "修复画笔工具" 按钮 ，按住【Alt】键，完成取样本操作；然后在图像需要修复的位置上，重复进行拖动鼠标涂抹的操作，直到图像修复完成。

2. 污点修复画笔工具

污点修复画笔工具可以快速移去照片中的污点、划痕和其他不理想的部分。它与修复画笔的工作方式类似，但修复画笔要求指定样本，而污点修复画笔自动从所修饰区域的周围取样。

操作方法：首先打开图像文件，单击 "修复画笔工具" 工具组 中的 "污点修复画笔工具"按钮 ；然后在图像需要修复的位置上，进行拖动鼠标涂抹的操作，完成图像修复操作。

3. 红眼工具

在 Photoshop 中，红眼工具可以修复由闪光灯照射到对象时，瞳孔放大而产生的视网膜泛红现象。

操作方法：首先打开图像文件，单击"修复画笔工具"工具组 中的"红眼工具"按钮 ；然后在需要修复红眼的位置单击，快速完成红眼修复操作。

4. 仿制图章工具

仿制图章工具可以从图像中复制信息，将其应用到其他区域或者其他图像中。该工具常用于复制图像内容或者去除照片中的缺陷。

操作方法：首先打开图像文件，单击"仿制图章工具"工具组 中的"仿制图章工具"按钮 ，按住【Alt】键，完成复制取样操作；然后在需要复制图像的位置，进行拖动鼠标涂抹的操作，完成图像复制操作。

仿制图章工具和修复画笔工具最大的区别是：修复画笔工具将样本像素与所修复像素进行匹配融合，而仿制图章工具只是将样本像素复制到所修复像素上，并不进行匹配。

5. 擦除图像

如果图像中有不准备使用的区域，用户可以利用图像擦除工具将其擦除，以保持图像的整洁和美观。

图像擦除工具包括橡皮擦工具、背景橡皮擦工具和魔术橡皮擦工具。

① 橡皮擦工具 ：使用该工具可以擦除图像中的像素。如果在背景图层或者透明区域锁定的图层中拖动橡皮擦工具，擦除的像素会更改为背景色，否则擦除的像素变为透明状态。

② 背景橡皮擦工具 ：使用该工具可以自动识别图像的边缘，将擦除的图像区域（包括背景图层）变为透明区域。

③ 魔术橡皮擦工具 ：在需要擦除的颜色范围内单击，自动将位于容差范围内与单击处颜色相近的图像区域更改为透明状态。

7.3.6 图像调整

在一张图像中，色彩不只是真实记录物体，还能够带给我们不同的心理感受，创造性地使用色彩，可以营造各种独特的氛围和意境，使图像更具表现力。Photoshop 提供了大量色彩和色调调整工具，可用于处理图像。下面我们就来了解这些工具的使用方法。

1. 画笔工具

Photoshop 不仅可以对图像中的瑕疵进行修补，还可以使用画笔工具对图像进行着色，使图像更加美观并具有不同的风格属性。

画笔工具类似于传统的毛笔，它使用前景色绘制线条。画笔不仅能够绘制图画，还可以修改蒙版和通道。图 7-9 所示为"画笔工具"属性栏。

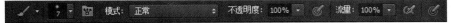

图7-9　"画笔工具"属性栏

- 画笔下拉面板：单击"画笔"选项右侧的按钮，可以打开画笔下拉面板，在面板中可以选择笔尖，设置画笔的大小和硬度参数。
- 模式：在下拉列表中可以选择画笔笔迹颜色与下面的像素的混合模式。
- 不透明度：用来设置画笔的不透明度，反复涂抹时不具有叠加效果。该值越低，线条的透明度越高。
- 流量：用来设置当光标移动到某个区域上方时应用颜色的速率。在某个区域上方涂抹时，如果一直按住鼠标按键，颜色将根据流动速率增加，直至达到100%效果。
- 喷枪：按下该按钮，可以启用喷枪功能，Photoshop会根据鼠标按键的单击程度确定画笔线条的填充数量。例如，未启用喷枪时，鼠标每单击一次便填充一次线条；启用喷枪后，按住鼠标左键不放，便可持续填充线条。

2. 自动调整色调

图像色彩和色调的控制是处理图像的关键。在Photoshop中，用户可以对图像进行自动校正图像色彩与色调的操作，该操作适合对于各种调色工具不太熟悉的初学者使用。

操作方法：打开图像文件后，选择"图像"→"自动色调"|"自动对比度"|"自动颜色"菜单命令，可以自动对图像的颜色和色调进行简单的调整。

① "自动色调"命令：自动调整图像中的黑场和白场，将每个颜色通道中最亮和最暗的像素映射到纯白（色阶为255）和纯黑（色阶为0），中间像素值按比例重新分布，从而增强图像的对比度。

② "自动对比度"命令：自动调整图像的对比度，使高光看上去更亮，阴影看上去更暗。"自动对比度"命令可以改进许多摄影或连续色调图像的外观，但是不能改进单色图像。

③ "自动颜色"命令：通过搜索图像来标识阴影、中间调和高光，从而调整图像的对比度和颜色。使用该命令来校正出现色偏的照片。

3. 手动校正色调

在Photoshop中，用户还可以对图像进行手动校正色调的操作，从而更灵活地根据用户的编辑需求对图像进行明暗、层次和反差调整。

（1）亮度/对比度

使用"亮度/对比度"命令，可以对图像整体进行亮度和对比度的自定义调整，解决图像偏灰不亮的问题。

操作方法：打开图像文件后，选择"图像"→"调整"菜单命令，在下拉菜单中选择"亮度/对比度"命令，打开如图7-10所示的"亮度/对比度"对话框。在"亮度"和"对比度"文本框中输入数值，或者拖动滑块调整亮度和对比度，向右滑动提高图像亮度、增强明暗对比度。观察图像变化，调至满意效果。最后单击"确定"按钮。

（2）色阶

"色阶"是Photoshop最为重要的调整工具之一，它可以调整图像的阴影、中间调和高光的强度级别，校正色调范围和色彩平衡。也就是说，"色阶"不仅可以调整色调，还可以调整色彩。

操作方法：打开图像文件后，选择"图像"→"调整"菜单命令，在下拉菜单中选择"色阶"命令，打开如图7-11所示的"色阶"对话框。

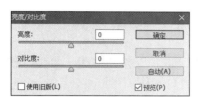
图7-10 "亮度/对比度"对话框

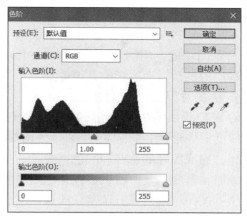
图7-11 "色阶"对话框

● 预设:单击"预设"选项右侧按钮,在打开的下拉列表中选择"存储"命令,可以将当前的调整参数保存为一个预设文件。在使用相同的方式处理其他图像时,可以用该文件自动完成调整。

● 通道:调整通道会改变图像的颜色,可以选择一个颜色通道来进行调整。

● 输入色阶:用来调整图像的阴影(左侧滑块)、中间调(中间滑块)和高光区域(右侧滑块)。可拖动滑块或者在滑块下面的文本框中输入数值来进行调整,向左移动滑块,与之对应的色调会变亮;向右拖动,则色调变暗。

● 输出色阶:可以限制图像的亮度范围,从而降低对比度,使图像呈现褪色效果。

● 自动:单击该按钮,可应用自动颜色校正,Photoshop 会以 0.5% 的比例自动调整色阶,使图像的亮度分布更加均匀。

● 选项:单击该按钮,打开"自动颜色校正选项"对话框,在此对话框中可以设置黑色像素和白色像素的比例。

例如,用户打开"花朵"图像文件,选择"图像"→"调整"菜单命令,在打开的"色阶"对话框中,选择"预设"下拉列表中的"中间调较暗"选项,最后单击"确定"按钮。调整完成后的效果如图 7-12 所示。

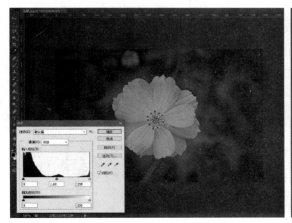 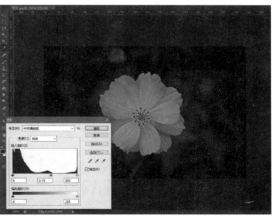

图7-12 中间调较暗及其调整

（3）曲线

"曲线"是 Photoshop 中最强大的调整工具，它具有"色阶""阈值""亮度/对比度"等多个命令的功能。曲线上可以添加 14 个控制点，用户可以对一定色调区域内的像素进行非常精确的调整，而不影响其他像素。

操作方法：打开图像文件后，选择"图像"→"调整"菜单命令，在下拉菜单中选择"曲线"命令，打开如图 7-13 所示的"曲线"对话框。在曲线上单击可以添加控制点，拖动控制点改变曲线形状（曲线向上弯曲，色调调亮；曲线向下弯曲，色调调暗）。最后单击"确定"按钮，完成图像的色调和颜色调整。

调整时，若要恢复原状，需按住【Alt】键，此时"取消"按钮变为"复位"按钮，单击"复位"按钮，取消所有调整。此操作也适合其他窗口操作。

除此之外，用户还可以使用"色调分离"命令、"渐变映射"命令、"反相"命令、"阈值"命令、"去色"命令、"黑白"命令、"照片滤镜"和"色相/饱和度"命令等来对图像进行特殊颜色的设置，以便制作出精美的艺术效果。

7.3.7 图层

图层是 Photoshop 最为核心的功能之一，Photoshop 几乎所有的编辑操作都与图层有关。

1. 图层概述

通俗地讲，图层就像是含有文字或图形等元素的透明胶片，一张张按顺序叠放在一起，将这些胶片组合在一起形成图像的最终效果。

图层的主要功能是将当前图像的组成关系清晰地显示出来。"图层"面板如图 7-14 所示，列出了图像中的所有图层，用户可以方便快捷地修改某一层而不会改动其他的层，使图像编辑具有更大的灵活性。默认情况下，图层中灰白相间的方格表示该区域是透明的。将图像中某部分内容删除后，该部分将变成透明，而不是显示背景色。

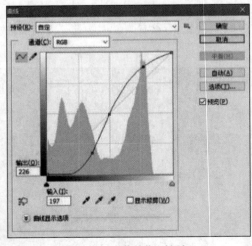

图 7-13 "曲线"对话框

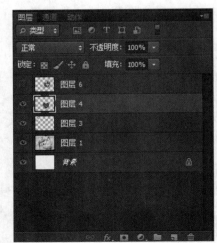

图 7-14 "图层"面板

2. 图层的基本操作及编辑

用户可以在图层中执行新建、选择、复制、重命名、显示与隐藏、删除、调整顺序和编辑图像等操作。

（1）新建图层

方法一：单击图层面板上的"创建新图层"按钮，快速建立一个混合模式为"正常"，"不透明度"为100%的普通图层。

方法二：选择"图层"→"新建"菜单命令，在打开"新建图层"对话框设置图层的名称、颜色、模式和不透明度，如图7-15所示。或者按【Alt】键的同时单击图层面板上的"创建新图层"按钮。

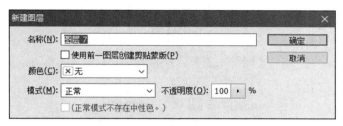

图7-15 "新建图层"对话框

方法三：创建选区后，按【Ctrl+C】组合键复制选中的图像，按【Ctrl+V】组合键粘贴图像时，可以创建一个新的图层；如果打开多个文件，使用移动工具将一个图层拖至另外的图像中，可将其复制到目标图像，同时创建一个新的图层。

（2）复制图层

方法一：在图层面板中，将需要复制的图层拖动到"创建新图层"按钮上，完成图层的复制。或者按【Ctrl+J】组合键复制当前图层。

方法二：选择目标图层，选择"图层"→"复制图层"菜单命令，在打开的"复制图层"对话框中，完成相关设置，最后单击"确定"按钮完成图层的复制。

（3）调整图层顺序

图层是按照创建的先后顺序堆叠排列，改变图层顺序会影响图像的显示效果。

方法一：在图层面板中，将一个图层拖动到另外一个图层的上面（或下面），即可调整图层的堆叠顺序。

方法二：选中目标图层，选择"图层"→"排列"菜单命令，在下拉菜单中执行相应的命令，完成图层属性的调整。

（4）图层样式

图层样式又称图层效果，它可以为图层中的图像内容添加诸如投影、发光、浮雕、描边等效果，创建具有真实质感的水晶、玻璃、金属和纹理特效。图层样式可以随时修改、隐藏或删除，具有非常强的灵活性。

方法一：利用如图7-16所示的"样式"面板，单击鼠标使用系统预设的样式，便可以将效果应用于图像。

方法二：单击图层面板下方的"添加图层样式"按钮，在打开的下拉菜单中选择一个效果命令，或者双击需要添加效果的图层，打开如图7-17所示的"图层样式"对话框并进入到相应效果的设置面板。

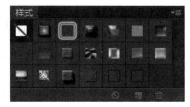

图7-16 "样式"面板

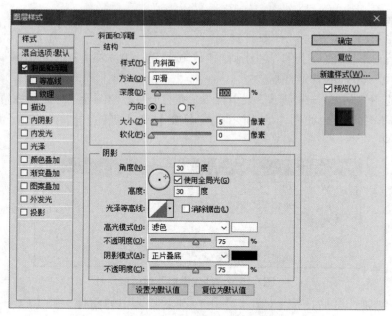

图7-17 "图层样式"对话框

本 章 小 结

多媒体技术是利用计算机对文本、图形、图像、声音、动画、视频等多种信息综合处理、建立逻辑关系和人机交互作用的技术。本章系统地介绍了多媒体的基本知识、多种媒体信息的数字化处理过程以及数据压缩技术。特别是随着计算机技术的飞速发展，图形、图像素材的处理逐渐成为人们关注的焦点，以 Adobe 公司旗下最著名的图像处理软件 Photoshop 为平台，循序渐进地介绍了图像基本操作、选区、颜色调整、图层等操作方法。

知识拓展 >>>>>> 医学图像处理技术简介

随着计算机技术和医学的发展，医学图像信息在临床诊断中起着越来越重要的作用。目前临床上常用的医学成像种类主要有 X 射线成像、核磁共振成像（MRI）、核医学成像（NMI）和超声波成像（UI）四类。利用计算机图像处理技术对二维切片图像进行分析和处理，实现对人体器官、软组织和病变体的分割提取、三维重建和三维显示，可以辅助医生对病变体及其他感兴趣的区域进行定性甚至定量的分析，从而提高医疗诊断的准确性和可靠性；在医疗教学、手术规划、手术仿真及各种医学研究中也起到重要的辅助作用。目前，医学图像处理主要集中表现在图像分割、图像融合、图像重建等方面。

1. 图像分割

图像分割是图像处理与图像分析中的一个经典问题，是指根据区域间的相似或不同把图像分割成若干区域的过程，主要以各种细胞、组织与器官的图像作为处理对象。

2. 图像融合

图像融合的主要目的是通过对多幅图像间冗余数据的处理来提高图像的可读性,对多幅图像间的互补信息进行处理来提高图像的清晰度。利用可视化软件对多种模态的图像进行图像融合,可以准确地确定病变体的空间位置、大小、几何形状以及它与周围组织之间的空间关系,从而及时高效地诊断疾病。

3. 图像重建

图像重建是指从数据到图像的处理过程,即输入的是某种数据,而经过处理后得到的结果是图像。目前,图像重建与计算机图形学相结合,把多个二维图像合成为三维图像,并加以光照模型和各种渲染技术,能生成各种具有强烈真实感的图像。

第 8 章

数据组织与管理

我们生活在一个信息的社会，全球一半以上的人口都在使用互联网，每天都会产生海量的数据。随着互联网、云计算和大数据技术的兴起，使得我们能收集、处理和使用的数据规模急剧增长，其影响力涵盖了政治、经济和文化等方方面面。如何对数据进行有效的管理，如何组织和存储数据，如何减少数据存储冗余，如何实现数据共享，如何实现高效地检索和处理，如何保障数据安全，都是数据库技术的研究领域。

学习目标

◎ 了解数据库的基本概念。
◎ 了解 Access 2016 的窗体技术。
◎ 掌握 Access 2016 的基本操作，包括数据库和表的创建和编辑。
◎ 掌握 Access 2016 的查询技术，包括选择查询、交叉表查询、参数查询和操作查询。

重点、难点

◎ Access 2016 数据库与表的创建与维护。
◎ Access 2016 查询技术。

8.1 数据库基础知识

知识要点 >>>>>>

1. 数据库、数据库管理系统、数据库系统的基本概念。
2. 关系模型的基本概念。
3. 数据库设计的基本步骤。
4. Access 2016 数据库。

8.1.1 数据库概述

1. 数据库基本概念

数据库技术的核心内容是数据管理和信息处理，其目标是使用户能有效、方便地管理和使用数据库中的数据。数据、数据库、数据库管理系统和数据库系统是数据库技术中四个基本概念。

（1）数据（Data）

计算机的世界只能处理两种符号：0 和 1，而现实生活中有各式各样的数据：数字、各种语言文本信息、语音、照片、视频等，这些都是数据，通过相应的字符编码、模数转换等技术，将现实中的数据转换成计算机能识别的 0 和 1。

在计算机科学中，数据是指所有能输入计算机并被计算机存储和处理的、具有明确意义的数值、文字、声音、图像、视频等的通称。数据是数据库存储的基本对象，是描述事物的符号记录，它有多种表现形式。

（2）数据库（DataBase，DB）

数据库是长期存储在计算机内、有组织、可共享的大量数据的集合。数据库提供了一个存储空间来存储各种数据，可以将其视为一个存储数据的容器。

数据库中的数据是按一定的数据模型进行组织、描述和存储的，如层次、网状、关系模型。数据库中的数据通常数量大、类型多、结构复杂，具有冗余度小、独立性高、容易扩展等特点，可以方便地达到用户共享的目的。

（3）数据库管理系统（DataBase Management System，DBMS）

数据库管理系统是位于用户和操作系统（OS）之间的一层操纵和管理数据库的系统软件，用来建立、使用和维护数据库。

数据库管理系统是数据库系统的核心，对数据库进行统一的管理和控制，以保证数据的安全性和完整性，同时为用户或应用程序提供访问数据库的方法，包括数据库的定义、建表、查询、更新和控制等。

（4）数据库系统（DataBase System，DBS）

数据库系统是指带有数据库并利用数据库技术进行数据管理的计算机系统，其核心是数据库管理系统，主要由硬件、数据、软件和用户组成。

硬件：安装数据库相关软件的硬件设备，包括主机、磁盘阵列、备份装置等。

数据：数据库系统中的数据，包括永久性数据、索引数据、数据字典和事务日志等。

软件：数据库环境中使用的软件，包括数据库管理系统、应用程序和开发工具等。

用户：按不同角色划分，用户主要有终端用户、数据库设计师、系统分析员、程序员和数据库管理员等。其中，数据库管理员（DBA）负责创建、监控和维护整个数据库。

2. 数据管理技术的发展

数据管理技术的发展和计算机软硬件的发展紧密相关，同时各行业都存在着如何对大量数据进行有效管理的迫切需求，正是这种需求推动数据库技术快速发展。在短暂经历了人工管理和文件系统阶段之后，在 20 世纪 60 年代中期产生了数据库技术，并得以迅速发展和广泛应用。随着新技术的不断涌现，数据库技术已经成为计算机科学与技术的一个重要分支。

（1）人工管理阶段（20世纪50年代中期）

早期的计算机主要用于科学计算，数据管理没有系统软件的支持，硬件方面也没有类似磁盘的直接存取设备，数据不能在计算机中长期保存，设计人员不但要负责处理数据，还要负责组织数据。这使得程序员直接与物理设备打交道，从而使程序与物理设备高度相关，一旦物理存储发生变化，就要修改程序。

人工管理阶段数据完全依赖于应用程序，没有任何独立性；数据又是面向应用程序的，不同程序之间也无法共享数据，故而人工管理阶段处理数据非常麻烦和低效。

（2）文件系统阶段（20世纪50年代后期到60年代中期）

计算机软、硬件的发展摆脱了人工管理数据的麻烦。硬件方面有了磁盘、磁鼓等直接存取设备，数据可以长期保存；软件方面有了操作系统（OS），数据以文件方式存储在外存，可以轻松实现按文件名逻辑地存取文件中的数据，而不必考虑文件的物理存储，操作系统中的文件管理系统对数据文件进行统一组织、存储和管理。

相较于人工管理阶段，数据记录被存储在外存的多个不同的文件中，可以对数据反复进行操作。程序和数据分离，程序有了较大程度的物理独立性，当数据的物理存储发生变化时，不会引起整个程序的变动。但这些数据只是简单地存放，文件中的数据没有统一的结构，文件之间也没有相互的关联，不同的应用程序之间很难共享同一数据文件，数据依然重复存储，冗余度大，一致性差。文件系统阶段虽然在一定程度上实现了数据独立性和共享性，还是非常薄弱的。

（3）数据库系统阶段（20世纪60年代后期）

随着计算机应用越来越广泛，需要管理的数据量越来越多，对共享数据的需求也日益强烈，文件系统已无法满足需求，数据库技术应运而生，有效地提高了数据管理的效率，解决了多用户、多应用程序共享数据的需求。

相比于文件系统，数据库系统拥有鲜明的特色：

① 数据结构化。数据库中的数据不只是针对某个应用程序，而是从整体上看待和描述数据，且数据之间具有联系。

② 数据的共享性高、冗余度低，易扩充。数据库技术将数据集中存放和管理，可以被多个用户、多个应用程序共享使用。数据库系统从整体上看待和描述数据，同样的数据不会在数据库中多次出现，大幅度地减少了数据冗余，节约存储空间，也减少了数据冗余带来的数据冲突，避免了数据之间的不相容性与不一致性。

③ 数据独立性高。数据独立性是指数据与程序之间相互独立，当数据的物理结构或数据的全局逻辑结构发生改变时，其对应的应用程序不需要改变仍可正常运行。存储在数据库中的数据由数据库管理系统统一管理和存取，程序不用考虑数据的定义和存取路径，大大简化了程序设计和维护工作。

④ 数据由数据库管理系统统一管理和控制。数据库管理系统还要提供数据的完整性检查、并发控制、安全性和恢复等功能。

3. 数据库技术新进展

关系数据库在当今数据库应用领域依然处于主导地位。随着计算机技术的迅速发展，数据库技术有了更多的研究方向，在传统关系数据库的基础上和其他技术结合，出现了各种多技术融合的数据库系统。

（1）分布式数据库

分布式数据库是在集中式数据库系统的基础上发展起来的，是计算机技术和网络技术结合的产物。一个分布式数据库在逻辑上是一个统一的整体，在物理上则是分别存储在不同的物理节点上。在分布式数据库系统中，一个应用程序可以对数据库进行透明操作，数据库中的数据分别在不同的局部数据库中存储、由不同的DBMS进行管理、在不同的机器上运行、由不同的操作系统支持、被不同的通信网络连接在一起。

（2）面向对象数据库

面向对象数据库是数据库技术与面向对象程序设计技术相结合的产物。面向对象程序设计（OOP）是一种程序开发的方法，它将对象作为程序的基本单元，将程序和数据封装其中，以提高软件的重用性、灵活性和扩展性。

面向对象数据库系统应满足两个标准：首先它是数据库系统，其次它也是面向对象系统。面向对象数据库系统支持面向对象数据模型（OOD），OOD是用面向对象观点来描述现实世界实体的逻辑组织、联系的模型。面向对象数据库系统是一个持久的、可共享的对象库的存储和管理者，而对象库是由OOD模型定义的对象的集合体。

（3）多媒体数据库

多媒体数据库是数据库技术与多媒体技术结合的产物。多媒体数据库不是对现有的数据进行界面上的包装，而是从多媒体数据与信息本身的特性出发，考虑将其引入到数据库中之后而带来的有关问题。多媒体数据库系统能将声音、图像、文本等各种复杂对象结合在一起，并提供各种方式检索、观察和组合多媒体数据，实现多媒体数据共享。

（4）Web数据库

Web数据库将数据库技术与Web技术融合在一起，使数据库系统成为Web的重要有机组成部分，从而实现数据库与网络技术的无缝结合。

Web数据库指在互联网中以Web查询接口方式访问的数据库。用户使用Internet的WWW信息服务，在权限范围内任何地点通过浏览器访问、编辑、修改数据库，也可查询和共享建立在WWW服务器所有站点上的超媒体信息，包括图形、图像、文本、动画、视频和音频数据。

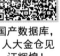

价值引领

国产数据库，
人大金仓见
证辉煌！

（5）非关系型数据库

互联网的高速发展对数据库技术提出了更高的要求，尤其对于超大规模和高并发类型的网站，传统关系数据库暴露了很多难以克服的问题。非关系型数据库的出现弥补了关系数据库的不足，其产生就是为了解决大规模数据集合多重数据种类带来的挑战，特别是大数据应用难题。区别于关系数据库，非关系型数据库不保证关系数据的ACID特性，它的特点在于数据模型比较简单，灵活性强，性能高。

8.1.2 数据模型

数据库的类型通常按照数据模型（Data Model）来划分。数据模型是数据库系统的核心和基础，是对现实世界数据特征的抽象。数据模型应该满足如下要求：能比较真实地模拟现实世界；容易被理解；便于在计算机上实现。

在数据库的发展过程中，出现了三种基本数据模型：层次模型（Hierarchical Model）、网状模型（Network Model）和关系模型（Relational Model）。目前使用最多的是关系模型，建立在关系模型基础上的数据库称为关系数据库，本章介绍的 Access 2016 就是一个关系数据库管理系统。

1. 概念模型

在实现数据库系统时，人们通常先把现实世界中的事物抽象成概念模型，然后再把概念模型转换为计算机上某一种数据库管理系统支持的数据模型。

概念模型是对现实世界的抽象，是从用户需求的观点出发对数据建模，主要用于数据库设计。采用概念数据模型，数据库设计人员可以在设计的开始阶段，把主要精力用于了解和描述现实世界上，集中精力分析数据以及数据之间的联系等，而把涉及数据库管理系统的一些技术性问题推迟到设计阶段去考虑。概念模型不依赖于计算机系统，也不针对某种数据库管理系统，日后软、硬件的变化都不会影响数据库的概念模型设计。

概念模型中常用术语：

① 实体（Entity）。实体是客观存在并可以相互区分的事物。

② 属性（Attribute）。属性是指实体具有的某一特征，一个实体可以由若干个属性来描述。

③ 关键字（Key Word）。唯一标识实体的属性集称为关键字。

④ 联系（Relationship）。在现实世界，事物内部与事物之间是有联系的，两个实体间的联系可以分为一对一、一对多、多对多三种。

⑤ 实体型（Entity Type）。具有相同属性的实体必然具有共同的特征和性质，用实体名及其属性名集合来抽象和刻画同类实体，称为实体型。

⑥ 实体集（Entity Set）。同一类型的实体集合称为实体集。

概念模型是数据库设计人员与用户之间交流的工具，在概念数据模型中最常用的是 E-R（Entity-Relationship model）图，这是一种用图形表示实体联系的模型。

2. 数据模型的三要素

数据模型是数据库系统的核心和基础，是严格定义的一组概念的集合，这些概念精确地描述了系统的静态特征、动态特征和完整性约束条件，其内容包括三个部分：数据结构、数据操作、数据约束。

（1）数据结构

数据结构是对系统静态特征的描述，主要描述数据的类型、内容、性质以及数据间的联系等。数据结构是所描述的对象类型的集合，数据操作和约束都建立在数据结构上。关系模型是目前占据统治地位的数据模型。

（2）数据操作

数据操作是对系统动态特征的描述，主要描述在相应的数据结构上的操作类型和操作方式。数据库对数据的主要操作是增、删、改、查，数据模型必须定义这些操作的确切含义、操作符号、操作规则和实现操作的语言。

（3）数据约束

数据约束主要描述数据结构内数据间的语法、词义联系、它们之间的制约和依存关系，以及数据动态变化的规则，以保证数据的正确、有效和相容。

3. 关系模型

1970 年 E.F.Codd 在美国计算机年会会刊上发表了题为 *A Relational Model of Data for Shared Data Banks* 的论文，开创了数据库技术的新纪元。他的多篇论文，奠定了关系数据库的理论基础。

（1）关系模型基本术语

① 关系（Relation）：关系是数学中集合的一个重要概念，用于反映元素之间的联系和性质。从用户角度，一个关系对应一张二维表，表中的数据包括实体本身的数据和实体间的联系。

② 属性（Attribute）：二维表中的列称为属性，每个属性都有一个属性名。

③ 元组（Tuple）：二维表的每一行数据称为一个元组，也称记录。

④ 域（Domain）：属性的取值范围，每一列的分量是同一类型的数据，来自同一个域。

⑤ 关系模式（Relation Schema）：是关系的描述，简记为"关系名（属性 1，属性 2，…，属性 n）"。

⑥ 主键（Primary Key）：属性或属性的集合，其值能唯一地标识一个元组。一个关系只能指定一个主键，作为主键的列不允许取空值（NULL），也不会有重复值。

⑦ 外键（Foreign Key）：如果关系 R 中的某属性集不是 R 的主键，而是另一个关系 S 的主键，则该属性集是关系模式 R 的外键。外键表示了两个关系之间的相关联系，以另一个关系的外键作主关键字的表被称为主表，具有此外键的表被称为主表的从表。

（2）关系模型的数据结构

关系模型中无论是实体还是实体间的联系均由单一的结构类型——关系来表示。在实际的关系数据库中的关系也称表。一个关系数据库由若干个表组成。

（3）关系模型的数据操作

关系模型有着完备的关系代数理论支撑，关系的基本运算可分为传统的集合运算（并、差、交等）和专门的关系运算（选择、投影、连接等）两类，关系模型中常用的关系操作包括增、删、改、查都可以通过这些运算完成。在对关系数据库的查询中，利用关系运算的选择、投影、连接可以方便地分解或构造新的关系。

（4）关系模型中的完整性规则

数据完整性是指数据的精确性和可靠性。它是防止数据库中存在不符合语义规定的数据和防止错误信息的输入、输出造成无效操作或错误信息的一种约束。

数据完整性分为实体完整性、参照完整性、用户自定义的完整性。

8.1.3 数据库设计

数据库设计的优劣将直接影响数据库系统的效率、性能和运行效果。数据库设计的目的是构造最优的数据模型，建立数据库及其应用系统，使之能够有效地存储和获取数据，满足各种用户的应用需求。狭义地讲，数据库设计就是设计数据库本身，关注数据库的结构设计，建立一组结构合理的基表，以便实现高度的数据集成和有效的数据共享。为此必须合理地规划数据，有效地组织数据，满足关系规范化的原则，尽可能地减少数据冗余，保证数据的完整性和一致性。

1. 数据库设计的原则

为了合理地组织数据,数据库设计应遵从以下几个原则:

① 关系数据库的设计应遵从概念单一化的"一事一地"的原则,即一个表只描述一个实体或实体间的一种联系。

② 除了反映与其他表之间联系的外部关键字之外,尽量避免在表之间出现重复字段。

③ 表中的字段必须是原始数据和基本数据元素。

④ 用外部关键字保证有关联的表之间的联系。

2. 数据库设计的过程

数据库设计分为需求分析、概念设计、逻辑设计和物理结构设计四个阶段。下面以医院门诊挂号系统为例,来介绍数据库的设计过程。

(1) 需求分析

收集数据库所有用户的信息内容和处理需求,加以规格化和分析,确定建立数据库的目的,确定数据库保存哪些信息。

医院门诊挂号系统要求管理患者的基本信息和门诊医生信息;通过系统录入、修改和查询患者的挂号信息。

(2) 概念设计

其目的是产生反映用户需求的概念模型。用 E-R 图可以方便地构造一个反映现实世界中实体间联系的概念模型,之后很容易转换为现在普遍使用的关系模型。

在医院门诊挂号系统中,患者和医生各作为一个实体,挂号资费和医生的职称挂钩,也作为一个独立实体,其 E-R 图如图 8-1 所示。

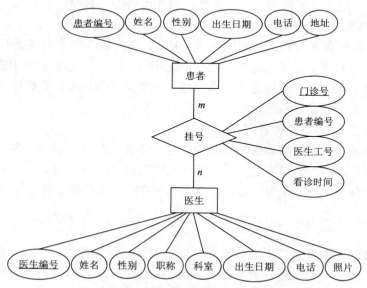

图8-1 医院门诊挂号系统E-R图

(3) 逻辑设计

将全局 E-R 模型转换成关系模型。根据 E-R 图,将实体转换为关系模式(表)。因为关系模型不能直接表示多对多的联系,为了避免数据的重复存储,又要保持多对多联系,解决方法是创建第三个表,把多对多的联系分解成两个一对多的联系,所创建的第三个表包含两个表的主键,在两表之间起着纽带的作用,称为纽带表。

在医院门诊挂号系统中,患者和医生是多对多的联系,这个多对多联系也转换成关系模式,故而设计成三张表格:患者信息表,医生信息表,挂号信息表。
- 患者信息表(患者编号,姓名,性别,出生日期,电话,住址)
- 医生信息表(医生工号,姓名,性别,职称,科室,出生日期,电话,照片)
- 挂号信息表(门诊号,患者编号,医生工号,看诊时间)

(4)物理结构设计

数据库的物理结构主要指数据库的存储记录结构、存储记录安排和存取方法。

8.1.4 Access 2016数据库简介

关系数据库技术自产生以来,无论是理论还是应用方面都已经非常成熟。目前有许多数据库产品,如 DB2、Oracle、SQL Server、MySQL 等,它们在数据库市场上各自占有一席之地,适宜构建大型或中型数据库系统。

Access 2016 是微软公司推出的基于 Windows 的桌面关系数据库管理系统,是 Office 2016 系列的应用软件之一,能够通过链接表的方式打开 Excel 文件、格式化文本文件等,与 Office 集成,实现无缝连接。

Access 2016 把数据库引擎、图形用户界面与软件开发工具结合在一起,使用方便,容易上手。它的最大特点是利用系统提供的各种操作向导、多种控件、宏即可完成建立数据库、查询设计、界面设计及报表设计等工作,不需要编写大量的程序代码,非常适合初学者和个人使用来开发小型数据库系统,如学生档案管理、成绩管理、工资管理、库房出入库管理及设备管理等。

Access 2016 界面新颖、友好、易学易用。初学者能通过向导建立、操作每个数据项,轻松编辑、组织、访问数据库信息,创建或使用数据库管理解决方案。专业人员可以使用 Access 2016 的 Web 功能,编写基于浏览器与他人共享的数据库管理应用程序。

Access 2016 提供了一组功能强大、相当完善的框架结构和控件工具,包括数据库表、查询、可视化窗体、报表、模块及宏六大对象,Access 2016 的主要功能是通过这六个对象来完成的。Access 功能区如图 8-2 所示。

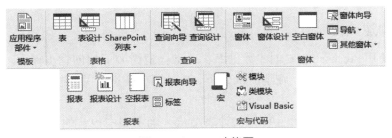

图8-2　Access功能区

(1)表格

表是数据库最基本的组件,是存储数据的基本单元,由不同的列、行组合而成。表中的列称为字段,说明一条信息在某一方面的属性。

（2）查询

建立数据库之后，数据只有被使用者查询才能体现出它的价值。查询是按照一定条件或准则从一个或多个表中筛选出所需要的数据，形成一个动态的数据集，查询的结果在一个虚拟的数据表窗口中显示出来。

（3）窗体

窗体是 Access 2016 数据库与用户交流的接口，它将数据表和查询结果以一种比较直观和友好的界面提供给用户。窗体上面还可以放置控件，通过窗体上的各种控件可以方便而直观地访问数据表，使得数据输入输出和修改更加灵活。

（4）报表

报表用来将数据库中需要的数据提取出来进行分析、整理和计算，并将数据以格式化的方式发送到打印机。

（5）宏

宏是指一个或多个操作组成的集合。其中每个操作能够实现特定的功能。宏是一种操作命令，它和菜单操作命令是一样的。

（6）模块

模块是用 VBA 语言编写的程序段，它以 Visual Basic 为内置的数据库程序语言。模块是子程序和函数的集合，如一些通用的函数、通用的处理过程、复杂的运算过程、核心的业务处理等，都可以放在模块中，利用模块可以提高代码的重用性，同时有利于代码的组织与管理。

8.2 数据库与表

1. 创建数据库和表。
2. 属性设置方法，包括数据类型、大小、限定条件、取值范围和格式。
3. 建立表间关系和设置关系完整性规则的方法。

8.2.1 创建数据库

使用 Access 2016 创建数据库，通常会遵循如下的创建步骤：

① 数据库设计：确定需求分析、E-R 图，构造好关系模型。
② 创建数据库。
③ 创建数据库表：首先设计表结构，确定表中包含的字段，为每一个字段确定字段名、合适的数据类型和长度。
④ 确定主键和外键。
⑤ 建立关系。数据库表之间的关系是通过表中的主键与外键关联的，关系建立时还可以设置参照完整性。

价值引领

智慧医疗
平台建设

⑥ 向表中输入数据。
⑦ 创建其他数据库对象，建立查询、窗体和报表。
⑧ 设计求精。在初始设计时，难免会发生错误或遗漏数据，其后要对数据库进一步完善。

Access 2016 将所有建立的对象集合在一起，形成一个数据库管理系统，以扩展名为".accdb"的文件形式存储在磁盘上。

Access 2016 提供了两种建立数据库的方法：使用模板和创建空白数据库。

1. 使用模板创建数据库

使用模板是创建数据库的最快方式。模板是预设的数据库，其中包含执行特定任务时所需的所有表、查询、窗体和报表。Access 2016 附带了各种各样的模板，如图 8-3 所示，还可以在 office.com 找到更多的模板。如果某个模板和用户的需求很接近，就可以使用模板创建数据库，然后在其基础上修改以更好地满足需求。

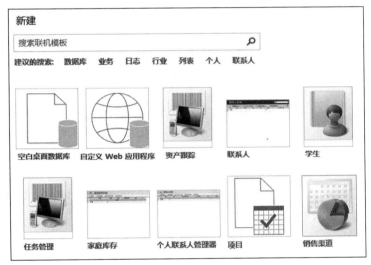

图8-3 利用模板创建数据库

2. 创建空白数据库

空白数据库中没有任何数据库对象，这种方法灵活，在创建之后，用户可以根据实际需求自行添加需要的表、查询、窗体、报表等对象。

启动 Access 2016，在 Access 首界面（见图 8-3）中单击"空白桌面数据库"选项，在弹出的对话框中输入数据库名字，如"门诊挂号"，选择文件的保存位置，单击"创建"按钮，就在指定位置创建了"门诊挂号.accdb"的空白数据库。

8.2.2 创建数据表

数据表用于存储数据，是数据库中最基本的对象。表对象由两部分组成：表结构和表数据。创建表时，首先创建表结构，这是数据表的框架，通常要考虑表中有哪些字段，各字段要取什么字段名，设置数据类型、字段大小、输入掩码等属性；然后再向表中输入数据。

无论对表做何种操作，首先要打开相应的表；操作完成后，好的工作习惯是及时关闭表。

打开的表最常使用两种视图：设计视图和数据表视图。设计视图用于显示数据库对象（表、查询、窗体、宏等）的设计窗口；数据表视图以行列格式显示来自表、窗体、查询、视图或存储过程的数据。设计视图一般用于修改表结构，数据表视图用于编辑表中的数据。可用如下方式切换各种视图：

① 在"开始"选项卡"视图"组中单击"视图"下拉菜单。

② 在导航窗格的数据表上右击，可以选择设计视图。

③ 设计窗口中心区域或"选项卡式文档"表文件名处右击，在快捷菜单处进行视图切换。

1. 创建表结构

Access 2016 提供了多种创建数据表的方法，使用设计视图创建表是最灵活、最常用的方法。单击"创建"选项卡"表格"组中的"表设计"按钮即可进入设计视图进行表结构的创建。

在 Access 2016 数据库中，可以将其他的 Access 数据库、ODBC 数据库、Excel 表格、HTML 文档和文本文件等外部数据导入当前数据库中，这也是常用的创建表的方法。单击"外部数据"选项卡，在"导入并链接"组中就可以选择相应的外部数据导入到当前的数据库中。

创建表结构包括给每一个字段起字段名，设置字段的数据类型，每个字段还可以进行更多属性的设置。

选取字段名必须符合 Access 2016 对象命名规则：

① 字段名长度不能超过 64 个英文字符。

② 字段名可以用英文字母、汉字、数字、空格、特殊字符等，但不允许有小数点、中括号、感叹号、重音符号等字符。

③ 不能包含控制字符（ASCII 值为 0～31 的 ASCII 字符）。

④ 不能以空格开头。

⑤ 不能与 Access 2016 已有的属性名称相同。

2. 字段数据类型

数据类型指明同一列数据的数据特征，决定数据的存储方式和使用方式。Access 2016 支持非常丰富的数据类型，能够满足各种信息管理系统的开发。在表结构设计时，首先就要根据字段内容选择相应的数据类型。Access 2016 为字段提供了 12 种基本数据类型。

（1）短文本型

短文本型存放各种文字和数据的组合，适用于文字及不需要计算的数字（如电话号码、邮编、学号等），短文本型是 Access 2016 字段的默认数据类型，长度不能超过 255 个字符。

（2）长文本型

长文本型数据与短文本型相似，不同之处在于长文本型数据最多可以存放 64 000 个字符，用于存储长度不固定的文本，如简历、产品说明等。若要保存格式化的文档或长文档，则应选择 OLE 型而不是长文本型。

（3）数字型

数字型数据用于存放可以进行数值计算的数字数据，涉及货币计算的除外，如工资，应该使用货币型。Access 2016 中数据根据描述数据的范围和精度不同，数字型共有 7 种类型：字节型、整型、长整型、单精度型、双精度型、小数型、同步复制 ID 型。不同大小的数据占据的存储空间不同，除同步复制 ID 型外，均可设置格式（常规数字、科学计数等）和小数位数，用户可以根据需要选择。

默认的数字型字段大小范围是"长整型"。

（4）日期/时间型

日期/时间型数据用来存放日期和时间，如出生日期等。该类型数据字段固定长度为 8 字节。日期/时间型常量数据用"#"号括起来描述，如 #2021/09/25 18:32#、#2022-3-25# 等。

（5）货币型

货币型数据用来存放货币数字，使用货币型数据可以避免计算时四舍五入，其精度为小数点前 15 位和后 4 位。该类型数据字段固定为 8 字节。

（6）自动编号型

自动编号型字段用于存储整数和随机数，可以在添加记录时由系统自动产生编号值（每次递增 1），也可随机编号。自动编号类型的数据不能修改，也不能更新，每个表只能有一个自动编号型的字段。

（7）是/否型

是/否型字段的数据是逻辑值，可以是：是/否（Yes/No）、真/假（True/False）、开/关（On/Off）值。该类型数据字段固定为 1 字节。

（8）OLE 对象型

OLE 对象类型数据可以将使用 OLE 协议创建的对象（表格、图形、图像、声音等嵌入或链接对象）嵌入 Access 2016 表中。OLE 对象字段最大可为 1 GB（受磁盘空间限制）。

（9）超链接型

超链接类型数据用来存放超链接地址，超链接数据可以是 UNC 路径或 URL 路径。字段长度最多 64 000 个字符。

（10）查阅向导型

查阅向导类型是一个特殊字段，可以在此字段中选择输入的数据，该类型数据字段固定为 4 字节。当字段类型设置为"查阅向导型"时，在设计视图类型处显示的是"短文本"类型，系统自动启动"查阅向导"对话框来设置查阅字段。

（11）附件

附件类型用于存储图片、图像、二进制文件和 Office 文件，是存储数字图像和任何类型的二进制文件的首选数据类型。Access 2016 将文件附加到数据库记录中，就像在电子邮件中附加文件那样。附件字段提供了比 OLE 对象字段更高的灵活性，并且能够更有效地使用存储空间，因为它们不创建原始文件的位图图像。

（12）计算

计算类型用于存储表达式计算结果。

3. 字段属性设置

除数据类型，字段的属性也能影响字段的数据存储、处理和显示方式。常用的属性有字段大小、格式、输入掩码、默认值和有效性规则等。

（1）字段大小

只有文本型、数字型和自动编号类型字段才可以设置字段大小，其可设置的值和该字段的数据类型相关。对于文本字段，字符数小于 255 字节则为短文本，否则定义为长文本。对于数字，字节型 1 字节、整型 2 字节、长整型 4 字节、单精度型 4 字节、双精度型 8 字节、小数型 12 字节、同步复制 ID 型 16 字节。

设置"字段大小"属性时要选择合适的大小，太小了可能会造成数据错误或丢失，太大了又会浪费存储空间。较小的数据处理速度更快，所需内存更少。当修改"字段大小"属性，将其值由大转小时，可能会丢失数据。

（2）格式

"格式"属性用于定义数字、日期时间、文本等数据的显示方式，可以使数据显示统一美观，并不影响在字段中存储的实际数据。

不同的字段数据类型使用不同的设置。日期/时间型数据格式有：常规日期、长日期、中日期、短日期、长时间、中时间、短时间；数字和货币型数据的格式有：常规数字、货币、欧元、固定、标准、百分比、科学计算；是/否型数据 -1 表示真值，0 表示假值。

（3）输入掩码

"输入掩码"用于对允许输入的数据类型进行控制，包括分隔输入、空格、字符位数、数据范围、点划线和括号等。例如，要求某些字段必须输入数据（不能为空）、电话号码的区号、电话分机号码位数、年龄段的上限及下限设置等。可以手工设置或启动输入掩码向导完成"输入掩码"属性的设置。

定义"输入掩码"属性使用的字符集含义如下：
- "0"：数字（0～9，必须输入，不允许加号和减号）。
- "9"：数字或空格（非必选项；不允许加号和减号）。
- "#"：数字或空格（非必选项；空白将转化为空格；允许加号和减号）。
- "L"：字母（A～Z；必选项）。
- "?"：字母（A～Z；可选项）。
- "A"：字母或数字（必选项）。
- "a"：字母或数字（可选项）。
- "&"：任一字符或空格（必选项）。
- "C"：任一字符或空格（可选项）。
- "!"：输入掩码从右到左显示。
- "\"：使后面的字符显示为原义字符。
- "密码"：将输入掩码属性设为"密码"，可创建密码输入文本框。文本框中输入的任何字符都按原字符保存，但显示为星号（*）。

（4）标题

在显示表中数据时，"标题"属性值将出现在字段名称的位置，取代字段名称，作为显示时的标签。

（5）默认值

若某字段设置了默认值，在表中新增加一条记录，Access 2016 会将默认值作为预设数据自动填入该字段。

（6）验证规则和验证文本

设置验证规则主要用来规范字段的输入值，一旦设定了某个字段规则，则所有记录该字段中的值都不允许违反。若输入字段的数据违反了验证规则，将弹出一个错误警告框。若设置了验证文本，该文本会作为提示信息出现在错误警告框中。表的验证规则可以看作是用户自定义的完整性。

（7）必需

指定在该字段中是否允许有空值。

（8）索引

用于设置单一字段索引，共有3种取值："无"（本字段无索引）、"有（有重复）"（本字段有索引且记录中的数据可以重复）、"有（无重复）"（本字段有索引且记录中的数据不允许重复）。建立索引可以加快查询索引字段的速度。

（9）查阅

若某个字段的内容取自于一组固定的数据，可以为该字段设置"查阅"属性。在设计视图中，单击"字段属性"下的"查阅"选项卡，可以为字段设置"查阅"属性。例如，职称字段，"查阅"选项卡的"显示控件属性"可以选择组合框；"行来源类型"可以是值列表；"行来源"为"主任医师""副主任医师""住院医师"。

4. 向表中输入数据

建立了表结构后，就可以向表中输入记录数据了。在 Access 2016 中，可以利用数据表视图向表中输入数据，也可以通过导入操作将外部数据导入表中。在数据视图中打开表，将光标定位在表的最后一行即可向表中输入新纪录。短文本和数值数据容易输入，下面是特殊类型数据的输入方法：

（1）长文本型

可以展开字段对其内容输入和编辑。单击要输入的字段，按【Shift+F2】组合键，弹出"缩放"对话框，即可输入和编辑数据。

（2）是/否型

在数据表中会自动显示一个复选框，"是"则勾选复选框，"否"则不用勾选。

（3）日期/时间型

定位光标到日期/时间型字段，在字段的右侧会出现一个日期选定图标，单击该图标可打开"日历"控件，在"日历"控件中选择相应日期即可完成输入；也可以按照 Access 2016 允许的任意格式手工输入，但输入后，Access 2016 会自动按照该字段"格式"属性中定义的格式显示数据。

（4）OLE 对象

OLE 对象字段的输入要使用插入对象的方式。数据表视图下，在 OLE 字段处右击，在弹出的快捷菜单中选择"插入对象"命令，打开"插入对象"对话框，可选择"新建"或"由文件创建"，即可将选中的对象插入到字段。插入到字段中的 OLE 对象在数据表视图下显示为"程序包"或"Package"，需要双击该字段，才能打开查看对象内容。

（5）附件型

附件型字段可以添加多个文件。在附件型字段上双击，即可打开"附件"对话框，添加所需文件。

（6）超链接字段

超链接的目标可以是文件、电子邮箱地址、网页地址。在要输入的超链接字段处右击，在弹出的快捷菜单中选择"超链接"命令，在弹出的下一级菜单中可以选择"编辑""取消""打开"超链接等多个选项。

（7）输入带有"查阅"属性的字段

该字段会提供一个列表，用户可以从列表中选择数据作为输入值。

无论是哪种数据类型的字段，当输入数据后，鼠标从该字段移开时，Access 就会验证输入的数据，以确保输入的值的合法性。如果输入值不合法，Access 会发出警报。若想从该字段移开，要么修改数据至合法，要么撤销对该字段所做的输入。

【例8.1】建立"门诊挂号"数据库，使用设计视图创建"医生基本信息"表，先建立表结构，再输入数据（见图8-4）。

工号	姓名	性别	职称	科室	出生日期	电话	照片
100312	于婉秋	女	副主任医师	胸外科	1986/6/28	124-3283-6342	(1)
120241	朱明权	男	主治医师	皮肤科	1988/12/1	129-3256-3248	(1)
141008	高远	男	主治医师	心血管外科	1989/10/2	125-8238-3216	(1)
850126	李振浩	男	主任医师	神经外科	1959/1/28	129-3453-4636	(1)
861023	王泽坤	女	主任医师	呼吸与危重症医学科	1962/8/15	126-2141-2242	(1)
870712	赵博文	男	主任医师	消化内科	1964/12/20	125-2341-3253	(1)
891002	张伦	女	主任医师	心血管外科	1966/4/21	123-1248-1238	(1)
930203	陈海璐	女	副主任医师	中医科	1969/3/9	129-2342-3496	(1)
951031	秦明宽	男	副主任医师	眼科	1972/11/29	129-2432-4235	(1)
980309	刘晨旭	男	副主任医师	泌尿外科	1974/10/9	125-8693-4869	(1)

图8-4 医生基本信息表

操作步骤如下：

（1）启动 Access 2016，在首页单击"新建空白桌面数据库"按钮，在弹出的对话框中的"文件名"处输入"门诊挂号"，选择保存路径，即可生成"门诊挂号 .accdb"数据库。

（2）单击"创建"选项卡"表格"组中的"表设计"按钮进入设计视图进行表结构的创建。保存表名为"医生基本信息"。

（3）建立表结构，依次在"字段名称"栏输入字段名称、数据类型、字段大小属性："工号"、短文本、6；"姓名"、短文本、10；"性别"、短文本、1；"职称"、短文本、10；"科室"、短文本、20；"出生日期"、日期/时间；"电话"、短文本、11；"照片"、附件。

（4）设置主键：在"工号"处右击，在弹出的快捷菜单中单击"主键"（工号前面出现钥匙图标）。

（5）修改"职称"属性：在属性设置区，单击"查阅"选项卡，显示控件选择"组合框"，"行来源类型"为"值列表"，行来源输入"主任医师"；"副主任医师"；"主治医师"。

（6）设置"出生日期"字段"格式"属性为"短日期"。

（7）设置"电话"字段"输入掩码"属性为"000-0000-0000"。

（8）在表名处右击，选择"数据表视图"命令，输入记录数据。

至此，在 Access 的左部导航窗格中会出现"医生基本信息"，在其上右击打开快捷菜单，可以对其进行"重命名"或"删除"等操作，双击即可打开该表。

8.2.3 维护表

在创建表和日后不断使用的过程中，因为各种原因，可能需要增加或修改一些字段，对表记录数据也要不断地增删改，这就涉及表的维护，主要是对表结构的修改和表内容的编辑。

1. 修改表结构

修改表结构包含添加字段、删除字段、修改字段和设置主键等，必须在设计视图下完成。增加字段，只需在要增加字段的位置右击，在弹出的快捷菜单中选择"插入行"命令即可；若要删除字段，将鼠标移动到要删除的字段行上，右击后在弹出的快捷菜单中选择"删除行"命令即可；同时也可在能作为主键的字段行上，右击后选择"主键"命令来设置或取消主键。

【例8.2】将保存患者信息（含患者编号、姓名、性别、出生日期、电话、住址信息）的 Excel 表格，导入"门诊挂号"数据库中，保存为"患者基本信息"表；修改表结构，增加两个字段："余额"、货币型；"用户密码"、短文本；修改相关字段属性。

操作步骤如下：

（1）"门诊挂号"数据库中单击"外部数据"选项卡"导入并链接"组中"Excel"按钮，弹出"获取外部数据"对话框，在"文件名"选择要导入的 Excel 表，选择"将源数据导入当前数据库的新表中"选项，打开"导入数据表向导"，勾选"第一行包含列标题"选项；在下一步中对正在导入的每个字段设置字段名、数据类型等选项；再在下一步中设置主键，勾选"我自己选择主键"，在组合框中选择"患者编号"为主键，在"导入到表"处输入"患者基本信息"即完成新表的创建。

（2）修改各字段"字段大小"属性：患者编号10，姓名10，性别1，出生日期字段设置"格式"属性为"中日期"，电话11，住址60。

（3）在字段名称处添加新字段："金额"、货币型；"用户密码"、短文本，8位。

（4）在"数据表视图"下输入数据。

（5）在"设计视图"下设置"用户密码"字段"输入掩码"，在"输入掩码向导"中选择"输入掩码"为"密码"。

（6）保存"患者基本信息表"，生成表如图8-5所示。

患者编号	姓名	性别	出生日期	电话	住址	金额	用户密码
1002156201	陈东和	男	1971/11/9	12578694636	北京市大兴区	¥124.50	********
1002178345	王思远	男	1945/6/12	12935345545	河南郑州	¥1,355.00	********
1023435888	丁汝柯	男	1957/12/23	12723432788	河北邢台	¥329.70	********
1024324329	范婷婷	女	1986/2/12	12384583753	山东青岛	¥256.30	********
1025786683	梁思颖	女	1968/7/29	12254353997	云南昆明	¥60.00	********
1032334798	王家祥	男	1998/9/30	12633589884	山西太原	¥128.00	********
1053567867	王晶晶	女	2003/9/21	12384593986	四川雅安	¥100.00	********
1055385833	宋星海	男	2000/1/23	12134578375	河北保定	¥520.00	********
1063242354	吴孟欣	女	1952/12/9	12921356123	山东德州	¥632.60	********
1063243523	赵亚楠	女	1944/7/25	12934732648	河南新乡	¥243.00	********
1063432412	张世杰	男	1938/8/12	12962546252	广西柳州	¥300.00	********
1069893032	王大伟	男	1942/3/12	12936473266	吉林通化	¥50.00	********

图8-5 患者基本信息表

用例8.1或例8.2的方法，创建"挂号信息"表，如图8-6所示。

2. 编辑表内容

在数据表视图下，可以方便地对表中记录进行插入、删除和修改操作。首先要做的，就是定位要插入的位置，选择删除和修改的记录，常用的方法有记录号定位和鼠标选择，当记录比较多时可以用查找和替换功能。

（1）添加记录

记录的添加有多种方法，在要添加表的数据表视图下，在"开始"选项卡的"记录"组单击"新建"按钮；或在行选择器上右击，弹出快捷菜单，选择"新记录"命令；或直接单击表中最后一行新记录（前面带*号的空白记录）的某个字段，均可以开始添加记录。

（2）删除记录

在"开始"选项卡的"记录"组单击"删除"按钮；或在行选择器上右击，弹出快捷菜单，选择"删除记录"命令，均可以删除选中记录。

（3）修改数据

直接将鼠标移至要修改的字段上，即可以直接修改。若是数据库表之间建立了参照完整性的相关规则，对表中记录就不能随意做增删改的操作。

8.2.4 建立表间关系

数据库中的表间关系分为三种：一对一、一对多、多对多。建立了表间关系，在一个表中改动数据将直接反映到关联的表中，它不仅减少了数据冗余，也保证了数据的完整性和正确性，同时也提高了关联数据查找的快速性。

1. 设置主键

主键是数据库表中用来标识唯一实体的元素，每个表只能有一个主键。主键保证表中每个记录互不相同。主键可以是一个字段，也可以由若干个字段组合而成。主键不能为空，主键字段不允许有重复值。

建立主键的方法是在设计视图中，选中字段后右击选择"主键"选项，当该字段前出现钥匙图标时，表明主键设置成功。

2. 创建关系

表间关系由一个表的主键与另一个表的外键连接建立。

【例8.3】对"门诊挂号"数据库中的表建立关系，并设置参照完整性。

操作步骤如下：

（1）在"门诊挂号"数据库中依次打开表，在设计视图下为每个表设置主键："患者基本信息"表的主键为"患者编号"，"医生基本信息表"的主键为"工号"，"挂号信息表"的主键为"门诊号"。

（2）在"数据库工具"选项卡"关系"组单击"关系"按钮，打开"显示表"对话框，分别选择当前数据库中的3个表，单击"添加"按钮。

（3）拖动"患者基本信息"表主键（患者编号）到"挂号信息"表的外键（患者编号），Access 2016自动打开"编辑关系"对话框，如图8-7所示，选中"实施参照完整性""级联更新相关字段""级联删除相关记录"3个复选框，单击"确定"按钮。

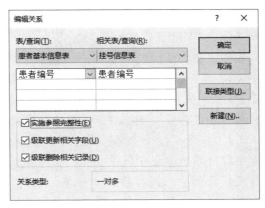

图8-6 挂号信息表　　　　　图8-7 编辑关系

同样，拖动"医生基本信息"表的主键（工号）到"挂号信息"表的外键（医生工号）创建关系并选择"实施参照完整性"复选框。

（4）查看完整门诊挂号数据库关系，如图8-8所示。

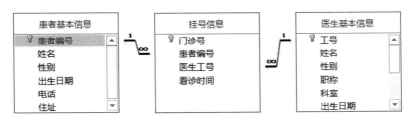

图8-8 门诊挂号数据库关系图

3. 完整性规则

完整性规则是一种系统规则，Access 用它来确保关系表中的记录是否有效，并且确保用户不会在无意间删除或改变重要的相关数据。

（1）实体完整性

实体完整性要求关系中的主键不能重复，且不能取空值。空值是指不知道、不存在或无意义的值。若主键为空，则无法唯一标识每一个个体。

（2）参照完整性

参照完整性定义主键与外键之间的引用规则，要求两个表的主键和外键的数据应一致，它保证表之间数据的一致性，防止数据丢失或无意义的数据在数据库中扩散。

参照完整性属于表间规则。对于建立了永久关系的相关表，可以编辑关系（见图8-7）只有先选择"实施参照完整性"，才可选择"级联更新相关字段"和"级联删除相关记录"。当只选择"实施参照完整性"时，若主表中没有相关记录，则不能把记录添加到相关表中；若子表中存在着与主表匹配的记录，则不能从主表中删除这个记录，同时也不能修改主表的主键值。若选择"级联更新相关字段"，则在主表更改主键时，系统自动更新子表中所有相关记录中的外键值；若选择"级联删除相关记录"，当主表删除某记录时，系统会自动删除子表中所有相关记录。

（3）用户自定义的完整性

用户自定义的完整性即针对某个特定关系型数据库的约束条件，它反映某一具体应用必须满足的语义要求，即给出某些属性的取值范围等约束条件。

【例 8.4】 验证完整性规则。

操作步骤如下：

（1）确定数据库表关系如下："患者基本信息"表和"挂号信息"表建立一对多关系，并设置"级联更新相关字段"、"级联删除相关记录"参照完整性；"医生基本信息"表和"挂号信息"表仅选择"实施参照完整性"建立一对多关系。

（2）打开"挂号信息"表，修改第一条记录的"患者编号"为"111"，当鼠标移到其他字段时系统弹出报错框提示：由于数据表"患者基本信息"需要一个相关记录，不能添加或修改记录；同样修改第一条记录的"医生工号"为"222"，系统报错信息为：由于数据表"医生基本信息"需要一个相关记录，不能添加或修改记录；解决这种错误的方法是修改的"患者编号"、"医生工号"的数据务必保证该修改的数据是"患者基本信息"表和"医生基本信息"表中存在的数据。这是因为上述两张表都和"挂号信息"表建立了一对多关系，实施了参照完整性。

插入新纪录时和修改数据情况一样。

（3）打开"患者基本信息"表，根据第一条记录的患者编号去"挂号信息"表查看对应的挂号记录；修改"患者基本信息"表第一条记录的患者编号为"999"，把鼠标移到其他记录，"挂号信息"表中"患者编号"对应数据会自动改为"999"。这是因为两表之间建立了"级联更新"规则。

（4）在"患者基本信息"表中删除患者编号为"999"的记录，系统会弹出提示信息：指定级联删除的关系将导致该表的记录和相关表中的相关记录都被删除。选择"是"，"挂号信息"表中"患者编号"为"999"的数据被全部删除。这是因为两表之间建立了"级联删除"规则。

（5）对比修改"医生基本信息"表中的"工号"字段和删除一条记录。

（6）对"患者基本信息"表在设计视图下设置"性别"字段"验证规则"：选择"性别"字段，在设计网格"常规"选项卡上设置"验证规则"属性为："男" Or "女"，设置"验证文本"属性为"性别只能是男或女"；在数据表视图下修改任意记录的性别值为"A"，系统报错："性别只能是男或女"。这是因为对"性别"字段设置了用户定义的完整性。

设置完整性规则，可以规范表之间的关系，保证表间数据的一致性，防止数据的误删和错误录入。

8.3 创建和使用查询

知识要点 >>>>>>

1. 查询的功能和条件。
2. 使用"查询向导"和"设计视图"创建查询。

3. 创建交叉表查询、参数查询和操作查询。
4. 基本的 SQL 查询。

创建表并保存数据只是数据库应用的第一步，如何快速、有效地获取更多有用的信息才是关键。查询是根据指定的条件，对一个或多个表或其他查询进行检索，筛选出符合条件的记录，从而构成一个新的数据集合。查询是数据库系统中最常见也最重要的应用。

在 Access 中利用查询，可以很方便地获取用户感兴趣的数据：可以仅选择某些字段，可以筛选出满足条件的记录，可以在查询的过程中进行各种统计计算，还可以添加、修改和删除表中的记录。查询的结果可以用于生成新的基本表，也可以在其上进行新的查询，还可以为窗体、报表提供数据。

查询不是数据的集合，其本质是一张"虚表"，是动态的数据集合。创建查询后，数据库只保存查询的操作，只有在运行查询时，才会从查询数据源中提取数据，得到一个动态的数据集。将经常要从原始数据上进行的检索和统计计算定义为查询，可以提高整个数据库系统的性能。

Access 2016 提供五类查询：选择查询、交叉表查询、参数查询、操作查询和 SQL 查询。通常在设计视图下创建和设计查询，在数据表视图下查看查询结果，在 SQL 视图下查看、编写 SQL 语句。

8.3.1 查询条件

若只是查看某些满足条件的记录，就需要在设计查询时使用查询条件来筛选。查询条件也称为条件表达式，是运算符、常量、字段名、函数、控件和属性的任意组合，计算结果为单个值。

1. 常量

常量是一个不会更改的已知值，可用作函数的参数，并可在表达式中作为条件的一部分。

（1）数值型常量

分为整数和实数，和数学中的表示方法类似，可以使用科学计数法。

（2）文本型常量

文本字符串用作常量时，要将其括在引号（英文单引号或英文双引号）中，确保 Access 能够正确解释它们。通常在表达式中输入文本用作验证规则或查询条件时，系统会将文本字符串自动括在引号中。"" 表示空字符串。

（3）日期 / 时间型常量

日期 / 时间值包含在一对井号 (#) 之间，如 #2021-7-21#。当遇到用 # 字符括起来的有效日期 / 时间值时，系统会自动将该值作为"日期 / 时间"型数据处理。

（4）逻辑常量

True 指逻辑上为真的内容；False 指逻辑上为假的内容。

（5）空值

Null 指缺少已知值。

2. 运算符

（1）数学运算符

数学运算符包括加（+）、减（-）、乘（*）、除（/）、乘方（^）、整除（\）、取余（MOD）。特殊的是"+"和"-"还可以对日期数据进行运算，一个日期型数据加上或减去一个整数（代表天数）将得到将来或过去的某个日期；一个日期型数据减去另一个日期型数据将得到两个日期之间相差的天数。

（2）关系运算符

关系运算符包括小于（<）、小于等于（<=）、大于（>）、大于等于（>=）、等于（=）和不等于（<>），其结果是逻辑值。

（3）逻辑运算符

逻辑运算符包括逻辑与（AND）、逻辑或（OR）、逻辑非（NOT）。

（4）连接运算符

连接运算符包括"+"和"&"。

"+"将两个字符连接起来形成一个新的字符，要求连接的两个量必须是字符。"&"连接的两个量可以是字符、数值、日期/时间或逻辑型数据，当不是字符时，系统先把它们转换成字符，再进行连接运算。

（5）特殊运算符

特殊运算符包括 In、Like、Is Null、Is Not Null 和 Between…And，其结果是逻辑值。

In 用于确定表达式的值是否等于指定列表内的某一个值。

Like 用于查找与指定模式匹配的值（字符模式中，？匹配任意单字符；* 匹配零个或多个字符；# 匹配任意一个数字；方括号描述一个字符范围）。

Is Null 用于确定某一字段是否为空值。

Is Not Null 用于确定某一字段是否为非空值。

Between…And 用于确定表达式的值是否在指定范围内。

3. 函数

Access 2016 提供了很多标准函数，可以更好地描述查询条件，方便用户完成统计计算、数据处理等工作。

（1）数值函数

Int(数值表达式)：取整函数。

Round(数值表达式，n)：四舍五入函数。

Abs(数值表达式)：绝对值函数。

（2）日期时间函数

Date()：取当前系统日期。

Time()：取当前系统时间。

Year(日期表达式)：取当前日期的年值；以此类推有 Month、Hour 函数。

Weekday(日期表达式)：取当前日期的星期值（周日为 1）。

如在"患者基本信息"表中，有"出生日期"字段，患者的年龄就可以用表达式描述为：Year(Date())-Year(出生日期)。

（3）字符函数

Left(字符表达式 , 数值表达式)：从左侧截取指定位数的字符串。

Right(字符表达式 , 数值表达式)：从右侧截取指定位数的字符串。

Mid(字符表达式 , 数值表达式 1, 数值表达式 2)：数值表达式 1 表示从字符串的第几位开始截取，数值表达式 2 表示截取几个字符。

（4）统计函数

Sum(表达式)：计算表达式中值的总和。

Avg(表达式)：计算表达式中值的平均值。

Count(表达式)：统计表达式的记录个数。

Max(表达式)：返回表达式的最大值。

Min(表达式)：返回表达式的最小值。

4. 查询条件举例

使用数值、文本、日期等常量结合函数和运算符组成的表达式可以在很多地方用于执行计算，描述查询条件，在 Access 2016 中非常有用。以"门诊挂号"数据库表为基础，应用示例见表 8-1。

表 8-1 查询条件应用举例

字段名	查询条件	说明
姓名	姓名 Like "张*"	查询所有姓张的患者
电话	Left([电话],3)= "139"	查询电话号码以139开头的患者
出生日期	Year([出生日期])<1970	查询1970年前出生的患者
出生日期 性别	Year([出生日期])=1961 And 性别="男"	查询1961年出生的男性患者
出生日期	Year(Date())-Year([出生日期])>=60	查询年龄在60岁以上的高龄患者
看诊时间	看诊时间 Between #2021/03/01# And #2021/06/30#	查询看诊时间在2021年3月1日到6月30日之间的患者
职称	Not 职称= "主任医师"	查询职称不是主任医师的医生
科室	科室= "眼科" Or科室= "皮肤科"	查询在眼科或皮肤科工作的医生
姓名	In ("高远","于婉秋","张伦","秦明宽")	查询在名单中的医生记录

在查询条件中，字段名要用方括号括起来（若不写，系统会自动添加）；数据类型要与对应字段定义的数据类型一致，否则会报数据类型不匹配的错误。

8.3.2 选择查询

选择查询是最常见的查询，可以方便地查看一个或多个表中的部分数据。创建选择查询，可以使用"查询向导"或利用"设计视图"来完成。

1. 使用向导创建查询

Access 2016 提供了简单查询向导，用户只需按照提示逐步选择，就可快速创建一个简单而实用的查询。

查询的数据来源，可以是一张表、多张表或另一个查询。

【例8.5】使用简单查询向导，创建单表查询"患者_简单信息"，显示"患者编号""姓名""性别"3个字段。

操作步骤如下：

（1）打开"门诊挂号"数据库，单击"创建"选项卡"查询"组中的"查询向导"按钮，在弹出的"新建查询"对话框中，选择"简单查询向导"，单击"确定"按钮。

（2）在弹出的"简单查询向导"对话框中，选择从哪些表中查询哪些字段。在"表/查询"下拉列表中选择"患者基本信息"表，在"可用字段"列表框中分别选择要查询的"患者编号""姓名""性别"字段，通过单击">"按钮，将其添加到"选定字段"列表框中，单击"下一步"按钮。

（3）在"请为查询指定标题"处输入"患者_简单查询"，选择"打开查询查看信息"单选按钮，单击"完成"按钮，打开查询的数据表视图窗口。注意，若选择"修改查询设计"，则在完成向导后直接打开查询的"设计视图"窗口。

【例8.6】使用简单查询向导，创建多表查询"患者挂号信息_多表查询"，显示"患者编号"、"患者姓名"、"性别"、"医生姓名"、"职称"、"科室"和"看诊时间"多个字段。

操作步骤如下：

（1）打开"门诊挂号"数据库，单击"创建"选项卡"查询"组中的"查询向导"按钮，在弹出的"新建查询"对话框中，选择"简单查询向导"，单击"确定"按钮。

（2）在弹出的"简单查询向导"对话框中，在"表/查询"下拉列表中选择"患者基本信息"表，在"可用字段"列表框中选择"患者编号"、"姓名"、"性别"添加到"选定字段"列表框中；重复上述步骤，添加"医生基本信息"表的"姓名"、"职称"、"科室"字段，最后添加"挂号信息"表的"看诊时间"字段到"选定字段"列表框中，单击"下一步"按钮。

（3）在"请确定采用明细查询还是汇总查询"处选择"明细（显示每个记录的每个字段"），单击"下一步"按钮。

（4）在"请为查询指定标题"处输入"患者挂号信息_多表查询"，选择"打开查询查看信息"单选按钮，单击"完成"按钮，打开查询的数据表视图窗口。

（5）在查询结果中，患者姓名标题为"患者基本信息.姓名"，将其设置为"患者姓名"；选择"设计视图"，打开设计视图窗口，在设计网格字段行，单击第二列关于患者姓名的信息（显示为"患者基本信息_姓名:姓名"），修改为"患者姓名:姓名"；同样步骤，将来自"医生基本信息"表的"姓名"，修改为"医生姓名:姓名"。

（6）回到数据表视图，确认查询结果。

使用向导创建查询快捷方便，但无法满足创建带条件的查询、生成计算字段等需求，必须用查询的设计视图来实现。

2. 使用设计视图创建查询

使用查询的设计视图，不仅可以创建复杂查询，还可以对已建查询进行修改。查询的设计视图窗口工具栏如图8-9所示。

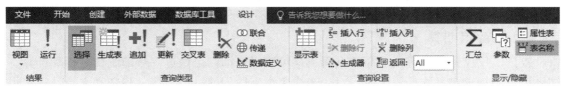

图8-9 查询工具功能区

【例8.7】使用查询设计视图创建查询"医生查询_科室",显示"姓名"、"性别"、职称、"科室"等字段。做如下条件查询:

(1)查找心血管外科的医生信息。
(2)查找心血管外科的男医生信息。
(3)查找心血管外科男医生或胸外科的女医生信息。

操作步骤如下:

(1)打开"门诊挂号"数据库,单击"创建"选项卡"查询"组中的"查询设计"按钮,在弹出的"显示表"中选择"医生基本信息"表,单击"添加"按钮。

(2)双击表中的"姓名"、"性别"、职称、"科室"4个字段,在设计网格"科室"列下方的"条件"行输入"心血管外科"。

(3)单击功能区"结果"组的"运行"按钮,运行该查询,结果显示在数据表视图窗口中。

(4)回到"设计视图",在"性别"字段列的"条件"行添加"男",运行查看结果。

(5)回到"设计视图",在"性别"字段列的"或"行添加"女",在"科室"字段列的"或"行添加"胸外科"(见图8-10),运行查看结果。

(6)保存查询名为"医生查询_科室"。

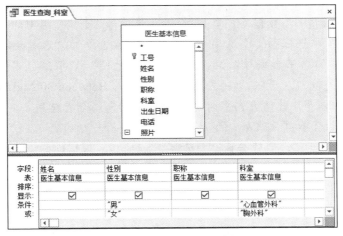

图8-10 例8.7的查询设计视图

查询设计网格中的每一列对应着查询结果中的一个字段,而行标题处的"字段"行,表示设置字段或字段的表达式;"表"指该字段来自哪张表;"总计"用于描述字段在查询中的统计计算方法;"排序"则确定是否排序及排序方式;"显示"指该字段是否在数据表视图中显示;"条件"指定查询条件,逻辑与的条件写在一行;"或"用于描述多个逻辑或条件。

3. 在查询中计算

查询不仅仅是某些字段的简单查看，还可以对查询结果做进一步的统计分析和计算。结果可以添加自定义的计算字段，对一个或多个字段的值进行数值、日期和文本计算；也可以对表中的所有记录进行统计计算，如平均值、最大值、最小值、计数等。

【例8.8】添加计算字段，创建单表查询"患者年龄信息"，显示"患者编号""姓名""性别""年龄"4个字段。

操作步骤如下：

（1）打开"门诊挂号"数据库，单击"创建"选项卡"查询"组中的"查询设计"按钮，在弹出的"显示表"中选择"患者基本信息"表，单击"添加"按钮。

（2）双击表中的"患者编号""姓名""性别"字段，在"性别"字段右列输入"年龄：Year(Date())-Year(出生日期)"。

（3）保存查询名为"患者年龄信息"，运行该查询并查看结果，如图8-11所示。

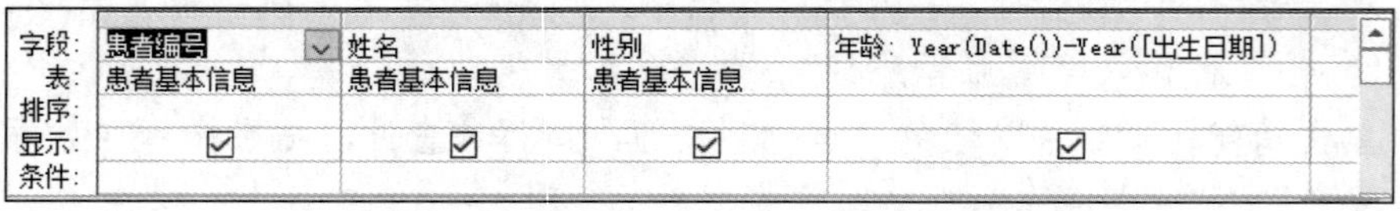

图8-11 例8.8的查询设计视图

当用户需要的字段不在数据表中，或用于计算的数据值源于多个字段时，就可以添加一个新的计算字段来显示需要查询到的数据结果。

【例8.9】利用查询创建新查询"患者年龄条件"，查询年龄在30岁到50岁之间男性患者信息，要求显示"患者编号"、"姓名"、"性别"、"年龄"等字段内容。

操作步骤如下：

（1）打开"门诊挂号"数据库，单击"创建"选项卡"查询"组中的"查询设计"按钮，在弹出的"显示表"中选择第二个选项卡"查询"，双击添加"患者年龄信息"查询。

（2）双击表中的"患者编号"、"姓名"、"性别""年龄"字段，在"条件"行对应的"性别"列处输入"男"，在"年龄"列处输入 Between 30 And 50。

（3）保存查询名为"患者年龄条件"，运行该查询并查看结果。

查询的数据源除了数据库表外，还可以是另一个查询。

【例8.10】统计计算，创建查询"患者年龄统计"，根据性别统计患者的平均年龄。

操作步骤如下：

（1）打开"门诊挂号"数据库，单击"创建"选项卡"查询"组中的"查询设计"按钮，在弹出的"显示表"中选择第二个选项卡"查询"，双击添加"患者年龄信息"查询。

（2）双击表中的"性别"和"年龄"字段将其添加到设计网格。

（3）单击"查询工具"选项卡"显示/隐藏"组中的"汇总"按钮，此时会在设计网格中出现"总计"行，保持"性别"列的"Group By"（表示按性别进行分类），"年龄"列的"总计"行处单击下拉按钮，选择汇总项为"平均值"。

（4）保存查询名为"患者年龄统计"，运行该查询并查看结果。

在查询中，可以对记录进行分类统计，只需在"设计视图"中将用于分组字段的"总计"

行设为"Group By"即可。

8.3.3 交叉表查询

交叉表查询类似 Excel 的数据透视表，以紧凑的形式显示数据。它将源于某个数据表的字段进行分组，一组列在数据表左侧，另一组出现在数据表的顶端，而在数据表的行列交叉处显示计算数据的总计、平均值、计数等类型的汇总结果。简言之，创建交叉表查询，需要做三个设置：行标题、列标题和交叉值。

交叉表查询的数据源如果包含多个表中的字段，要先创建一个含有所需全部字段的查询，然后用这个查询创建交叉表查询。

创建交叉表查询的方法有两种：使用交叉表"查询向导"和"查询设计视图"。

【例 8.11】创建交叉表查询"患者挂号科室统计_交叉表"，统计挂号各科室男女患者人数。

操作步骤如下：

（1）打开"门诊挂号"数据库，单击"创建"选项卡"查询"组中的"查询向导"按钮，在弹出的"新建查询"中选择"交叉表查询向导"，单击"确定"按钮。

（2）查询数据来源于多张表，例 8.6 所建"患者挂号信息_多表查询"中包含所需全部字段，故在"交叉表查询向导"对话框中选择"视图"为"查询"，选择"查询：患者挂号信息_多表查询"，单击"下一步"按钮，如图 8-12 所示。

（3）确定行标题，在列表框中选择"科室"作为行标题，单击"下一步"按钮，如图 8-12 所示。

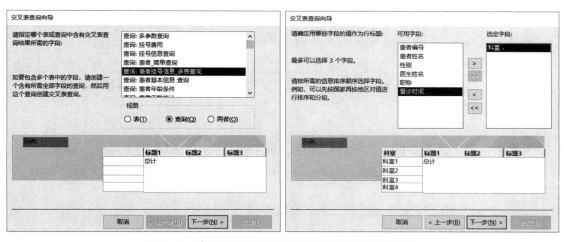

图8-12 交叉表查询向导之选择数据源&确定行标题

（4）确定列标题，在列表框中选择"性别"作为列标题，单击"下一步"按钮，如图 8-13 所示。

（5）确定每个列和行的交叉点计算方式，选择"字段"为"患者编号"，"函数"选择"计数"，确定不勾选"是，包括每行小计"复选框，单击"下一步"按钮，如图 8-13 所示。

（6）指定查询的名称为"患者挂号科室统计_交叉表"，选择"查看查询"，单击"完成"按钮。其查询结果如图 8-14 所示。

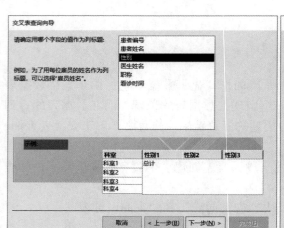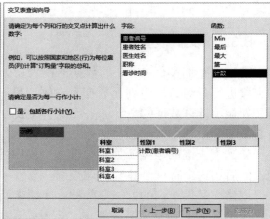

图8-13　交叉表查询向导之确定列标题&设置列中值字段

也可以使用"查询设计视图"创建交叉表查询，如图8-15所示。

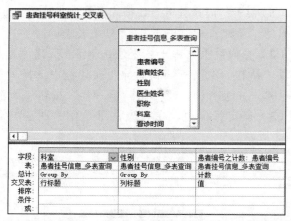

图8-14　患者挂号信息统计_交叉表查询　　图8-15　患者挂号信息_交叉表之查询设计视图

8.3.4　参数查询

大多数情况下，查询的条件都是固定的。如果用户希望根据某些字段的不同值来进行查询，可以创建参数查询，在执行时通过显示对话框来提示用户输入查询参数，进而检索数据库中用户需求的记录或值。

Access 2016可以创建单参数查询和多参数查询。

1. 单参数查询

单参数查询是在字段中指定一个参数，运行查询时利用对话框提示用户输入一个参数。

【例8.12】创建单参数查询"科室医生_单参数查询"，查看某科室的医生信息，并显示"科室"、"姓名"、"性别"、"职称"字段。

操作步骤如下：

（1）打开"门诊挂号"数据库，单击"创建"选项卡"查询"组中的"查询设计"按钮，打开查询"设计视图"。在"显示表"对话框中选择"医生基本信息"表，添加到查询设计窗口。

（2）在"医生基本信息"表中双击"科室"、"姓名"、"性别"、"职称"字段，在"科室"字段列的"条件"行中输入参数查询提示和条件："[请输入科室名称：]"。

（3）运行查询，在弹出的"输入参数值"对话框中输入"胸外科"，单击"确定"按钮，显示查询结果。

（4）单击"保存"按钮，命名为"科室医生_单参数查询"。

2. 多参数查询

多参数查询可在字段中指定多个参数，运行查询时用户需要输入多个参数。

【例8.13】建立多参数查询"患者挂号信息_多参数查询"，用于显示指定看诊时间范围内的患者信息，并显示"患者编号"、"患者姓名"、"科室"、"看诊时间"4个字段。

操作步骤如下：

（1）打开"门诊挂号"数据库，单击"创建"选项卡"查询"组中的"查询设计"按钮，打开查询"设计视图"。在"显示表"对话框中选择查询"患者挂号信息_多表查询"，添加到查询设计窗口。

（2）在"患者挂号信息_多表查询"中双击需要查询的字段，添加"患者编号"、"患者姓名"、"科室"、"看诊时间"，在"看诊时间"字段列的"条件"行中输入参数查询提示和条件："Between [请输入开始时间：] And [请输入截止时间：]"。

（3）运行查询，弹出"输入参数值"对话框，输入开始时间"2021/3/21"，单击"确定"按钮；再次弹出"输入参数值"对话框，输入截止时间"2021/3/31"，单击"确定"按钮，显示查询结果。

（4）单击"保存"按钮，命名为"患者挂号信息_多参数查询"。

多参数查询可在多个字段中指定多个参数，如在例8.13基础上修改查询，在"科室"字段列的"条件"行中增加一个参数查询提示和条件："[请输入科室：]"，则该查询返回指定科室、指定看诊时间段的患者信息。

8.3.5 操作查询

操作查询是Access 2016中比较特殊的查询，其目的不是返回查询结果，而是通过查询对数据表中的多条记录进行更改，所以使用操作查询要非常小心。操作查询分为四种：生成表查询、追加查询、更新查询和删除查询。

1. 生成表查询

生成表查询可以从一个或多个表中提取数据，生成一个新表，永久保存。

【例8.14】建立生成表查询"外科_生成表查询"，将挂号"神经外科"的患者的"患者编号"、"患者姓名"、"性别"、"医生姓名"、"职称"、"科室"和"看诊时间"等信息存储到"外科挂号信息"表中。

操作步骤如下：

（1）打开"门诊挂号"数据库，单击"创建"选项卡"查询"组中的"查询设计"按钮，打开查询"设计视图"。在"显示表"对话框中选择查询"患者挂号信息_多表查询"，添加到查询设计窗口。

（2）在"患者挂号信息_多表查询"中双击需要查询的字段，添加"患者编号"、"患者姓名"、"性别"、"医生姓名"、"职称"、"科室"和"看诊时间"。

（3）在"科室"字段列的"条件"行中输入"神经外科"。

（4）在"查询工具"选项卡"查询类型"组中单击"生成表"按钮，弹出"生成表"对话框，输入新表的名称"外科挂号信息"，并选择"当前数据库"，单击"确定"按钮。

（5）运行查询，弹出信息框提示准备向新表粘贴数据，选择"是"按钮，完成创建生成表查询。

（6）保存查询名为"外科_生成表查询"；在导航窗口查看新生成的表"外科挂号信息"。

2. 追加查询

追加查询将从一个表或多个表中查询的结果添加到已存在的其他表的末尾。

【例8.15】创建追加查询"外科_追加查询"（在例8.14的基础上），将挂号"心血管外科"的患者信息添加到已建立的"外科挂号信息"表中。

操作步骤如下：

（1）打开"门诊挂号"数据库，单击"创建"选项卡"查询"组中的"查询设计"按钮，打开查询"设计视图"。在"显示表"对话框中选择查询"患者挂号信息_多表查询"，添加到查询设计窗口。

（2）在"患者挂号信息_多表查询"中双击需要查询的字段，添加"患者编号"、"患者姓名"、"性别"、"医生姓名"、"职称"、"科室"和"看诊时间"。

（3）在"科室"字段列的"条件"行中输入"心血管外科"。

（4）在"查询工具"选项卡"查询类型"组中单击"追加"按钮，弹出"追加"对话框，输入追加到的表名称"外科挂号信息"，并选择"当前数据库"，单击"确定"按钮。

（5）运行查询，弹出信息框提示准备追加数据，选择"是"按钮，完成追加查询。

（6）保存查询名为"外科_追加查询"；查看"外科挂号信息"表的追加数据记录。

注意：追加查询只需执行一次，否则会重复往表里追加相同的记录。

3. 更新查询

更新查询用于修改表中已有记录的数据，需要提供一个更新表达式，对符合条件的记录进行批量修改。

【例8.16】创建更新查询"科室_更新查询"，将"医生基本信息"表中"呼吸与危重症医学科"改为"呼吸内科"。

操作步骤如下：

（1）打开"门诊挂号"数据库，单击"创建"选项卡"查询"组中的"查询设计"按钮，打开查询"设计视图"。在"显示表"对话框中选择"医生基本信息"表，添加到查询设计窗口。

（2）在"医生基本信息"表中双击添加"科室"字段。

（3）在"查询工具"选项卡"查询类型"组中单击"更新"按钮，设计网格中出现"更新到"行。

（4）在"科室"字段列的"条件"行中输入"呼吸与危重症医学科"，在"更新到"行中输入"呼吸内科"。

（5）运行查询，弹出信息框提示准备更新数据，选择"是"按钮，完成更新查询。

（6）保存查询名为"科室_更新查询"；查看"医生基本信息"表数据的更新。

4. 删除查询

删除查询用于删除符合条件的记录。

【例 8.17】创建删除查询"挂号信息_删除查询"，将"挂号信息"表中看诊时间为"2021/1/17"的记录删除。

操作步骤如下：

（1）打开"门诊挂号"数据库，单击"创建"选项卡"查询"组中的"查询设计"按钮，打开查询"设计视图"。在"显示表"对话框中选择"挂号信息"表，添加到查询设计窗口。

（2）"挂号信息"表中双击添加"看诊时间"字段。

（3）在"查询工具"选项卡"查询类型"组中单击"删除"按钮，设计网格中出现"删除"行。

（4）在"看诊时间"字段列的"条件"行中输入"2021/1/17"。

（5）运行查询，弹出信息框提示准备删除数据，选择"是"按钮，完成删除查询。

（6）保存查询名为"挂号信息_删除查询"；查看"挂号信息"表数据的删除。

8.3.6 SQL查询

在Access数据库应用中，总有一些复杂的查询是无法用查询向导和查询设计器完成的，这时就要用到SQL查询。

1. SQL简介

SQL（Structured Query Language，结构化查询语言）是用于管理数据的一种数据库查询语言和程序设计语言，主要用于管理数据库中的数据，对数据进行存取、查询和更新工作。

SQL集数据定义、数据操纵和数据库控制于一体，可以完成数据库中的全部操作。SQL的使用方式灵活，既可以直接用命令方式交互使用，也可以嵌入到如C、Java、Python等各种主流编程语言中使用。在使用SQL时，只需要发出"做什么"的命令，不必描述操作步骤，"怎么做"是不需要使用者考虑的。

2. 查询与SQL视图

在Access 2016中，任何一个查询都对应一个SQL语句。在查询设计视图创建查询时，系统在后台构造出等效的SQL语句。在查询设计视图的设计网格中大多的查询属性在SQL视图中都有可用的等效子句和选项。

用户可以在查询视图中查看和编辑SQL语句，打开SQL视图的方法是：先打开查询的"设计视图"，单击"查询工具"选项卡"结果"组中的"视图"下拉菜单中的"SQL视图"命令；也可以打开查询，在查询名称处右击，在弹出的快捷菜单处选择"SQL视图"命令。

例如：打开例8.6创建的"患者挂号信息_多表查询"，选择"SQL视图"，可以查看其对应的SQL语句如下：

SELECT 患者基本信息.患者编号,患者基本信息.姓名 AS 患者姓名,患者基本信息.

性别,医生基本信息.姓名 AS 医生姓名,医生基本信息.职称,医生基本信息.科室,挂号信息表.看诊时间

FROM 患者基本信息 INNER JOIN (医生基本信息 INNER JOIN 挂号信息表 ON 医生基本信息.[工号] = 挂号信息表.[医生工号]) ON 患者基本信息.[患者编号] = 挂号信息表.[患者编号];

可以说 Access 2016 查询对象的本质就是一条 SQL 语句。

8.4 窗　　体

知识要点 >>>>>>

1. 窗体概述。
2. 窗体的创建方法。
3. 窗体控件的添加。

8.4.1 窗体概述

窗体是 Access 2016 提供的一种人机交互界面,用户可以方便地用这个操作界面对数据库的数据进行查询、输入、修改、删除等操作;也可以设计数据库系统的主界面,利用 VBA 自动化编程语言编写程序、函数和过程,通过命令按钮改变应用程序的走向。窗体提供方便的输入界面,不但可以使数据库的操作更容易,还可以根据用户的权限显示数据,保证数据的安全。

Access 2016 窗体有三种视图类型:窗体视图、布局视图和设计视图。

① 窗体视图:用于查看窗体的效果,作为用户的操作界面可以显示、添加和修改数据。

② 布局视图:用于设计和修改窗体在视图中的显示效果,适合设置和调整控件的大小和窗体的外观。

③ 设计视图:用于编辑窗体中需要显示的对象元素,包括文本框、样式、多种控件、图片及绑定数据源。此外,还能通过编辑窗体的页眉、页脚做出多种效果的显示界面。

一个完整的窗体包括五部分(见图 8-16):窗体页眉、页面页眉、主体、页面页脚和窗体页脚,其中主体是必不可少的,应用程序主要针对主体设计用户界面,其他部分根据需求可以显示或隐藏。

窗体由窗体自身和所包含的控件组成,控件是窗体的核心,包括标签、文本框、复选框、列表框、组合框、按钮等,它们在窗体中有不同的表现形式和应用,窗体的功能主要靠控件实现。

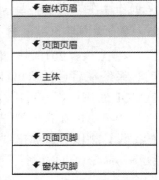

图8-16　窗体的组成

Access 的窗体根据其功能,可以分为数据窗体和非数据窗体。在数据库应用系统中用数据窗体来查看和编辑数据,非数据窗体没有固定格式,在系统中起辅助作用。

8.4.2 创建窗体

Access 2016提供了多种方法创建窗体。单击"创建"选项卡,在"窗体"组中包括"窗体"、"空白窗体"、"窗体设计"、"窗体向导"、"其他窗体"等命令按钮,可以方便地快速创建窗体,使用"窗体向导"创建窗体,还可以使用设计视图和布局视图自行创建窗体。实际操作时,往往会综合运用这几种方法,例如对于数据窗体,可以先用快速创建窗体或窗体向导建立窗体的大致框架,然后使用设计视图和布局视图添加控件,进行修饰和完善。

1. 快速创建窗体

在Access导航窗格中选中某个数据表或查询,单击"创建"选项卡"窗体"组中的"窗体"或"其他窗体"按钮,可以一步生成窗体,包括单项目窗体、多个项目窗体、分割窗体和数据表窗体。这种方法数据源只能是单一的表或者查询,也不够美观,但胜在简单直接。

① 单项目窗体:每次窗体只显示一条记录,适合单独查看和操作数据。
② 多个项目窗体:一个窗体中显示多条记录。
③ 数据表窗体:在一个窗体上按照表格显示多条记录。
④ 分割窗体:将一张表用两个窗格显示,是单项目窗体和数据表窗体的结合,便于从整体到局部不同角度查看。

【例8.18】在"门诊挂号"数据库中,使用快速创建窗体的方法为"医生基本信息表"创建单项目窗体。

操作步骤如下:

(1)在数据库窗口中,选择"医生基本信息"表,单击"创建"选项卡"窗体"组中的"窗体"按钮,直接创建窗体并进入布局视图。

注意:使用"窗体"按钮快速创建的窗体形式与所选择的数据表是否和其他表创建有关系有关,若该表与其他表已建立"一对多"关系,则会创建带有子窗体的窗体。如图8-17所示,若"医生基本信息表"已和"挂号信息表"建立"一对多"关系,则会建立右部窗体,否则会建立左部窗体。

(2)在"开始"选项卡"视图"组中,单击"视图"按钮,将布局视图改为窗体视图,单击窗体底端记录跳转按钮,逐条查看医生记录。

(3)单击"保存"按钮,窗体命名为"医生_单项目窗体"。

注意:当窗体处于窗体视图,默认情况下,不但可以查看表记录,还可以修改和增加记录。尝试在"尾记录"处插入一条新记录并修改其内容,打开"医生基本信息"表加以验证。

【例8.19】在"门诊挂号"数据库中,使用快速创建窗体的方法为"医生基本信息表"分别创建多个项目窗体、数据表窗体和分割窗体。步骤如下:

(1)在数据库窗口中,选择"医生基本信息表",单击"创建"选项卡"窗体"组"其他窗体"下拉按钮,单击"多个项目"按钮,直接创建多个项目窗体,保存为"医生_多个项目窗体"。

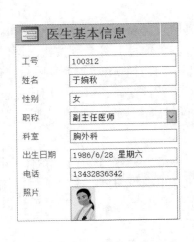 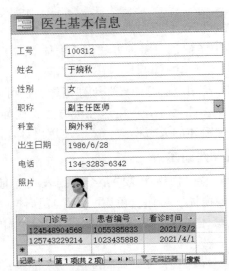

图8-17 医生基本信息表窗体的两种形式

（2）单击"创建"选项卡"窗体"组"其他窗体"下拉按钮，单击"数据表"按钮，直接创建数据表窗体，保存为"医生_数据表窗体"。

（3）单击"创建"选项卡"窗体"组"其他窗体"下拉按钮，单击"分割窗体"按钮，直接创建分割窗体，保存为"医生_分割窗体"。

（4）比较三种窗体形式的不同，验证在"窗体视图"或"数据表视图"下可否修改和添加数据。

2. 使用向导创建窗体

Access 2016 提供了窗体向导，可以基于单数据源和多数据源，有选择地选取所需字段创建窗体，更具灵活性。

当创建来自多个数据源的窗体前，要确定数据源之间已经建立"一对多"的关系。在数据的表现形式上包括主/子窗体和链接窗体。

【例8.20】创建医生信息浏览主/子窗体，查看医生信息的同时浏览相关的医生信息挂号信息。操作步骤如下：

（1）单击"创建"选项卡"窗体"组中的"窗体向导"按钮，打开"窗体向导"对话框，第一步设置主窗体的数据源，在"表/查询"下拉列表框中选取"医生基本信息"表，选取可用字段：姓名、性别、职称、科室；第二步设置子窗体的数据源，在"表/查询"下拉列表框中选取"挂号信息"表，选取可用字段：门诊号、医生工号、看诊时间，如图 8-18 所示。

（2）单击"下一步"按钮，打开"窗体向导"第2个对话框，设定数据的查看方式为"通过医生基本信息"表。多数据源窗体有两种形式："带子窗体的窗体"和"链接窗体"，"带子窗体的窗体"创建一个嵌入到主窗体的子窗体，和主窗体一起显示，"链接窗体"则在主窗体创建一个按钮，单击打开相应的窗体。

（3）单击"下一步"按钮，打开"窗体向导"第3个对话框，选择子窗体使用的布局，在"表格"和"数据表"中选择"数据表"。

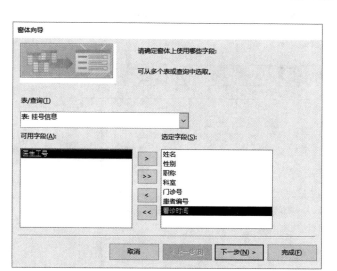

图8-18 窗体向导

（4）单击"下一步"按钮，打开"窗体向导"第4个对话框，指定主/子窗体标题，选择"打开窗体查看或输入数据"，单击"完成"按钮，即可查看窗体。

8.4.3 设计窗体

快速创建窗体和使用向导创建窗体简单容易，但界面简单，功能不强。使用设计视图与布局视图，用户可以设计更灵活的窗体交互界面，更为有效地使用数据库。比如在窗体中使用命令按钮向导，可自动实现记录导航、记录操作、窗体操作和其他操作。

1. 视图和工具

（1）常用视图

通常交叠使用设计视图与布局视图来创建和设计窗体。在布局视图中，窗体的每个控件都显示真实数据，比较适合设置和调整控件的大小、位置等影响窗体外观和可用性的工作；设计视图不显示真实数据，提供详细的窗体结构，可以在窗体的页眉页脚处设置标题或其他说明信息，在主体部分添加控件，做相关属性的设置。

设计窗体的通常步骤：首先创建窗体，在设计视图设置窗体属性；添加控件，设置控件属性；切换到布局视图，调整控件的位置、大小和对齐等；最后切换到窗体视图查看效果。

（2）属性表

在设计视图下，可以在窗体的"属性表"窗格设置窗体属性。选择要设置的窗体，在属性表窗格选择相应的选项卡中相应的属性进行设置。属性表有五个选项卡，其中"格式"选项卡设置窗体外观相关的元素，如设置标题、默认视图、背景图片、滚动条、分割线、居中等；"数据"选项卡设置窗体的数据来源，数据操作规则如设置窗体是否允许修改、添加、删除和筛选数据等；"事件"选项卡可以设置窗体的各种触发事件，如图8-19所示。

（3）字段列表

单击"窗体设计工具"选项卡下的"设计"子选项卡"工具"组中"添加现有字段"按钮，打开"字段列表"窗格，选择相应表中的字段，可以直接拖动到窗体中，系统会自动为该字段创建相应的控件。

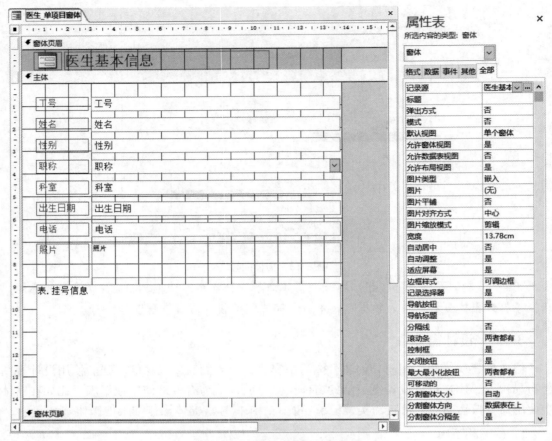

图8-19 窗体设计视图与属性表

在"字段列表"中拖动其他数据类型的字段会创建不同类型的控件。比如将是/否字段从"字段列表"窗格拖动到窗体或报表上，系统将创建一个复选框；如果将 OLE 对象字段拖动到窗体或报表上，将创建一个绑定图像框。

2. 常用控件

窗体是一个容器，可以容纳各种类型的控件，控件是窗体设计的核心，是构成用户界面的主要元素。对窗体控件的操作取决于基础数据源设置的数据类型、字段设置的属性、控件设置的属性等。根据控件和数据源的数据之间的关系，控件可分为以下 3 种：

绑定型控件：用于关联表或查询对象中的字段，可以用来显示、输入以及更新数据表中的字段。当表中记录数据改变时，控件内容随之改变。

非绑定型控件：控件没有关联数据源，主要用于显示提示信息、线条和图像等美化界面等工作，或者执行操作。

计算型控件：数据源是表达式而不是字段的控件。表达式由运算符、常数、函数、表中字段和控件属性等组成，在窗体视图显示公式的计算结果。其数据可以是来自窗体的数据源或查询中的字段，也可以来自窗体上的其他控件。

以设计视图打开窗体，在"窗体设计工具"选项卡"设计"子选项卡"控件"组包含了 Access 2016 提供的所有控件，如图 8-20 所示。

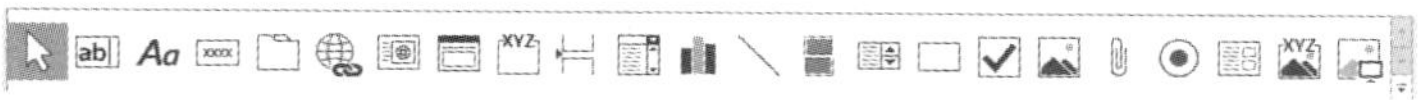

图8-20 控件组中的控件

（1）标签控件

标签常用于在窗体、报表中显示标题、说明性文本或简短的提示，不与数据库绑定，不显示字段或表达式的数值。标签可以独立使用，也可以附加到其他控件，起标识作用。Access 自动为命令按钮外的控件添加标签，名称以"Label+ 数字"命名，可在设计视图属性表中修改各类属性。

标签控件的常用属性集中在属性表的"格式"选项卡，"标题"设置显示内容，"可见"设置显示或隐藏，同时还可以设置字体格式、对齐方式和边框格式。

（2）文本框控件

文本框最常用，是用来输入、显示和编辑数据的交互控件，它既可以单独使用，也可以绑定数据库表字段，用于显示多种不同类型的数据。在窗体中，若绑定了数据库表字段，该文本框中输入的数据可更新字段中的内容并反映在表中。

创建绑定文本框的一种快速方法是将字段从"字段列表"窗格拖动到窗体或报表上。下列数据类型的字段可以创建绑定文本框：短文本、长文本、数字、日期/时间、货币、超链接，同时还创建一个起辅助作用的标签控件。

未绑定文本框与数据库表无关，系统均以"Text+ 数字"命名，用 Value 表示值，常用的属性设置有高度、宽度、格式及输入掩码等，用来显示计算结果或接收用户输入的数据。

文本框的"控件来源"属性决定了文本框是哪种类型的控件。如果"控件来源"属性框中的值是表中字段的名称，则说明文本框绑定到该字段；若值为空白，则说明文本框是未绑定文本框；若值是表达式，则说明文本框是计算文本框。

若文本框中数据和密码相关，可以在该文本框的属性表的"数据"选项卡中设置"输入掩码"属性为"密码"，这样数据在窗体视图中显示为"*"，符合密码的使用规则。

（3）组合框控件

组合框是列表框和文本框的组合，既可以输入数据，也可以从下拉列表中选择，不但简化了操作，还避免了人工输入可能出现的错误，比较适合用于数据内容固定的场合。例如，"医生基本信息"表里的职称字段，从"字段列表"中拖动"职称"字段到窗体，系统就会自动生成一个组合框。

在组合框控件的属性表中，"格式"选项卡可以设置字体格式、对齐方式和边框格式等，在"数据"选项卡可以设置"控件来源"和"行来源"。

（4）按钮控件

按钮控件也是窗体中常用的控件，命令按钮是用于调用 Visual Basic 函数、运行事件过程或运行宏的一种控件，窗体上的命令按钮能启动一个或一组操作。Access 2016 提供了 30 多种不同类型的命令按钮向导，能自动创建按钮和事件过程，如"下一项记录""前一项记录""第一条记录""最后一条记录"等。当在"控件"组选择"按钮"控件，插入窗体中时，会自动弹出"命令按钮向导"对话框，如图 8-21 所示，选取所需操作，系统自动生成相关要完成的操作。

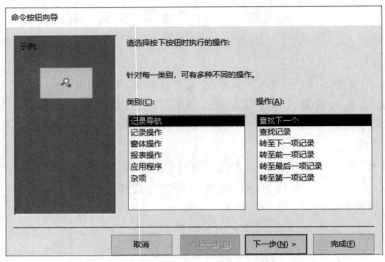

图8-21 命令按钮向导

在按钮控件的属性表中,"格式"选项卡可以设置按钮"标题"和其字体格式、对齐方式和边框格式等,也可以嵌入图片;在"事件"选项卡可以设置对按钮进行"点击""双击""鼠标移动"等事件所对应的操作,Access 2016 以"嵌入的宏"方式提供了 30 多种不同类型的操作,非常方便。

(5)子窗体/子报表控件

如果一个窗体包含在另一个窗体中,则这个窗体称为子窗体,容纳子窗体的窗体称为主窗体。在窗体的设计视图中,子窗体控件可以添加子窗体,以显示其他表或查询中的数据。

在"控件"组中选择"子窗体/子报表"控件,插入窗体,会自动弹出"子窗体向导"对话框,可以用现有窗体创建子窗体,也可以用表或查询自行创建。

(6)计算控件

计算控件用于显示计算结果,通常选择用文本框,但其"控件来源"属性不是数据库中的字段,而是表达式。表达式由运算符、常数、函数、数据库表中的字段、窗体中的控件属性值组成,可以是不同类型的数据。

【例 8.21】在"门诊挂号"数据库中创建"按科室查询窗体",在窗体中添加一个组合框和一个子窗体,在组合框中选择科室,子窗体则显示按科室查询的结果。

操作步骤如下:

(1)打开已创建的"科室医生_单参数查询"(参照例 8.12),将"科室"列的条件栏"[请输入科室名称:]"改为"[Combo0]",单击"保存"按钮。

(2)单击"创建"选项卡"窗体"组中"窗体设计"按钮,创建新窗体,保存名为"按科室查询窗体"。

(3)在控件组中选择"组合框"控件加入窗体,在弹出的"组合框向导"中选择"自行输入所需的值",单击"下一步",选择"1"列,在表格中"第 1 列"处输入"胸外科"、"神经外科"、"心血管外科"和"泌尿外科",单击"下一步",在"请为组合框指定标签"处输入"请选择科室名称:",单击"完成"按钮。

(4)选择该组合框控件,单击"窗体设计工具"选项卡"设计"子选项卡"工具"组中的"属性表"按钮,在打开的"属性表"窗格"其他"选项卡,设置"名称"属性值为"Combo0"(组合框名称一定要和查询条件栏中括号里的文本相同);单击属性表"数据"选项卡,查看"行来源"和"行来源类型"。

(5)在控件组中选择"子窗体/子报表"控件,在窗体下方拖动鼠标创建子窗体,在弹出的"子窗体向导"中选择"使用现有的表和查询",单击"下一步";确定在子窗体中包含哪些字段:在"表/查询"中选择"查询:科室医生_单参数查询",将其所有字段添加到"选定字段"中,单击"下一步"指定子窗体名称为:"按科室查询 子窗体",单击"完成"按钮。

(6)调整窗体上控件的大小和位置,设置附加标签控件和组合框控件的字体格式等。

(7)保存并转到窗体视图运行,结果如图8-22所示。

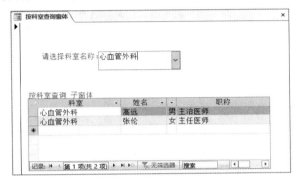

图8-22 嵌入子窗体的窗体

【例8.22】在"门诊挂号"数据库中创建"医生信息记录导航"窗体,在窗体中依次显示姓名、性别、职称、科室、电话、年龄、照片等医生信息,添加记录导航的一系列命令按钮和退出窗体的命令按钮。

操作步骤如下:

(1)单击"创建"选项卡"窗体"组中的"窗体向导"按钮,打开"窗体向导"对话框,设置窗体的数据源为"医生基本信息表",选取可用字段:姓名、性别、职称、科室、电话、照片,单击"下一步";选择"纵栏表"单击"下一步";指定窗体名为"医生信息记录导航窗体",选择"修改窗体设计",单击"完成"按钮。

(2)在控件组中选择"文本框"控件加入窗体,该文本框作为计算控件,设置其"控件来源"为"Year(Date( ))-Year(出生日期)";设置其附加标签控件"标题"属性为"年龄"。

(3)在控件组中选择"按钮"控件加入窗体,在弹出的"命令按钮向导"对话框中选择按下按钮时执行的操作,选择类别为"记录导航",操作为"转至第一项记录",单击"下一步",选择在按钮上显示文本,完成该控件插入。

(4)重复步骤(3),插入类别为"记录导航",操作依次为"转至前一项记录""转至下一项记录""转至最后一项记录"。

(5)重复步骤(3),插入类别为"窗体操作",操作为"关闭窗体"。

(6)在设计视图和布局视图中调整各控件大小、位置、字体等属性,使整体布局美观。

结果如图 8-23 所示。

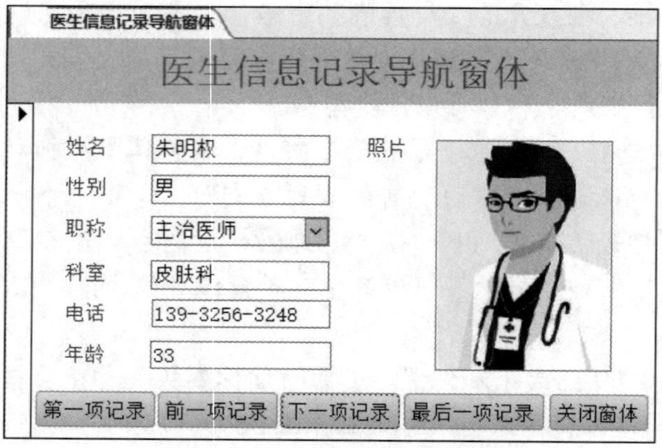

图8-23 医生信息记录导航窗体

本 章 小 结

Access 2016 把数据库引擎的图形用户界面和软件开发工具结合在一起，具有界面友好、易学易用、开发简单、接口灵活等特点，是典型的新一代桌面数据库管理系统。本章系统地介绍了数据库的基本概念、Access 的数据类型、如何创建、维护数据库和数据表、表间关系的建立与维护、利用查询向导和查询设计创建查询、创建窗体等功能。

Access 2016 具有强大的数据处理、统计分析能力，本章重点介绍了 Access 的各种查询：选择查询、交叉表查询、参数查询、操作查询（生成表查询、追加查询、更新查询和删除查询）和 SQL 查询。

知识拓展 >>>>>> 认识国产数据库 OceanBase

OceanBase 是由阿里巴巴和蚂蚁集团完全自主研发的企业级分布式关系数据库，始创于 2010 年。它的第一个应用是淘宝的收藏夹业务，如今收藏夹依然是 OceanBase 的客户。收藏夹单表数据量非常大，OceanBase 用独创的方法解决了其高并发的大表连接小表的需求。

2016 年，OceanBase 发布了架构重新设计后的 1.0 版本，支持了分布式事务，提升了高并发写业务中的扩展，同时实现了多租户架构，这个整体架构延续至今。同时，到 2016 年 "双 11" 时，支付宝全部核心库的业务流量 100% 运行在 OceanBase，包括交易、支付、会员和最重要的账务库。

2019 年，OceanBase 2.2 版本参加代表 OLTP 数据库最权威的 TPC-C 评测，以 6 000 万 tpmC 的成绩登顶世界第一。随后，在 2020 年，又以 7 亿 tpmC 刷新纪录。这充分证明了 OceanBase 优秀的扩展性和稳定性。OceanBase 是第一个上榜 TPC-C 的中国数据库产品。

2021 年，OceanBase 3.0 基于全新的向量化执行引擎，在 TPC-H 30000GB 的评测中以 1 526 万 QphH 的成绩刷新了评测榜单。2021 年 6 月 1 日，OceanBase 宣布全面开源，开放合作，共建生态。

第 9 章 程序设计基础

进入信息时代，信息的获取和处理能力已经成为信息社会人们的基本能力。掌握基本的程序设计方法和一种简洁的程序设计语言将是当今信息社会人才的基本能力要求。本章以讲授程序设计的基本思想和方法为出发点，以 Python 语言为主要内容，培养利用 Python 语言解决实际计算问题的能力。

学习目标

◎了解程序设计的基本概念。
◎熟悉结构化程序设计的基本原则。
◎掌握 Python 语言的基本控制结构。

重点、难点

◎程序设计的基本思想和方法。
◎ Python 基本语法。

9.1 程序设计概述

知识要点 >>>>>>

1. 程序与指令的概念。
2. 程序设计语言的分类。
3. 程序设计的一般过程及常用的程序设计方法。

9.1.1 程序的概念

程序（Program）并非计算机专利，其实做任何事情都要讲究程序，例如，医务人员进行操作前的七步洗手法，严格按照程序洗手，才能尽可能地清除手部污物和细菌，预防接触感染，减少传染病的传播。

计算机程序（Computer Program）告诉计算机应如何完成一个计算任务，是一组指示计算机或其他具有信息处理能力的装置进行每一步动作的指令。指令通常包括以下几类：

① 输入（Input）：从键盘、文件或者其他设备获取数据。
② 输出（Output）：把数据显示到屏幕或者存入一个文件，或者发送到其他设备。
③ 基本运算：执行最基本的数学运算（加减乘除）和数据存储。
④ 测试和分支：测试某个条件，然后根据不同的测试结果执行不同的后续命令。
⑤ 循环：重复执行一系列操作。

一个程序不管它有多么复杂，都是按这几类基本操作一步一步执行的。编写程序可以说是这样一个过程：把复杂的任务分解成子任务，把子任务再分解成更简单的任务，层层分解，直到最后简单的可以用以上指令来完成。

9.1.2 程序设计语言

程序设计语言（Program Design Language，PDL），又称编程语言，是一组用来定义计算机程序的语法规则。它是一种被标准化的交流技巧，用来向计算机发出指令。一种计算机语言让程序员能够准确地定义计算机所需要使用的数据，并精确地定义在不同情况下所应当采取的行动。

正如人们交流思想需要使用各种自然语言（如汉语、英语、法语等）一样，人与计算机之间交流信息必须使用人和计算机都能理解的程序设计语言。程序设计语言又称计算机语言，是一套关键字和语法规则的集合，可用来产生由计算机进行处理和执行的指令。程序设计语言有上百种，常用的不过十多种，按照程序设计语言与计算机硬件的联系程度将其分为三类，即机器语言、汇编语言和高级语言。

1. 机器语言

机器语言是用二进制代码表示的计算机能直接识别和执行的一种机器指令的集合，是计算机唯一能直接理解的语言。它是计算机的设计者通过计算机的硬件结构赋予计算机的操作功能。机器语言具有灵活、直接执行和速度快等特点。不同型号的计算机其机器语言是不相通的，按着某种计算机的机器指令编制的程序不能在另一种计算机上执行。

机器指令由操作码和操作数组成，操作码指出要进行什么样的操作，操作数指出完成该操作的数或它在内存中的地址。

例如：在8086/8088兼容机上，用机器语言编写求解"1+2"的程序代码如下：

```
10110000    00000001        将1放进累加器acc中
00101100    00000010        acc中的值与2相加，结果仍然放在acc中
11110100                    停机结束
```

由此可见，用机器语言编写程序，编程人员要首先熟记所用计算机的全部指令代码和代码的含义。编写程序时，程序员必须自己处理每条指令和每一数据的存储分配和输入/输出，还得记住编程过程中每步所使用的工作单元处在何种状态。这是一件十分烦琐的工作，编写程序花费的时间往往是实际运行时间的几十倍或几百倍。而且，编出的程序全是

些 0 和 1 的指令代码，可读性差且容易出错。

2. 汇编语言

为了克服机器语言的缺点，人们设计了汇编语言，用容易记忆的符号代替 0、1 序列，来表示机器指令中的操作码和操作数，如用 ADD（Addition）表示加法，用 SUB（Subtract）表示减法，用 MOV（Move）表示数据的传送等。而操作数可以直接用十进制数书写，地址码可以用寄存器名、存储单元的符号地址等表示。

例如，上述计算"1+2"的汇编语言程序如下：

```
MOV AL, 1        将1放进累加器AL中
ADD AL, 2        将AL中的值与2相加，结果仍然放在AL中
HLT              停机结束
```

由此可见，汇编语言克服了机器语言的难读难改的缺点，同时保持了存储空间小、执行速度快的优点。因此许多系统软件的核心部分仍采用汇编语言编制。但是，汇编语言仍是一种面向机器的语言，每条汇编命令都一一对应于机器指令，而不同的计算机在指令长度、寻址方式、寄存器数目等都不一样，这使汇编语言通用性差，可读性也差。

3. 高级语言

机器语言与汇编语言由于面向机器底层编程，通常被统称为"低级语言"。当进行大量复杂运算时，编程就变得相当困难，于是人们设计出了表示形式近似于自然语言的各种高级语言。高级语言的出现大大提高了编程的效率，有易学、易用、可读性好、可维护性强的特点。

例如，用 C 语言编写程序实现"1+2"的计算，代码如下：

```c
main( )
{
    int  AL;
    AL = 1 + 2;
}
```

9.1.3 编程语言的执行方式

程序里的指令都是基于机器语言的，编程人员首先使用一种计算机程序设计语言编写源程序，然后将其转换成机器语言，从而实现程序的执行。计算机将源程序翻译成机器指令时，通常分为两种翻译方式：一种为编译，另一种为解释。

编译方式首先把源程序通过编译器翻译成等价的目标程序，然后再执行此目标程序，如图 9-1 所示。由于不同的语言有不同的表达方式，所以每一种程序设计语言都对应相应的编译程序。C 语言是典型的编译型程序设计语言。

解释方式是把源程序逐句翻译，翻译一句执行一句，边翻译边执行，如图 9-2 所示。解释程序不产生将被执行的目标程序，而是借助于解释程序直接执行源程序本身。Basic 语言是典型的解释型程序设计语言。

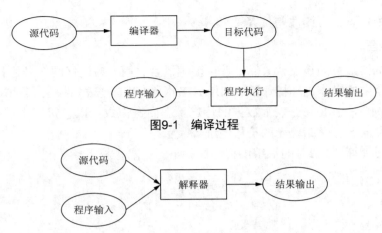

图9-1 编译过程

图9-2 解释过程

还有一些编程语言采用编译和解释相结合的方式执行,这种方式当前非常流行,又称虚拟机工作方式。Java、Python、Perl 等编程语言都采用这种方式。以 Java 为例,Java 程序也需要编译,但是没有直接编译成机器语言,而是编译成字节码,然后在 Java 虚拟机上用解释方式执行字节码。Python 也采用了类似 Java 的编译模式,先将 Python 程序编译成 Python 字节码,然后由一个专门的 Python 字节码解释器负责解释执行字节码。

9.1.4 程序设计的一般过程

计算机程序设计的过程包括问题定义、算法设计、程序设计以及调试运行。整个开发过程都要编制相应的文档,以便管理。

价值引领

健康码助力
疫情防控

1. **问题定义**

编写一个程序的目的就是要解决实际问题,所以首先要认真分析实际问题,研究所给定的条件,分析最后应达到的目标,找出解决问题的规律,选择解题的方法,完成实际问题。

2. **算法设计**

即设计出解题的方法和具体步骤。

3. **程序设计**

将算法转换成计算机程序设计语言,对源程序进行编辑、编译和连接。

4. **运行程序,分析结果**

运行可执行程序,得到运行结果。能得到运行结果并不意味着程序正确,要对结果进行分析,看它是否合理。不合理要对程序进行调试,即通过上机发现和排除程序中的故障的过程。

5. **编写程序文档**

许多程序是提供给别人使用的,如同正式的产品应当提供产品说明书一样,正式提供给用户使用的程序,必须向用户提供程序说明书。内容应包括:程序名称、程序功能、运行环境、程序的装入和启动、需要输入的数据,以及使用注意事项等。

9.1.5 结构化程序设计

结构化程序设计（Structured Programming）是迪杰斯特拉（Dijkstra）在 1965 年提出的，是软件发展的一个重要的里程碑。1970 年，第一个结构化程序设计语言——Pascal 语言的出现，标志着结构化程序设计时期的开始。

结构化程序设计以模块功能和处理过程设计为基本原则，采用自顶向下、逐步求精的程序设计方法和单入口单出口的控制方法。自顶向下、逐步求精的程序设计方法符合人们解决复杂问题的普遍规律。用先全局后局部、先整体后细节、先抽象后具体的逐步求精过程开发出的程序有清晰的层次结构，容易阅读和理解。此外，由于仅使用单入口单出口的控制构件，使程序有良好的结构特征，这些都能大大降低程序的复杂性，增强程序的可读性、可维护性和可验证性，从而提高软件的生产率。

按照结构化程序设计的观点，任何算法功能都可以通过由程序模块组成的三种基本结构的组合：顺序结构、选择结构和循环结构组成。

① 顺序结构：是一种线性的、有序的结构，让计算机按先后顺序依次执行各语句，直到所有的语句执行完为止。顺序结构是最基本、最常用的结构。

② 选择结构：又称分支结构，包括简单选择和多分支选择结构，可根据条件判断应该选择哪一条分支来执行相应的语句序列。

③ 循环结构：可根据给定条件，判断是否需要重复执行某一相同程序段。

9.1.6 面向对象程序设计

20 世纪 80 年代初，在软件设计思想上产生了一次革命，其成果就是面向对象程序设计（Object Oriented Programming，OOP）。在此之前的高级语言，几乎都是面向过程的，程序的执行是流水线式的，在一个模块被执行完成前，不能干别的事情，也无法动态地改变程序的执行方向，这和人们日常处理事物的方式是不一致的。面向对象程序设计是尽可能模拟人类的思维方式，使得软件的开发方法与过程尽可能接近人类认识世界、解决现实问题的方法和过程，也即使得描述问题的问题空间与问题的解决方案空间在结构上尽可能一致，把客观世界中的实体抽象为问题域中的对象。

面向对象程序设计具有以下四个基本特征：

1. 抽象

抽象是一种从一般的观点看待事物的方法，它要求集中于事物的本质特征（内部状态和运动规律），而非具体细节或具体实现。面向对象用抽象的观点来看待现实世界，也就是说，现实世界是一组抽象的对象——类组成的。

2. 封装

在完成抽象后，通过某种语法形式，将数据（即属性）和用以操作数据的算法（即方法）捆绑在一起，在形式上写成一个整体，即"类"，这个过程就叫作"封装"。

通过封装，数据和操作数据的算法紧密联系起来。通过封装，还可以将对象的一部分属性和方法隐藏起来，让这部分属性和方法对外不可见，而留下另一些属性和方法对外可见，作为对对象进行操作的接口。这样就能合理安排数据的可访问范围，减少程序不同部分之间的耦合度,从而提高代码扩充、代码修改、代码重用的效率。

3. 继承

面向对象的继承是为了软件重用,简单理解就是代码复用,把重复使用的代码精简掉的一种手段。如何精简,当一个类中已经有了相应的属性和操作的代码,而另一个类当中也需要写重复的代码,那么就用继承方法,把前面的类当成父类,后面的类当成子类,子类继承父类。

4. 多态

对象根据所接收的消息而做出动作。同一消息为不同的对象接受时可产生完全不同的行动,这种现象称为多态性。

多态性的实现受到继承性的支持,没有继承就没有多态。虽然继承自同一父类,但是相应的操作却各不相同。由继承而产生的不同的派生类,其对象对同一消息会做出不同的响应。

9.2 算 法

价值引领
中国载人深潜精神

知识要点 >>>>>>

1. 算法的基本概念。
2. 算法的基本特征、基本要素和设计准则。
3. 常用算法策略。

9.2.1 算法的概念

对于算法(Algorithm)的概念,不同的专家有不同的定义方法,但这些定义的内涵基本是一致的。这些定义中最为著名的是计算机科学家克努特(Knuth)在其经典著作《计算机程序设计的艺术》(*The Art of Computer Programming*)第一卷中对算法的定义和特性所做的有关描述:一个算法,就是一个有穷规则的集合,其中的规则确定了一个解决某一特定类型问题的运算序列。

算法可以理解为由基本运算及规定的运算顺序构成的完整的解题步骤,或者将其看成按照要求设计好的、有限的、确切的计算序列,并且这样的步骤和序列可以解决一类问题。

算法是解决问题的步骤,在描述上一般使用半形式化的语言,而程序是算法的代码实现,是用形式化的编程语言描述的。程序不等于算法,是算法在计算机上的具体实现。因此,程序在编写时受到计算机系统运行环境的限制,通常还需考虑很多与方法和分析无关的细节问题。

9.2.2 算法的特征

1. 可行性（Effectiveness）

算法中执行的任何计算步骤都可以被分解为基本的、可执行的操作步骤，即每个计算步骤都可以在有限时间内完成（也称为有效性）。

由于算法是为了在某一个特定的计算工具上解决某一个实际的问题而设计的，因此，它总是受到计算工具的限制，从而使执行产生偏差。例如，计算机的数值有效位是有限的，往往会因为有效位的影响而产生错误。因此，在算法设计时，必须要考虑它的可行性，要根据具体的系统调整算法，否则将不会得到满意的结果。

2. 确定性（Definiteness）

算法的设计必须每个步骤都有明确的定义，不允许有模糊的解释，也不能有多义性，且在任何条件下算法只有唯一的一条执行路径，即对于相同的输入只能得出相同的输出。

3. 有穷性（Finiteness）

算法的有穷性是指在一定的时间内能够完成指定的步骤，即算法应该在计算有限个步骤后能够正常结束。

例如，对于数学中的无穷级数，在计算机中只能求有限项，即计算的过程是有穷的。算法的有穷性还应包括合理的执行时间的含义。因为，如果一个算法需要执行千万年，显然失去了实用价值。

4. 输入（Input）

一个算法有 0 个或多个输入，以刻画运算对象的初始情况。所谓 0 个输入项是指算法本身定出了初始条件。

5. 输出（Output）

一个算法有一个或多个输出，以反映对输入项加工后的结果。没有输出项的算法是毫无意义的。

9.2.3 算法的设计原则

对于一个特定问题的算法，在大部分情况下都不是唯一的。也就是说，同一个问题，可以有多种解决问题的算法，而对于特定的问题、特定的约束条件，相对好的算法还是存在的。因此，在特定问题、特定的条件下，选择合适的算法，会对解决问题有很大帮助。

在算法设计时，通常采用以下设计原则。

1. 正确性

算法的执行结果应当满足预先规定的功能和性能的要求。正确性表明算法必须满足实际需求，达到解决实际问题的目的。

2. 可读性

一个算法应当思路清晰、层次分明、简单明了、易读易懂。可读性要求表明，算法主要是人与人之间交流解题思路和进行软件设计的工具，因此可读性必须强。同时，一个可读性强的算法，其程序的可维护性、可扩展性都要好许多，因此，许多时候人们往往在一定程度上以牺牲效率来提高可读性。

3. 健壮性

当输入不合法数据时，应能做适当处理，不至于引起严重后果。健壮性要求表明，算法要全面、细致地考虑所有可能出现的边界情况，并对这些边界条件做出完备的处理，尽可能使算法没有意外的情况。

4. 高效率与低存储量

通常，算法的效率指的是算法的执行时间；算法的存储量指的是算法执行过程中所需的最大存储空间，两者的复杂度都与问题的规模有关，即一个算法应当有效使用存储空间且有较好的时间效率。

9.2.4 常用的算法策略

算法策略就是在问题空间中随机搜索所有可能的解决问题的方法，直至选择一种有效的方法解决问题。所有算法策略的中心思想就是用算法的基本工具（循环机制和递归机制）实现算法。按照问题求解策略来分，常用的算法有枚举法、递推法、分治法、贪心法、递归法等。

1. 枚举法

枚举法又称穷举法、列举法、蛮力法，枚举法算法的实现依赖于循环，通过循环嵌套，枚举问题中各种可能的情况。基于问题的描述，枚举法就是对所有可能的解逐一尝试，从而找出问题的真正解。因此，枚举法要求所求解的问题可能有的解是有限的、固定的、容易枚举的、不会产生组合爆炸的。枚举法是计算机算法中的一个基础算法，所设计出来的算法其时间性能往往是最低的。

使用枚举法解题的基本思路如下：
① 确定枚举对象、范围和判定条件。
② 逐一枚举可能的解并验证每个解是否是问题的解。

例如，百钱买百鸡问题。

问题描述：公鸡每只5元，母鸡每只3元，3只小鸡1元，用100元买100只鸡，问公鸡、母鸡、小鸡各多少只？

算法分析：利用枚举法解决该问题，以三种鸡的个数为枚举对象，分别设为mj、gj和xj，用三种鸡的总数（mj+gj+xj=100）和买鸡钱的总数（1/3*xj+mj*3+gj*5=100）作为判定条件，穷举各种鸡的个数。

2. 递推法

递推法又称迭代法，是指从已知的初始条件出发，依据某种递推关系，逐次推出所要求的各中间结果及最后结果。其中初始条件或是问题本身已经给定，或是通过对问题的分析与化简后确定。

按照问题的具体情况，递推的方向既可以由前向后，也可以由后向前。广义地说，凡在某一算式的基础上从已知的值推出未知的值，都可以视作递推。可用递推算法求解的问题一般有以下两个特点：问题可以划分成多个状态；除初始状态外，其他各个状态都可以用固定的递推关系式来表示。当然，在实际问题中，大多数时候不会直接给出递推关系式，而是需要通过分析各种状态，找出递推关系式。

使用递推法解题的基本思路如下：

① 根据问题的具体实际设置递推变量。
② 通过分析和推理，确定问题的递推关系。
③ 根据问题最简单情形的数据确定递推变量的初始（边界）值，这是递推的基础。
④ 对递推过程进行控制，防止递推过程无休止地重复执行下去。

例如：Fibonacci 数列。

问题描述：Fibonacci 数列存在递推关系：

$F(1)=1$

$F(2)=1$

$F(n)=F(n-1)+F(n-2)$。

求 $F(50)$ 的值。

算法分析：若需要得到第 50 项的值，可以由初始条件 $F(1)=1$、$F(2)=1$ 出发，利用递推公式逐步求出 $F(3)$，$F(4)$，…，最后求出 $F(50)$ 的值。

3．分治法

字面上的解释是"分而治之"，就是将一个难以直接解决的大问题，分割成一些规模较小的相同问题，以便各个击破，分而治之。

对于一个复杂的问题，可将其分成两个或更多的相同或相似的子问题，再把子问题分成更小的子问题……直到最后子问题可以简单地直接求解，原问题的解即子问题的解的合并。这个技巧是很多高效算法的基础，如排序算法（快速排序、归并排序），傅立叶变换（快速傅立叶变换）等

使用分治法解题的基本思路如下：

① 分解：将要解决的问题划分成若干个相互独立、规模较小的同类问题。
② 求解：当子问题划分得足够小时，用较简单的方法解决。
③ 合并：按原问题的要求，将子问题的解逐层合并构成原问题的解。

例如：循环赛事安排。

问题描述：设有 n 个选手的循环比赛。其中 $n=2^m$，要求每名选手要与其他 $n-1$ 名选手都赛一次。每名选手每天比赛一次，循环赛共进行 $n-1$ 天。要求每天没有选手轮空。

输入：m

输出：表格形式的比赛安排表

算法分析：此题很难直接给出结果，我们先将问题进行分解，$n=2^m$，将规模减半，如果 $m=3$（即 $n=8$），8 名选手的比赛，减半后变成 4 名选手的比赛（$n=4$），4 个选手的比赛的安排方式还不是很明显，再减半到两名选手队的比赛（$n=2$），两名选手的比赛安排方式很简单，只要让两名选手直接进行一场比赛即可：

1	2
2	1

分析两个球队的比赛的情况不难发现，这是一个对称的方阵，我们把这个方阵分成4部分（即左上，右上，左下，右下），右上部分可由左上部分加1（即加 $n/2$）得到，而右上与左下部分、左上与右下分别相等。因此我们也可以把这个方阵看作是由 $n=1$ 的方阵所生成的，同理可得 $n=4$ 的方阵：

1	2	3	4
2	1	4	3
3	4	1	2
4	3	2	1

同理可由 $n=4$ 的方阵生成 $n=8$ 的方阵：

1	2	3	4	5	6	7	8
2	1	4	3	6	5	8	7
3	4	1	2	7	8	5	6
4	3	2	1	8	7	6	5
5	6	7	8	1	2	3	4
6	5	8	7	2	1	4	3
7	8	5	6	3	4	1	2
8	7	6	5	4	3	2	1

这样就构成了整个比赛的安排表。

4．贪心法

贪心法，指的是从问题的初始状态出发，通过若干次的贪心选择而得出最优值（或较优解）的一种解题方法。

从"贪心"一词我们便可以看出，贪心策略总是做出在当前看来是最优的选择，也就是说贪心策略并不是从整体上加以考虑，它所做出的选择只是在某种意义上的局部最优解，而许多问题自身的特性决定了该题运用贪心策略可以得到最优解或较优解。

使用贪心法解题的基本思路如下：

① 建立对问题精确描述的数学模型，包括定义最优解的模型。

② 将问题分成一系列的子问题，对每一子问题求解，得到子问题的局部最优解。

③ 根据最优解模型，用子问题的局部最优解堆叠出全局最优解。

例如：背包问题。

问题描述：给定 n 种物品和一个背包。物品 i 的重量为 $w[i]$，其价值为 $v[i]$，背包的容量为 c。应如何选择装入背包的物品，使得装入背包中的物品的总价值最大。每种物品最多装入一次。

算法分析：
① 各个物品按照单位价值由高到低排序。
② 取价值最高者放入背包。
③ 计算背包的剩余空间。
④ 重复第②、③步，直到背包剩余容量为 0 或者物品全部装入背包为止。

5. 递归法

递归就是一个过程或函数在其定义中直接或间接调用自身的一种方法。递归是计算机科学的一个重要概念，它通常把一个大型的复杂问题层层转化为一个与原问题相似的规模较小的问题来求解，递归方法只需要少量的程序就可以描述出多次重复计算的解题过程，大大减少了代码量。

一般来说，递归有两个阶段：在递推阶段，把规模为 n 的问题求解推到比原问题的规模较小的问题求解，且必须要有终止递推的情况；在回归阶段，当获得最简单情况的解后，逐渐返回，依次得到规模较大问题的解。

使用递归法解题的基本思路如下：
① 确定递归公式。需要求解的问题可以化为子问题求解，其子问题的求解方法与原问题相同，只是数量的增加或减少。
② 确定边界（终了）条件。递归调用的次数必须是有限的，必须有递归结束的条件。
③ 构建出可以调用自身的子过程（函数）。

例如：汉诺塔问题。

问题描述：古代有一座汉诺塔，塔内有 3 个底座 A、B、C，A 座上有 n 个盘子，盘子大小不等，大的在下，小的在上，如图 9-3 所示。有一个和尚想把这 n 个盘子从 A 座转移到 C 座，但每次只能移动一个盘子，并且在移动过程中，3 个底座上的盘子始终要保持大盘在下、小盘在上。在移动过程中可以利用 B 底座来放盘子。要求输出移动的步骤。

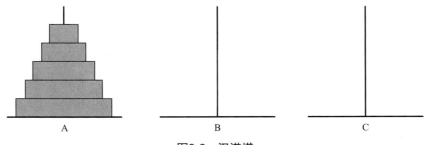

图9-3　汉诺塔

算法分析：用递归的思路来分析，最重要的是把原问题分解成一个或多个形式相同，但规模小一些的问题。将 n 个圆盘经 B 底座移动到 C 底座上去，可将 $n-1$ 个圆盘看成是一个圆盘，则把 A 底座中的 n 个盘子通过 B 底座中移动到 C 底座，可以分成三个步骤：

① 把 $n-1$ 个盘子借助 C 底座，移到 B 底座。
② 把第 n 个盘放到 C 底座上。
③ 把 $n-1$ 个盘子借助 A 底座，移到 C 底座。

9.3 Python 语言简介

> **知识要点** >>>>>>
> 1. Python 的特点及基本语法。
> 2. 常用数据类型、运算符及表达式。
> 3. Python 基本程序结构。
> 4. 函数的定义及调用。

9.3.1 Python概述

Python 是一种结合了解释性、编译性、互动性和面向对象的脚本语言，由荷兰人吉多·范罗苏姆（Guido van Rossum）于 1989 年设计，1991 年公开发布了 Python 的第一个版本。Python 语言自诞生以来，因其具有简洁优美的语法、良好的开发效率和强大的功能等特点，迅速在各个领域占据一席之地，成为非常符合人类编程期待的语言。

1. Python 语言的特点

Python 语言具有简洁、易学、易读、易维护、可移植、可嵌入、可扩展、互动等特点，特别是具有强大的标准库，提供了系统管理、网络通信、文本处理、数据库接口、图形系统、XML 处理等额外的功能。其主要应用包括 Web 应用、科学计算、大数据分析处理等。

（1）简单易学

Python 是一种代表简单主义思想的语言。阅读一个良好的 Python 程序就感觉像是在读英语段落一样，尽管这个英语段落的语法要求非常严格。Python 最大的优点之一是具有伪代码的本质，它使我们在开发 Python 程序时，专注的是解决问题，而不是搞明白语言本身。

（2）开源、免费

开源是开放源代码的简称。也就是说，用户可以免费获取 Python 的发布版本源代码，阅读甚至修改源代码。很多志愿者将自己的源代码添加到 Python 中，从而使其日臻完善。

开源精神

（3）可移植性

Python 作为一种解释型语言，可以在任何安装有 Python 解释器的平台中执行，因此 Python 具有良好的可移植性，使用 Python 语言编写的程序可以不加修改地在任何平台中运行。

（4）解释型语言

使用解释型语言编写的源代码不是直接翻译成机器语言，而是先翻译成中间代码，再由解释器对中间代码进行解释运行。因此使用 Python 编写的程序不需要翻译成二进制的机器语言，而是直接从源代码运行，即运行 Python 程序时，由 Python 解释器将源代码转换为字节码（中间代码），然后再执行这些字节码，这一切使得使用 Python 变得更加简单，也使得 Python 程序更加易于移植。

（5）面向对象

Python 既支持面向过程编程，也支持面向对象编程。在"面向过程"的语言中，程序是由过程或仅仅是可重用代码的函数构建起来的。在"面向对象"的语言中，程序是由数据和功能组合而成的对象构建起来的。与其他主要的语言如 C++ 和 Java 相比，Python 以一种非常强大又简单的方式实现面向对象编程。

（6）可扩展性

如果需要一段关键代码运行得更快或者希望某些算法不公开，就可以把部分程序用 C 或 C++ 语言编写，然后在 Python 程序中使用它们，从而实现对 Python 程序的扩展。

（7）功能强大的开发库

Python 本身拥有丰富的内置类和函数库，世界各地的程序员通过开源社区又贡献了十几万个几乎覆盖各个应用领域的第三方函数库，使开发人员能够更容易地实现一些复杂的功能。

2. Python 语言的应用领域

（1）Web 开发

在 Web 开发领域，Python 拥有很多免费数据函数库、免费网页模板系统，以及与 Web 服务器进行交互的库，可以搭建 Web 框架，快速实现 Web 开发。例如，我们经常使用的豆瓣网、知乎这些平台都是用 Python 语言开发的。

（2）人工智能

为了满足人工智能的即时性需求，Python 提供了许多 AI 库以及机器学习库，其语法简单、文档优质，而且具备多重特性，是目前公认学习人工智能的基础语言。很多开源的机器学习项目都是基于 Python 语言编写的。例如：Google、Facebook 等网站或平台中所使用的神经网络框架就是用 Python 语言编辑的。

（3）爬虫开发

在爬虫领域，Python 几乎是霸主地位，将网络一切数据作为资源，通过自动化程序进行有针对性的数据采集以及处理。

（4）云计算开发

云计算是未来发展的一大趋势，Python 是为云计算服务的。很多常用的云计算框架都有 Python 的身影，例如，云计算框架 OpenStack 就是由 Python 开发的，如果想要深入学习并进行二次开发，就需要具备 Python 的技能。

（5）数据分析

在数据分析方面，Python 是金融分析、量化交易领域里用得最多的语言，平常工作中复杂的 Excel 报表处理也可以用 Python 来完成，对数据分析师来讲，Python 语言是数据分析的利器。

（6）自动化运维

Python 是一门综合性的语言，能满足绝大部分自动化运维需求，前端和后端都可以做，从事该领域，应从设计层面、框架选择、灵活性、扩展性、故障处理，以及如何优化等层面进行学习。

3. Python 语言开发环境的安装

由于 Python 是开源软件，Python 解释器可以由网络获得。打开 Python 官网，在其下载页面中选择与个人使用的计算机操作系统以及处理器使用的文件进行下载。以 64 位 Windows 操作系统为例，这里选择的是 Python 3.9 的版本。下载完成后，双击安装包启动安装程序，如图 9-4 所示。

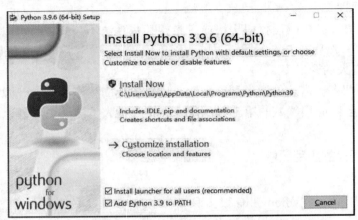

图9-4　安装程序启动界面

从图 9-4 可见，Python 有两种安装方式可供选择，其中，"Install Now"表示采用默认安装方式，"Customize installation"表示自定义安装方式。

注意：

图 9-4 所示窗口下方有一个"Add Python 3.9 to PATH"复选框，若选中此复选框，安装完成后 Python 将被自动添加到环境变量中；若不选中此复选框，则在使用 Python 解释器之前需先手动将 Python 添加到环境变量。

选中"Add Python 3.9 to PATH"复选框，单击"Install Now"后开始安装 Python。安装成功后，界面如图 9-5 所示。

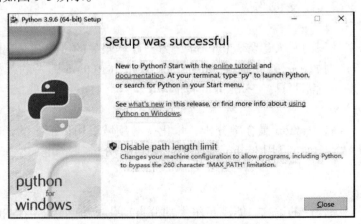

图9-5　安装成功界面

在计算机的"开始"菜单中找到"Python 3.9"，找到并单击"IDLE（Python 3.9 64-bit）"命令即可打开 Python 的交互环境，如图 9-6 所示。

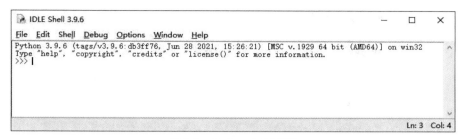

图9-6　Python交互环境

4. Python 程序的运行方式

Python 程序的运行方式有两种：交互式和文件式。交互式是指 Python 解释器逐行接收 Python 代码并即时响应；文件式也称批量式，是指先将 Python 代码保存在文件中，再启动 Python 解释器批量解释代码。

（1）交互式

通过 Python 解释器或控制台都能用相同的操作以交互方式运行 Python 程序。以控制台为例，进入 Python 环境后，在命令提示符">>>"后输入如下代码：

```
>>>print('Hello World!')
```

按【Enter】键，控制台将立刻打印运行结果。运行结果如图 9-7 所示。

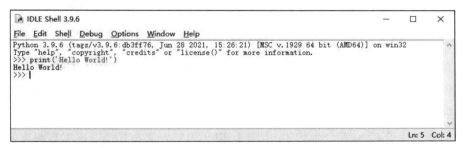

图9-7　交互式运行

（2）文件式

创建 Python 文件（后缀为 .py 的文件），在其中写入 Python 代码并保存。例如，在 IDLE 中单击"File"→"New File"，在弹出的编辑窗口中输入代码，保存并运行。

5. Python 语言的集成开发环境

集成开发环境（Integrated Development Environment，IDE）是专门用于软件开发的程序。Python 是一门跨平台的脚本语言，在不同平台上提供了众多的集成开发环境以提高编程效率。常用的集成开发环境如下：

① IDLE：Python 内置的集成开发工具。

② Spyder：使用 Python 编程语言进行科学计算的集成开发环境。

③ PyCharm：由 JetBrains 公司开发的商业 Python IDE，支持企业级的开发。

④ Eclipse+Pydev 插件：在通用集成开发环境 Eclipse 上安装 Pydev 插件，可以实现 Python 集成开发环境，方便调试程序。

9.3.2 Python的基本语法

1. Python 语句

Python 程序由 Python 语句组成，通常一行编写一个语句。例如：

```
print('Hello World!')
print('I love my motherland!')
```

Python 语句可以没有结束符，不像 C 或 C# 那样在语句后面必须有分号表示结束。当然，Python 程序中也可以根据习惯在语句后面使用分号。也可以把多个语句写在一行，此时就要在语句后面加上分号表示结束。例如：

```
a=0; b=0; c=0          #变量a、b、c均指向int对象0
```

如果一条语句过长，可能需要换行书写，这时可以在语句的外部加上一对圆括号来实现，也可以使用"\"（反斜杠）来实现分行书写功能。

与写在圆括号中的语句类似，写在 []、{} 内的跨行语句被视为一行语句，不再需要使用圆括号换行。

2. 缩进

Python 代码使用"缩进"确定代码之间的逻辑关系和层次关系。Python 代码的缩进可以通过【Tab】键或空格键控制。输入空格是 Python 3 首选的缩进方法，一般使用 4 个空格表示一级缩进；Python 3 不允许混合使用【Tab】键和空格键。

代码缩进量的不同会导致代码语义的改变，Python 语言要求同一代码块的每行代码必须具有相同的缩进量。程序中不允许出现无意义或不规范的缩进，否则运行时会产生错误。

3. 注释

注释是代码中穿插的辅助性文字，用于标识代码的含义与功能，可提高程序的可读性。程序运行时 Python 解释器会忽略注释。Python 程序中的注释分为单行注释和多行注释。

单行注释以"#"开头，用于说明当前行或之后代码的功能。也就是说，从符号"#"处开始，直到换行处结束，此部分内容都作为注释的内容，当程序执行时，这部分内容会被忽略。语法格式为：

```
# 注释内容
```

单行注释既可以单独占一行，例如：

```
#这是一行简单的注释
print ("Hello World!")
```

也可以位于标识的代码之后，与标识的代码共占一行，例如：

```
print ("Hello World!")         #这是一行简单的注释
```

基于注释在程序中所起到的作用，以上两种方式虽然放置位置不同，但程序的执行结果是相同的，都是输出"Hello World!"。

为了确保注释的可读性，Python 官方建议"#"后面先添加一个空格，再添加相应的说明文字；若单行注释与代码共占一行，注释和代码之间至少应有两个空格。

多行注释指的是可以一次性注释程序中多行的内容（包含一行）。多行注释是由 3 对双引号或单引号包裹的语句，主要用于说明函数或类的功能，因此多行注释也被称为说明文档。例如：

```
'''
使用 3 个单引号分别作为注释的开头和结尾
可以一次性注释多行内容
这里面的内容全部是注释内容
'''
```

9.3.3　Python语言基础

1. 标识符

计算机中的数据，如一个变量、方法、对象等都需要有名称，以方便程序调用。这些用户定义的、由程序使用的符号就是标识符。用户可以根据程序设计的需要来定义标识符，规则如下。

① Python 的标识符可以由字母、数字和下画线"_"组成，且不能以数字开头。
② 标识符区分大小写，没有长度限制。
③ 标识符不能使用计算机语言中预留的、有特殊作用的关键字。
④ 标识符的命名尽量符合见名知意的原则，从而提高代码的可读性。例如，程序中的用户名使用 username 来表示，学生对象使用 student 来表示。

2. 保留字

Python 语言保留某些单词用作特殊用途，这些单词被称为保留字，又称关键字。用户定义的标识符（如变量名、方法名等）不能与保留字相同，否则编译时就会出现异常。Python 常用的保留字见表 9-1。

表 9-1　Python 常用的保留字

and	as	assert	break	class	continue
def	del	elif	else	except	finally
for	from	False	global	if	import
in	is	lambda	nonlocal	not	None
or	pass	raise	return	try	True
while	with	yield			

需要注意的是，由于 Python 是严格区分大小写的，保留字也不例外。所以，我们可以说 if 是保留字，但 IF 就不是保留字。

3. 基本数据类型

计算机程序设计的目的是存储和处理数据，将数据分为合理的类型既可以方便数据处理，又可以提高数据的处理效率，节省存储空间。数据类型指明了数据的状态和行为。Python 3 中有 6 个标准的数据类型：Number（数字）、String（字符串）、List（列表）、Tuple（元组）、Sets（集合）、Dictionary（字典）。

（1）Number

数字是程序处理的一种基本数据，Python 核心对象包含的常用数字类型有：整型（int）、浮点型（float）、布尔型（bool）以及与之相关的语法和操作。同时 Python 提供了复数（complex）以及无穷精度的长整型（long）。其数字类型的复杂程度按照整型、长整型、浮点数、复数的顺序依次递增。此外，Python 还允许将十进制的整型数表示为二进制数、八进制数、十六进制数。

① 整型：整型常量就是不带小数点的数，但有正负之分，例如：1、100、-8080、0 等。在 Python 3.x 中不再区分整型和长整型。

② 浮点型：浮点型由整数部分和小数部分组成，如 1.23、3.14、-9.01 等。浮点型也可以使用科学计数法表示，如 $2.5e2 = 2.5 \times 10^2 = 250$。

③ 布尔型：bool 只有两个值，True 和 False。

④ 复数：复数常量表示为"实部 + 虚部"形式，虚部以 j 或 J 结尾。可用 complex 函数来创建复数，其函数的基本格式为：complex(实部,虚部)。使用 type() 函数可以查询变量所指的对象类型。

（2）String

Python 中的字符串被定义为一个字符集合，它被引号所包含，引号可以是单引号、双引号或者三引号（三个连续的单引号或者双引号）。字符串具有索引规则，第 1 个字符的索引是 0，第 2 个字符的索引是 1，以此类推。

（3）List 和 Tuple

我们可以将列表和元组当作是普通的"数组"，它们可以保存任意数量的任意类型的值，这些值称为元素。不同的是，列表中的元素使用中括号 [] 包含，元素的个数和值是可以随意修改的；而元组中的元素使用小括号 () 包含，元素不可以被修改。

（4）Sets

集合是无序的，不重复的元素集，类似数学中的集合，可进行逻辑运算和算术运算，基本功能是进行成员关系测试和删除重复元素。

（5）Dictionary

字典是 Python 中的映射数据类型，由键（key）- 值（value）对组成。字典可以存储不同类型的元素，元素使用大括号 {} 来包含。通常情况下，字典的键会以字符串或者数值的形式来表示，而值可以是任意类型。

4. 变量及赋值语句

计算机程序处理的数据必须放入内存。机器语言和汇编语言直接通过内存地址访问这些数据，而高级语言则通过内存单元命名（即变量）来访问这些数据。

在 Python 3 中，一切皆为对象。对象是某个类（类型）的实例，对象由唯一的 id 标识。

对象可以通过标识符来引用，对象引用即指向具体对象实例的标识符，也称之为"变量"。变量表示的是计算机内存的存储位置，用于在程序中临时保存数据，因此又称内存变量。Python 中变量的命名遵循 Python 的标识符命名规则。

C、C++ 和 Java 等都属于静态数据类型语言，要求变量在使用前必须声明其数据类型。而 Python 属于动态数据类型语言，类型是在运行过程中自动决定的，不需要通过代码声明，可以直接使用赋值运算符（=）对其进行赋值操作，根据所赋的值来决定其数据类型。

Python 支持多种格式的赋值语句。

（1）简单赋值

简单赋值用于为一个变量建立对象引用。

例如：

```
a = 0                #变量a指向值为0的int型实例对象
```

（2）序列赋值

序列赋值指等号左侧是元组、列表表示的多个变量名，右侧是元组、列表或字符串等序列表示的值。序列赋值可以一次性为多个变量赋值。Python 顺序匹配变量名和值。

例如：

```
a,b=1,2              #使用省略圆括号的元组赋值，a指向1，b指向2
(a,b)=10,20          #使用元组赋值，a指向10，b指向20
[a,b]=[30,'abc']     #使用列表赋值，a指向30，b指向'abc'
(x,y,z)='abc'        #用字符串赋值，a、b、c分别指向'a'、'b'、'c'
```

（3）多目标赋值

多目标赋值指用连续的多个"="为变量赋值。

例如：

```
a=b=c=10             #变量a、b、c均指向int对象10
```

说明：这种情况下，作为值的整数对象 10 在内存中只有一个，变量 a、b、c 引用的是同一个对象。

（4）同步赋值

可以同时给多个变量赋值，基本格式如下：

```
<变量1>,<变量2>,...,<变量n> = <表达式1>,<表达式2>,...,<表达式n>
```

同步赋值表达式首先将右侧的表达式按照顺序进行计算，然后再赋值给左侧的变量。例如，互换 x,y 的值，如果采用单一语句则需要一个新的中间变量，而使用同步赋值语句则无须中间变量。例如：

```
#单一赋值
tem = x              #中间变量tem
```

```
x = y
y = tem
#同步赋值
x, y = y, x                              #无须中间变量
```

5. 运算符和表达式

Python 中有丰富的运算符，包括算术运算符、比较运算符、字符串运算符、逻辑运算符。表达式是由运算符和圆括号将常量、变量和函数等按一定规则组合在一起的式子。表达式通过运算后产生运算结果对象，运算结果对象的类型由操作数和运算符共同决定。

（1）算术运算符

算术运算可以完成数学中的加、减、乘、除四则运算。算术运算符包括+（加）、-（减）、*（乘）、/（除）、%（求余）、**（求幂）、//（整除），其具体含义见表 9-2。

表 9-2　算术运算符

运算符	功能
+	加法运算
-	减法运算
*	两个数相乘或是返回一个被重复若干次的字符串
/	浮点除，结果为浮点数
%	返回除法的余数
**	返回x的y次幂
//	返回商的整数部分

（2）比较运算符

比较运算符用于比较两个数，其返回的结果只能是 True 或 False，Python 中的比较运算符的具体含义见表 9-3。

表 9-3　比较运算符

运算符	描述
==	比较两个对象是否相等
!= 或 <>	比较两个对象是否不相等
>	大于
<	小于
>=	大于等于
<=	小于等于

（3）逻辑运算符

逻辑运算符用来表示日常交流中的"并且""或者""除非"等思想，Python 支持的逻辑运算符的具体含义见表 9-4。

表 9-4　比较运算符

运算符	描述
and	与运算，当所有结果都为真时，运算结果才为真
or	或运算，当所有结果都为假时，运算结果才为假
not	非运算

9.3.4　Python的字符串

字符串（String）是一种表示文本的数据类型。字符串的表示、解析和处理是 Python 的重要内容，也是 Python 编程的基础之一。

1. 字符串的定义

创建字符串很简单，只要为变量分配一个值即可。例如：

```
var1 = 'Hello World!'
var2 = "I love my motherland!"
```

Python 不支持单字符类型，单字符在 Python 中也是作为一个字符串使用。

2. 转义字符

转义字符用于表示一些在某些场合不能直接输入的特殊字符。

例如，在由单引号包围的字符串中再次使用了单引号，代码运行时将会报错。再如，代码中需要输入退格符、换行符、换页符等不可见字符，解决这个问题就要使用转义字符。转义字符由反斜杠（\）引导，与后面相邻的字符组成了新的含义。如 \n 表示换行，\\ 表示示输入反斜杠，\t 表示制表符。常用的转义字符见表 9-5。

表 9-5　常用的转义字符

转义字符	描述	转义字符	描述
\（在行尾时）	续行符	\n	换行
\\	反斜杠符号	\t	横向制表符
\'	单引号	\r	回车
\"	双引号	\f	换页
\a	响铃	\ooo	八进制数
\b	退格（Backspace）	\xhh	十六进制数
\000	空（NUL）	\other	其他的字符以普通格式输出

3. input() 函数

在程序的执行过程中向程序输入数据称为输入操作，在 Python 中使用 input() 函数来实现该功能。input() 函数的格式如下：

```
input([prompt])
```

input() 函数提示用户输入，并返回用户从控制台输入的内容（字符串）。

例如，编写一个程序让计算机能够记住用户的名字，就会用 input() 函数提示用户输入他的名字，并把用户的输入存放在变量中，代码如下：

```
name=input("请输入您的名字：")
```

input() 函数后面括号中的内容是留给用户的提示信息，它是一个字符串，所以用双引号把它括起来，在执行 input() 函数时，提示信息将会打印在屏幕上，然后程序将会暂停，等待用户的输入，直到用户输入了自己的名字并按下【Enter】键，程序才会继续运行，input() 函数会获得用户的输入并将其通过赋值号存放到变量 name 中。

需要提醒的是，使用 input() 函数获得的数据一律都是以字符串类型存放的，哪怕用户输入的是一个数字，这个数字也是以字符串的形式存放在计算机中。

【例 9.1】从键盘上接收用户输入，并进行计算。

```
num=input(" 请输入一个数字：")
x=100+float(num)
print(x)
```

这个程序的功能是获取用户从键盘上输入的数字，然后加上 100。当程序运行到 input() 函数时，暂停下来，并提示用户输入一个数字，输入完毕后，程序继续运行，并在下一行中使用 float() 函数将用户输入的数字从字符串类型转换成实数类型，然后和 100 相加。若试着把 float() 函数去掉，并运行程序，将出现报错信息。

4. print() 函数

与输入的功能相似，将程序中的数据输出到屏幕或者是打印机上的工作，称为输出。在 Python 中，可以使用 print() 函数来完成向屏幕输出的功能。如果想将前面通过输入函数获取的关于姓名的信息打印在屏幕上，可以使用如下语句。

```
print("你好！"+name)
```

这段代码的作用是将字符串"你好"和变量 name 中的内容连接在一起，然后通过 print() 函数将连接后的字符串输出到屏幕上。

9.3.5 Python基本结构

1. 分支结构

（1）单分支结构

单分支结构 if 语句主要由三个部分组成：关键字 if，用于判断结构真假的条件判断表达式，以及当表达式为真时执行的代码块。if 语句就是对语句中不同条件的值进行判断，进而根据不同的条件执行不同的代码块。

在 Python 中，if 语句的语法格式如下：

```
if  <条件表达式>:
    <语句块>
```

说明:if语句的语句块只有在条件表达式的结果的布尔值为真时才执行,否则将跳过语句块执行该代码块后面的语句。

注意:

① 每个条件后面要使用冒号(:),表示接下来是满足条件后要执行的语句块。

② 使用缩进来划分语句块(一般缩进4个空格),相同缩进数的语句在一起组成一个语句块。

③ 可以并列使用多条 if 语句实现对不同条件的判断。

(2)双分支结构

双分支结构是有两个分支,如果条件成立,执行分支一语句,否则执行分支二语句,分支一语句和分支二语句是由一条或多条语句构成的。在 Python 中,if-else 语句用来构成双分支结构,语法格式如下:

```
if  <条件表达式>:
    <语句块1>
else:
    <语句块2>
```

说明:该语句的作用是当表达式的值为真时,执行语句块 1;否则执行 else 后面的语句块 2。

注意:

① <语句块 1> 是在 if 条件满足后执行的一个或多个语句序列。

② <语句块 2> 是 if 条件不满足后执行的语句序列。

③ 双分支语句用于区分<条件>的两种可能,即 True 或者 False,分别形成执行路径。

【例 9.2】从键盘输入一个值,输出其绝对值。

```
a=int(input("请输入一个数: "))
if a<0:
    print(a, "的绝对值为: ", -a)
else:
    print(a, "的绝对值为: ", a)
```

(3)多分支结构

双分支结构只能根据条件表达式的真或假决定处理两个分支中的一个。当实际处理的问题有多种条件时,就需要用到多分支结构。在 Python 中用 if-elif-else 描述多分支结构,语句格式如下:

```
if  <条件表达式1>:
    <语句块1>
```

```
elif <条件表达式2>:
    <语句块2>
...
else :
    <语句块N>
```

说明：多分支结构是双分支结构的扩展，这种形式通常用于设置同一个判断条件的多条执行路径。Python测试条件的顺序为条件表达式1、条件表达式2、……一旦遇到某个条件表达式为真的情况，则执行该条件下的语句块，然后跳出分支结构。如果没有条件为真，则执行else下面的语句块。语句的作用是根据表达式的值确定执行哪个语句块。

注意：
① 无论有多少个分支，程序执行了一个分支后，其余分支不再执行。
② elif 不能写成 elseif。
③ 当多分支中有多个表达式同时满足，则只执行第一个与之匹配的语句块。因此，要注意多分支中表达式的书写次序，防止某些值的过滤。

【例9.3】百分制成绩转换为等级制成绩。

要求：如果输入的成绩在90分以上（含90分），输出 A；80分～90分（不含90分）输出 B；70分～80分（不含80分）输出 C；60分～70分（不含70分）输出 D；60分以下输出 E。

```
score = int(input("请输入分数: "))
if (score >=90):
    print("成绩为A")
elif (score >= 80):
    print("成绩为B")
elif (score >=70):
    print("成绩为C")
elif (score >=60):
    print("成绩为D")
else:
    print("成绩为E")
```

2. 循环结构

顾名思义，循环结构主要就是在满足条件的情况下反复执行某一个操作。根据循环执行次数的确定性，循环可以分为确定次数循环和非确定次数循环。确定次数循环，指循环体的循环次数有明确的定义，循环次数限制采用遍历结构中元素个数来体现，也称有限循环，在Python中称之为遍历循环（for语句）。非确定次数循环被称为条件循环，在Python中用while语句实现。

（1）遍历循环：for语句

for语句通常由两部分组成，分别是条件控制部分和循环体部分。for语句语法格式如下：

```
for  <循环变量>  in  <遍历结构>:
    <循环体>
```

其中，<循环变量>是一个变量名称，<遍历结构>则是一个序列。在 Python 中，for 语句之所以称之为"遍历循环"，是因为 for 语句执行的次数是由"遍历结构"中元素的个数决定的。遍历循环就是依次从"遍历结构"中取出元素，置入循环变量中，并执行对应的语句块。"遍历结构"可以是字符串、文件、组合数据类型或 range() 函数。

range() 函数生成一段左闭右开的整数范围，其格式如下：

```
range(start, stop [,step])
```

说明：
① start 指的是计数起始值，默认是 0。
② stop 指的是计数结束值，但不包括 stop。
③ step 是步长，默认为 1，不可以为 0。

【例 9.4】计算 100 以内的所有奇数的和。

```
sum1 = 0
for i in range(1,101,2):
    sum1 += i
print("100以内的所有奇数的和:", sum1)
```

（2）条件循环：while 语句

条件循环一直保持循环操作直到特定循环条件不被满足才结束，不需要提前确定循环次数。Python 通过保留字 while 实现条件循环，使用方法如下：

```
While  <条件表达式>:
    <循环体>
```

其中，while 条件判断与 if 语句的条件判断一样，判断结果为 True 或 False。while 判断比较简单，当条件判断为 True 时，循环就会重复执行语句块中的语句；当条件判断为 False 时，则终止循环语句的执行，然后去执行与 while 同级别的后续语句。

【例 9.5】使用 while 循环实现例 9.4。

```
i = 1
sum1 = 0
while i <=100:
    sum1 += i
    i += 2
print("100以内的所有奇数的和:", sum1)
```

（3）循环辅助语句：break 和 continue

循环语句执行次数由 for、while 中的循环控制条件决定，一旦条件不满足，循环就结束。除此之外，Python 还提供了 break、continue 语句来调整循环体的运行，使程序流程更加灵活多变。

break 语句用于中断循环语句，也就是中止循环语句的执行，即便循环控制条件满足，执行 break 语句后，也能立刻结束 break 所在的循环，接着执行循环后面的语句。

continue 语句用于中断一次循环，开始下一次的循环，直到循环控制条件不满足，才结束循环，执行循环后面的语句。

要特别注意，这两个语句通常须配合 if 语句使用。同时，break 和 continue 会造成代码执行逻辑分叉过多，因此，不要滥用 break 和 continue 语句。

【例9.6】输入一个数，判断是否是素数（素数是指只能被1和其本身整除）。

```
a = int(input("请输入一个数："))
i = 2
while i < a:
    if a % i == 0:
        print(a, '不是素数')
        break                    #可以整除说明不是素数，结束循环
    i += 1
else:
    print(a, '素数')
```

9.3.6 Python序列

1. 列表

列表是 Python 中最基本也是最常用的数据结构之一。Python 中的列表是可变序列，通常用于存储相同类型的数据集合，当然也可以存储不同类型数据。Python 中的列表表现形式有点像其他语言中的数组：列表中的元素是用方括号 [] 括起来的，以逗号进行分割。

（1）列表的创建

① 使用赋值运算符"="直接将一个列表赋值给变量即可创建列表对象，例如：

```
a_list = ['a','b','c',1,2,3]    #创建列表对象
```

② 使用 list() 函数将元组、range 对象、字符串或者其他类型的可迭代对象类型的数据转换为列表，例如：

```
b_list = list((1,3,5,7,9))      #将元组转换为列表
c_list = list(range(1,10,2))    #将range对象转换为列表
```

（2）列表元素的访问

列表中的每个元素都被分配一个数字作为索引，用来表示该元素在列表内所在的位置。

第一个元素的索引是 0，第二个元素的索引是 1，以此类推。索引也可以为负值，负数索引表示从右往左开始计数，最后一个元素索引为 -1，倒数第二个元素索引为 -2，以此类推。

例如：

```
a_list[3]              #访问列表a_list索引值为3的元素
b_list[1:4]            #切片操作
```

（3）列表元素的增加

① 使用加号运算符直接在尾部添加元素，例如：

```
a_list = [1,2,3]
a_list = a_list + [4]        #输出结果：[1,2,3,4]
```

② 使用列表对象的 append() 方法在尾部添加元素，例如：

```
a_list.append(5)             #输出结果：[1,2,3,4,5]
```

③ 使用列表对象的 extend() 方法将另一个列表对象的所有元素添加至该列表对象尾部，例如：

```
a_list.extend(['a','b'])     #输出结果：[1,2,3,4,5,'a','b']
```

④ 使用列表对象的 insert() 方法将元素添加至列表的指定位置（第一个数字代表索引，第二个数字代表添加元素），例如：

```
a_list.insert(3,0)           #输出结果：[1,2,3,0,4,5,'a','b']
```

（4）列表元素的删除

① 使用 del 命令删除列表中指定位置的元素，例如：

```
b_list = [1,3,5,7,9]
del b_list[1]                #输出结果：[1,5,7,9]
```

② 使用列表 pop() 方法删除并返回指定（默认为最后一个）位置上的元素，如果给定的索引超出列表的范围，则抛出异常。例如：

```
b_list.pop()                 #默认最后一个元素，输出结果为9
b_list                       #输出结果：[1,5,7]
```

③ 使用列表对象的 remove() 方法删除首次出现的指定元素，如果列表中不存在要删除的元素，则抛出异常。例如：

```
b_list.remove(5)             #输出结果：[1,7]
```

2. 元组

Python 中的元组是不可变序列，元组中的元素是用圆括号（）括起来，以逗号进行分割。元组与列表类似也是序列结构，同样可通过索引访问，支持异构，任意嵌套。不同之处在于元组的元素不能修改，一旦创建元组则无法修改元组内部的元素，也无法增加或删除元组内部的元素。

有关元组的操作，举例如下：

```
a_tup = (1,2,3,4,5)        #创建元组
a_tup[3]                   #利用索引访问元素，返回4
a_tup[-1]                  #反向读取倒数第一个元素，返回5
a_tup[1:4]                 #使用切片操作读取部分元素
del a_tup                  #删除元组
b_tup = (1,3,5)
sum(b_tup)                 #元素求和，输出结果为9
```

3. 字典

与前面介绍的列表、元组不同，字典属于一种新的数据类型——映射。映射类型和序列类型根本的区别在于，映射类型的元素是无序的，也就是说，映射没有索引的概念。字典类型引入了"键"和"值"的概念，是一种通过名字或者关键字引用的数据结构，其键可以是数字、字符串、元组，每个键和一个值对应。在字典中不可能出现重复的键。

（1）字典的创建

创建一个字典，只要把逗号分隔的不同数据项使用花括号 {} 括起来即可，每个键和它的值之间用冒号隔开。字典中的键是唯一的，而值没有这个限制。如果有相同的键，则后面出现的键覆盖前面的。例如：

```
a_dict = {'a':1,'b':2,'C':3,'d':4,'e':5}
```

也可以通过 dict() 函数创建一个空字典。例如：

```
b_dict = dict()                #空字典
```

（2）字典的读取

① 通过"键"访问"值"，例如：

```
a_dict['a']                    #输出结果为1
```

② 使用字典对象的 get() 方法读取值，例如：

```
a_dict.get('b')                #输出结果为2
```

③ 使用字典对象的 items() 方法返回"键-值"对列表，使用 keys() 方法返回"键"列表，使用 values() 方法返回"值"列表，例如：

```
a_dict.items()
#输出结果为dict_items([('a', 1), ('b', 2), ('C', 3), ('d', 4), ('e', 5)])
a_dict.keys()
#输出结果为dict_keys(['a', 'b', 'C', 'd', 'e'])
a_dict.values()
#输出结果为dict_values([1, 2, 3, 4, 5])
```

9.3.7 Python函数

结构化程序设计思想是"分解"大问题，通过依次解决小问题，来实现大问题的解决，描述"小问题"解决方法的工具是函数。对应到 Python 程序设计时，将一个大程序按照功能划分为若干小程序模块，每个小程序模块完成一个确定的功能，并在这些模块之间建立必要的联系，通过模块的互相协作完成整个功能的程序，如图 9-8 所示。

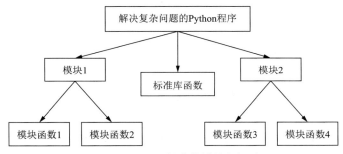

图9-8　Python程序的模块化设计

Python 中函数的应用非常广泛，前面我们已经接触过多个函数，例如 input()、print()、range()、len() 函数等，这些都是 Python 的内置函数，可以直接使用。

除了可以直接使用的内置函数外，Python 还支持自定义函数，即将一段有规律的、可重复使用的代码定义成函数，从而达到一次编写、多次调用的目的。

1. 函数的定义

Python 中通过使用 def 命令来创建函数，其格式如下：

```
def 函数名([形式参数列表]):
    函数体
```

说明：

def 关键字后跟一个函数的标识符（名称），然后加一对圆括号。圆括号里可以包括一些变量名，它们是函数的形式参数，简称形参。一个函数是否需要参数、需要几个参数可根据函数具体情况而定。该行以冒号结尾，下面包含一块语句，即函数体。一个函数可以有返回值，也可以没有返回值，是否需要根据实际情况而定。若有返回值，则需要使用语句 return [返回值] 设置该函数的返回值。特别注意，函数体相对于定义函数名这条语句是缩进的。

【例 9.7】 定义一个求绝对值的函数。

```
def absolute (x):
    if x>=0:
        return x
    else:
        return -x
```

2. 函数的调用

函数的基本结构定义完成以后，可以通过另一个函数调用执行，也可以直接通过 Python 提示符执行。函数的调用与前面使用的内部函数的调用相同，如 int(5.5)。唯一的差别是函数的函数体由自己定义，内部函数由 Python 语言提供。

调用函数也就是执行函数，其基本语法格式如下：

```
函数名([实际参数列表])
```

在调用函数时，可以通过参数将一些值传递给函数处理，这些在调用函数时提供给函数的值称为实际参数，简称实参。需要注意的是，创建函数有多少个形参，那么调用时就需要传入多少个值，且顺序必须和创建函数时一致。即便该函数没有参数，函数名后的圆括号也不能省略。

例如，在内置函数 print() 中调用例 9.7 中所定义的 absolute() 函数，其代码如下：

```
print(absolute (-10))
```

3. 函数的参数

函数的定义可以包含一个形参列表，而函数调用时则通过传递实参列表，以允许函数中的代码引用这些参数变量。实际参数值默认按位置顺序依次传递给形式参数。如果参数个数不对，就会参数错误。

【例 9.8】 形参与实参传递示例。

```
def my_max1(a,b):
    if a>b: print(a, '>', b)
    elif a==b: print(a, '=', b)
    else:   print(a, '<', b)
my_max1(1,2)                #输出1 < 2
x=11; y=8
my_max1(x,y)                #输出11 > 8
```

形参只是函数定义时的一个位置符号，不占内存。实参是函数被调用时，被分配的内存单元，且调用结束后，内存即可被释放。

定义函数时，可以给函数的参数设置默认值，这个参数就被称为默认参数。当调用函数的时候，由于默认参数在定义时已经被赋值，所以可以直接忽略，而其他参数是必须要传入值的。如果默认参数没有传入值，则直接使用默认的值；如果默认参数传入了值，则使用传入的新值替代。

【例 9.9】 基于期中成绩和期末成绩，按照指定的权重计算总评成绩。

```
def my_sum1(mid_score, end_score, mid_rate=0.4):
    #期中成绩、期末成绩、期中成绩权重
    score=mid_score *mid_rate+ end_score *(1-mid_rate)
    print(format( score,".2f"))          #输出总评成绩,保留两位小数
my_sum1(88,79)            #期中成绩权重为默认的40%
my_sum1(88,79,0.5)        #期中成绩权重设置为50%
```

9.3.8　Python常用包及医学数据分析

1. 扩展库的安装

标准的 Python 安装包只包含了内置模块和标准库，没有包含任何扩展库。Python 所有内置对象不需要做任何的导入操作就可以直接使用，但标准库对象必须先导入才能使用，扩展库则需要正确安装之后，才能导入和使用其中的对象。

Python 自带的 pip 工具是管理扩展库的主要方式，支持 Python 扩展库的安装、升级和卸载等操作。pip 命令常用的使用方法如下：

```
pip -version                        # 显示版本和路径
pip -help                           # 获取帮助
pip list                            # 列出已安装的包
pip list -o                         # 查看可升级的包
pip install <包名>                  # 安装最新版本
pip -f show <包名>                  # 显示安装包信息
pip install --upgrade <包名>        # 升级包
pip uninstall <包名>                # 卸载包
pip search <包名>                   # 搜索包
```

在编写代码时，一般先导入标准库，再导入扩展库。

2. 数值计算模块 NumPy

NumPy 是 Python 用于实现科学计算和数据分析的一个基础包，NumPy 不仅支持大量的维度数组与矩阵运算，还针对数组运算提供大量的数学函数库。NumPy 模块是一个运行速度非常快的数学库，主要具有以下特点：

① Numpy 内置了并行运算功能，当系统有多个核心时，做某种计算时，Numpy 会自动做并行计算。

② Numpy 底层使用 C 语言编写，内部解除了 GIL（全局解释器锁），其对数组的操作速度不受 Python 解释器的限制，效率远高于纯 Python 代码。

③ 有一个强大的 N 维数组对象 Array。

④ 实用的线性代数、傅立叶变换和随机数生成函数。

Numpy 是 Python 的外部库，不在标准库中，若要使用它，需要先进行导入，如：

```
import numpy as np
```

3. 数据处理模块 Pandas

Pandas 是 Python 的数据分析核心库,最初被作为金融数据分析工具而开发出来。作为一个强大的分析结构化数据工具集 Panda 兼具 NumPy 高性能的数组计算功能,以及电子表格和关系型数据库灵活的数据处理功能。主要具有以下特点:

① 具有强大的分析和操作大型结构化数据集所需的工具。
② 基础是 NumPy,提供了高性能矩阵的运算。
③ 提供大量能够快速便捷地处理数据的函数和方法。
④ 提供数据清洗功能,应用于数据挖掘、数据分析。

Pandas 中有两类非常重要的数据结构,即序列(Series)和数据框(DataFrame)。其中 Series 类似于 NumPy 中的一维数组对象,由一组数据以及一组与之相关的数据标签(索引)组成,可以通过索引访问 Series 中某行的数据,也可以通过标签来访问某列的数据。其创建的语法格式为:

```
pandas.Series(data=None, index=None)
```

参数说明:
- data:要创建的数据,列表、字典等可迭代对象,以及按顺序存储的数据均可(必填)。
- index:索引标签,可使用默认值(默认值是数字 0,1,2…),如果设置索引,索引数据长度必须与第一个参数 data 相同。

【例9.10】患者年龄数据统计分析。创建一个 Series 数组,显示"范婷婷"的年龄,并统计表 9-6 中患者年龄的最大值、平均值和中值。

表 9-6 患者年龄信息

姓名	年龄
陈东和	51
王思远	77
丁汝柯	65
范婷婷	36
梁思颖	24

```
import pandas as pd
age = pd.Series (data = [51, 77, 65, 36, 24])
age.index = ["陈东和","王思远","丁汝柯","范婷婷","梁思颖"]
print ("范婷婷的年龄为: ", age["范婷婷"])
print ("年龄的最大值为: ", age.max ())
print ("年龄的平均值为: ", age.mean ())
print ("年龄的中值为: ", age.median ())
```

DataFrame 是一种表格形式的数据结构，类似于 Excel 表格，含有一组有序的列，每列可以是不同的值类型（数值、字符串、布尔值等）。DataFrame 既有行索引，又有列索引，它可以被看成是由 Series 组成的字典（共用同一个索引）。

其创建的语法格式为：

```
pandas.DataFrame(data, index, columns, dtype)
```

参数说明：
- data：一组数据 (ndarray, series, map, lists, dict 等类型)。
- index：索引值，或者可以称为行标签。
- columns：列标签，默认为 RangeIndex (0, 1, 2, …, n)。
- dtype：每列的数据类型。

【例9.11】患者个人信息管理。表 9-7 为患者个人信息，创建一个 DataFrame 数据结构，添加一名患者信息（苏珊,32,166,52）。

表 9-7　患者年龄信息

姓名	年龄	身高/cm	体重/kg
陈东和	51	173	70
王思远	77	170	76
丁汝柯	65	165	66
范婷婷	36	180	79
梁思颖	24	175	72

```
import pandas as pd
myData = [["陈东和",51,173,70],
          ["王思远",77,170,76],
          ["丁汝柯",65,165,66],
          ["范婷婷",36,180,79],
          ["梁思颖",24,175,72]]
myCols = ["姓名","年龄","身高/cm","体重/kg"]     #列标题
patientData = pd.DataFrame(data = myData, columns = myCols)
appendData = [["范婷婷",32,166,52]]
fanData = pd.DataFrame(data = appendData, columns = myCols)
patientData = patientData.append(fanData,ignore_index=True)    #添加数据
print(patientData)
```

4. 数据可视化模块 Matplotlib

Matplotlib 是一个 Python 绘图库，提供交互式的环境，可生成出版质量级别的各种格式图像文件，中间的 "plot" 表示绘图，而结尾的 "lib" 表示它是一个集合。主要具有以下特点：

① 使用简单的语句即可实现复杂的绘图。

② 定制化图表可完全控制线条样式、导入并嵌入多种文件格式。
③ 扩展性高，可以与第三方模块进行兼容。
④ Matplotlib 模块资料手册信息丰富，可快速上手。

Matplotlib 的 pyplot 子库是常用的绘图模块，能很方便让用户绘制 2D 图表。pyplot 包含一系列绘图函数的相关函数，每个函数会对当前的图像进行一些修改，例如：给图像加上标记，生成新的图像，在图像中产生新的绘图区域等。

【例 9.12】使用 Matplotlib 绘制 $y=\sin(x)$ 的函数曲线，如图 9-9 所示。

```
import matplotlib.pyplot as plt      #导入Matplotlib模块中的pyplot
import math                          #导入Matplotlib模块
n = range(100)                       #取值[0,100]
x = [(2*math.pi)*i/len(n) for i in n]
y = [math.sin(i) for i in x]
plt.title('y=sin(x)')
plt.xlabel('x')
plt.xlabel('y')
plt.plot(x,y)
plt.show()
```

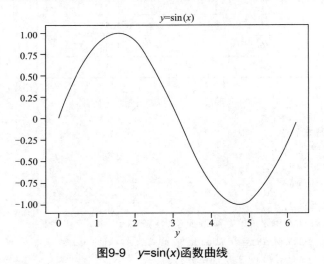

图9-9　$y=\sin(x)$函数曲线

5. 医学数据分析常用指标

数据分析是指用适当的分析方法对收集来的大量数据进行分析，提取有用信息和形成结论，对数据加以详细研究和概括总结的过程。数据分析帮助人们做出判断，以便采取适当的措施，发现机遇、创造新的价值。随着医疗信息化的发展，能够准确利用医疗数据来进行分析和预测的场景会越来越多，医疗数据分析也会成为医疗决策的一种重要辅助依据。

（1）集中趋势

集中趋势又称"数据的中心位置""集中量数"等。它是一组数据的代表值。集中趋势的概念就是平均数的概念，它能够对总体的某一特征具有代表性，表明所研究的舆论现象在一定时间、空间条件下的共同性质和一般水平。就变量数列而言，由于整个变量数列是以平均数为中心而上下波动的，所以平均数反映了总体分布的集中趋势，它是表明总体分布的一个重要特征值。根据变量数列的平均数，就可以了解所研究总体的集中趋势和一般特征。集中趋势是用来描述舆论现象的重要统计分析指标，常用的有平均数、中位数和众数等，它们在不同类型的分布数列中有不同的测定方法。

① 样本平均值（Average），也称为样本算术平均值或简单的平均值，是数据集中所有项的算术平均值。它是数据的中心位置的度量。

② 中位数（Median），是衡量中间位置的可靠方式，并且较少受到极端值（异常值）的影响。当数据点的总数为奇数时，将返回中间数据点；当数据点的总数为偶数时，中位数将通过对两个中间值求平均进行插值得出。

③ 众数（Mode），是指在统计分布上具有明显集中趋势点的数值，也是一组数据中出现次数最多的数值，代表数据的一般水平。

④ 集中趋势度分析常用函数。

在 Numpy 包中，mean() 函数可以求均值，median() 函数可以求中值，没有直接提供函数求众数，但可以通过 scipy 包中的 stats 统计模块中的 mode() 函数求得。

（2）差异量数

差异量数亦称变异量数，又称离散趋势量数，它是统计学的基本概念之一，是表示样本数据偏离中间数值的趋势的量数，或者说它是反映样本频率分布离散程度的量数。

① 方差（Variance），是每个样本值与全体样本值的平均数之差的平方值的平均数，用来度量随机变量和其数学期望（即均值）之间的偏离程度。方差越大，数据的波动越大；方差越小，数据的波动就越小。

② 标准差（Standard Deviation，SD），又称均方差，是方差的算术平方根，用 σ 表示。标准差能反映一个数据集的离散程度，标准差越大，表示变量值之间的差异越大，各数据距离均值越远，则平均数的代表性就越低。反之，标准差越小，表示变量值之间的差异越小，各数据距离均值较近，则平均数的代表性就越高。

③ 变异系数（Coefficient of Variation），又称离散系数，是一组数据的标准差与平均数之比。当需要比较两组数据离散程度大小的时候，如果两组数据的测量尺度相差太大，或者数据量纲不同，直接使用标准差来进行比较不合适，此时就应当消除测量尺度和量纲的影响，而变异系数可以做到这一点，它是原始数据标准差与原始数据平均数的对比。

④ 差异量数分析常用函数。在 Numpy 包中，var() 函数可以求方值，std() 函数可以求标准差，变异系数可以通过前面两个函数间接求得。

（3）相关性分析

相关性分析是指对两个或多个具备相关性的变量元素进行分析，从而衡量两个因素的相关密切程度，相关性的元素之间需要存在一定的联系或者概率才可以进行相关性分析。相关系数衡量两个数据相关关系的指标，两个数据相关在某种程度上可以帮助人们理解事物的变化规律，介于 $-1 \sim 1$ 之间。

如果相关系数为正，称为正相关，表示两个变量成相同方向的变化。

如果相关系数为负，称为负相关，表示两个变量成相反方向的变化。

如果相关系数为 0，则称为零相关，表示两变量间可能无关或是非线性相关。

比较常用的是皮尔逊（Pearson）相关系数和斯皮尔曼（Spearman）相关系数。

① 皮尔逊相关系数，也称皮尔逊积矩相关系数，是协方差与标准差的比值，一般用于分析两个连续变量之间的关系，是一种线性相关系数。

② 斯皮尔曼相关系数，也称斯皮尔曼等级相关系数，同样也用于衡量两个变量之间的相关性，但是主要适用于定序变量或不满足正态分布假设的等间隔数据。若是连续数据，满足正态分布，判断是否具有线性的相关性的时候使用皮尔逊相关系数，如果不满足以上条件，就可以使用斯皮尔曼相关系数。

【例 9.13】 计算表 9-7 中身高和体重的皮尔逊相关系数。

```
from scipy import stats as st
import numpy as np
height=np.array([173.0,170,165,180,175])
weight=np.array([70.0,76,66,79,72])
r,p=st.pearsonr(height, weight)
print("相关系数为%f, p值为%f"%(r, p))
```

运行结果：

相关系数为0.758342, p值为0.137319

从以上分析可以看出，身高与体重的相关系数为 0.758342，具有较强的相关性。

本 章 小 结

本章从程序设计的概念入手，介绍了程序的设计过程和执行方式，从算法的角度分析了算法的设计原则和常用算法策略，最后介绍了 Python 语言的基本语法和数据分析方法。通过程序设计方法的讲解，培养读者计算思维能力和问题求解能力。

知识拓展 >>>>>> 中国开源 "风起云涌"

2021 年 5 月，我国自主研发的银河麒麟操作系统飞离了地球表面，跟着 "天问一号" 探测器抵达火星；2021 年 10 月，银河麒麟操作系统又跟着神舟十三号再一次飞向深空。

国产操作系统能够升空翱翔，离不开开源作为底层支撑。1991 年开源操作系统 Linux 发布，全球各国程序员可以通过网络免费获取，对源代码进行任意修改。银河麒麟、深度 Deepin、华为鸿蒙都是以 Linux 为主要架构的操作系统。

我国开源领域发展一步一个脚印，从最初的 "蹒跚学步" 已经走入高速发展阶段。在开源中国首席运营官徐勇眼中，我国开源发展至今主要分为三个阶段，首先是破土期（2008—2013 年），从开源中国社区网站正式上线开始，有着丰富软件经验的互联网大厂也开始将目光锁定在开源上。在这一时期，百度基于开源大规模定制 Hadoop，阿里工程师在杭州开源了第一个项目,腾讯全面拥抱开放战略,内部开始尝试开源。

2013年,随着云端软件开发协作平台Gitees正式上线,中国开源进入"风起"(2013—2019年)时期。这一阶段,中国公司进入国际化视野,中国有20个项目捐赠给阿帕奇基金会,有21个项目捐赠给Linux基金会,这意味着中国开源项目的质量受到了国际上的认可。

2019年以后,本土开源迎来春天,中国迎来第一个开源许可证——木兰许可证,目前正处于历史上第三个发展时期。"最开始,中国的开源社区多数是以交流和信息交互平台的形式呈现,但是要想拥有国际话语权,核心在于能够在底层共性代码层面掌控开源技术的走向。"麒麟软件副总裁、中国开源软件推进联盟副秘书长李震宁在接受《中国电子报》记者采访时指出,这几年中国人领导的开源项目越来越多,相关的根技术开源社区也出现了。这些社区的出现,在很大程度上改变了过去只有单一的交流型社区,而没有根技术社区的窘态。

2021年11月,工业和信息化部印发《"十四五"软件和信息技术服务业发展规划》,提出到2025年建设2～3个具有国际影响力的开源社区。政策红利释放,将推动我国开源社区从基础设施、软件品牌、开源文化、开源治理四个方面加强建设。

第 10 章

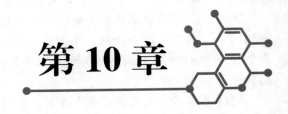

计算机新技术及医学应用

随着计算机的快速发展以及人们对计算机新功能的需求，新技术、新理论也随之出现。搭载先进的云计算平台、物联网架构、大数据分析、虚拟现实等相关技术，借助智能手段将医疗、健康和服务相关的信息、设备、人员和资源连接起来，开展新型计算机技术与医疗领域的融合创新和实践，在提升医疗效率、优化患者体验服务及改善城市生活质量方面发挥着巨大的作用。

学习目标

◎ 了解云计算、物联网、人工智能、大数据和虚拟现实技术的基本概念。
◎ 了解各种技术在医疗行业的应用。
◎ 熟悉物联网的体系结构和关键技术。
◎ 熟悉大数据的特征和大数据分析的关键技术。

重点、难点

◎ 物联网的关键技术在医学中的应用。
◎ 健康医疗大数据的特征和数据分析的基本流程。

10.1 云 计 算

知识要点 >>>>>>

1. 云计算的基本概念。
2. 云计算的主要特点及关键技术。
3. 云计算在医疗行业中的应用。

10.1.1 云计算的概念

云计算（Cloud Computing）是分布式计算的一种，指的是通过网络"云"将巨大的数据计算处理程序分解成无数个小程序,然后,通过多部服务器组成的系统进行处理和分析这些小程序,得到结果并返回给用户。云计算采用计算机集群构成数据中心,并以服务的形式交付给用户,使得用户可以像使用水、电一样按需购买云计算资源。

对云计算的定义有多种说法,现阶段广为接受的是美国国家标准与技术研究院(NIST)的定义:云计算是一种按使用量付费的模式,这种模式提供可用的、便捷的、按需的网络访问,进入可配置的计算资源共享池(资源包括网络、服务器、存储、应用软件、服务),这些资源能够被快速提供,只需投入很少的管理工作,或与服务供应商进行很少的交互。

10.1.2 云计算的特点

云计算主要具有以下特点。

1. 超大规模

云计算中心一般具有超大的规模。云计算是对整个市场的用户提供云计算服务,用户所使用的计算资源均来自于"云",因此只有这个"云"足够的大,才能承担云计算服务。

2. 高可扩展性

云计算是从一种资源低效的分散使用过渡到资源高效的集约化使用。分散在不同计算机上的资源,其利用率非常低,通常会造成资源的极大浪费,而将资源集中起来后,资源的利用效率会大大地提升。资源的集中化和资源需求的不断提高,也对资源池的可扩张性提出了要求,因此云计算系统必须具备优秀的资源扩张能力才能方便新资源的加入,有效地应对不断增长的资源需求。

3. 按需服务

对于用户而言,云计算系统最大的好处是可以适应自身对资源不断变化的需求,云计算系统按需向用户提供资源,用户只需为自己实际消费的资源量进行付费,而不必自己购买和维护大量固定的硬件资源。

4. 虚拟化

云计算突破了时间、空间的界限,这是云计算最为显著的特点。虚拟化包含应用虚拟化和资源虚拟化两种。云计算的应用是通过网络远程提供的,云计算的资源同样是位于"云端",对于用户而言,两者都是虚拟化的。

5. 高可靠性

在云计算技术中,用户数据存储在服务器端,应用程序在服务器端运行,计算由服务器端处理,数据被复制到多个服务器节点上,当某一个节点任务失败时,即可在该节点进行终止,再启动另一个程序或节点,保证应用和计算的正常进行。

10.1.3 云计算的关键技术

1. 虚拟化技术

虚拟化是云计算最重要的核心技术之一。虚拟化技术实现了物理资源的逻辑抽象和统一表示,产生了一个虚拟的东西,各种不同的软硬件资源就可以形成一个虚拟的资源池,用户和业务应用就能更有效地使用这个资源池,通过虚拟化技术可以提高资源的利用率,且能够按照用户需求变化,快速有效地进行资源部署。

2. 自动化部署

云提供了一个非常庞大的系统,如果系统需要人为干预来分配和管理资源,那么它就不能充分地满足云计算的要求,因此必须进行自动化部署。自动化部署主要指的是通过自动安装与部署来实现计算资源由原始状态变成可用状态。其利用脚本调用来自动配置、部署与配置各个厂商设备管理工具,保证在实际调用环节能够采取静默的方式实现,避免了繁杂的人机交互,让部署过程不再依赖人工操作。

3. 计算能力的整合

云提供了强大的计算能力,而这种计算能力仅仅靠单一的服务器无法完成,因此必须通过整合才能获得近乎无限的计算能力。计算能力的整合是云计算的一个关键,在计算能力整合的过程中,通信以及管理成为一个至关重要的问题,否则会因为如通信网络中信息过载等问题导致系统的利用率下降。

4. 数据存储和管理技术

从安全、经济适用的角度来看,分布式存储方式无疑是云存储的最佳选择,采用多个副本存储同一数据或采用多份备份法,在服务上则采取并行的方法为用户提供所需服务。

云技术能对海量的数据进行处理、利用的前提是,数据管理技术必须具备高效的管理大量数据的能力。

10.1.4 医疗云的应用

医疗云是在医疗健康领域采用"云计算"的理念来构建医疗健康服务系统,形成具有医疗健康领域特色的行业云,有效地提高医疗健康服务的质量、有效地提高医疗健康服务的质量和便捷性。医疗云的实际应用主要包括以下三个方面。

1. 电子健康档案数据中心

电子健康档案数据中心主要采用云计算技术,根据国家卫生和计划生育委员会制定的电子健康档案相应规范来建设数据中心,为整个医疗服务奠定了基础。该数据中心汇聚了个人健康档案各种各样的数据,不仅包括相应体检数据,还有相应的就诊方面的数据和健康锻炼方面产生的资料,形成一个电子健康档案数字信息体系。

2. 适应服务需求的医疗云数据中心

传统的医院 IT 系统架构已经不能适应对医疗卫生服务日益增长的需求。医疗云数据中心以云计算和 ICT 技术为依托,通过对医疗卫生业务的深入理解,打造基于医疗云的医院信息化系统数据中心。医疗云数据中心采用面向服务的体系架构,通过"集中"实现信息共享、管理方便,通过"分布"实现业务的快速、灵活部署,适应了医疗卫生业务需求的快速变化。

3. 快速响应的医疗云服务平台

医疗云服务平台是直接面向个人提供医疗健康服务的平台。该平台是构建在云应用平台和大数据平台之上的信息管理系统,覆盖医院、社区卫生服务中心、医疗站,涵盖个人基本信息和主要医疗服务记录的电子健康档案,并在医疗机构内部建立以电子病历为核心的医疗信息管理系统,可以一站式地提供远程影像会诊、远程医疗咨询、在线健康咨询、健康知识宣教、个人健康档案调阅等医疗健康服务,有助于推进区域医疗合作联盟。

10.2 物联网技术

> **知识要点** >>>>>>
>
> 1. 物联网的基本概念及体系结构。
> 2. 物联网的关键技术。
> 3. 物联网技术在医学领域的应用。

价值引领

新基建 强国

10.2.1 物联网的概念

物联网是新一代信息技术的重要组成部分,其英文名称是"The Internet of things"。顾名思义,物联网就是"物物相连的互联网",是可以让所有具备独立功能的普通物体实现互联互通的网络。简单地说,物联网就是把所有能行使独立功能的物品,通过信息传感设备与互联网连接起来,进行信息交换,以实现智能化识别和管理。物联网是互联网的延伸,它包括互联网及互联网上所有的资源,兼容互联网所有的应用。

物联网是互联网的应用拓展,与其说物联网是网络,不如说物联网是业务和应用。因此,应用创新是物联网发展的核心,以用户体验为核心的创新是物联网发展的灵魂。

10.2.2 物联网体系结构

由于物联网中有各种各样的感知器,为实现异构信息之间的互联、互通与互操作,物联网需要一个开放的、分层的、可扩展的网络体系结构为框架,如图10-1所示。

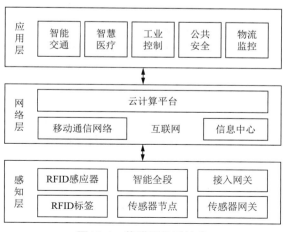

图10-1 物联网体系结构

1. 感知层

感知层是物联网的核心，是信息采集的关键部分。感知层位于物联网三层结构中的底层，其功能为"感知"，即通过传感网络获取环境信息。感知层就是物联网的"五官"和"皮肤"，用于识别外界物体和采集信息。感知层解决的是人类世界和物理世界的数据获取问题。它首先通过传感器、数码相机等设备，采集外部物理世界的数据，然后通过 RFID、条码、工业现场总线、蓝牙、红外等短距离传输技术传递数据。感知层所需要的关键技术包括检测技术、短距离无线通信技术等。

2. 网络层

网络层，又称传输层，犹如人的中枢神经，将来自感知层的各类数据，经过初步处理，传输到应用层。这些数据可以通过移动通信网、国际互联网、企业内部网、各类专网、小型局域网等网络传输。特别是当三网融合后，有线电视网也能承担物联网网络层的功能，有利于物联网的加快推进。网络层所需要的关键技术包括长距离有线和无线通信技术、网络技术等。

3. 应用层

应用层解决的是信息处理和人机界面的问题，主要是利用经过分析处理的感知数据，为用户提供丰富的特定服务。它是物联网和用户（包括人、组织和其他系统）的接口，能够针对不同用户、不同行业的应用，提供相应的管理平台和运行平台并与不同行业的专业知识和业务模型相结合，实现更加准确和精细的智能化信息管理。

物联网的最终目标是实现任何物体在任何时间、任何地点的连接，帮助人类对物理世界具有"全面的感知能力、透彻的认知能力和智慧的处理能力"。

10.2.3 物联网的关键技术

1. RFID 技术

RFID 技术是一种通信技术，它可通过无线电信号识别特定目标并读写相关数据。它相当于物联网的"嘴巴"，负责让物体说话。

RFID 技术主要的表现形式是 RFID 标签，具有抗干扰性强、数据容量大、安全性高、识别速度快等优点，主要工作频率有低频、高频和超高频。目前，FFID 技术已应用于许多方面，如仓库物资/物流信息的追踪、医疗信息追踪等。

RFID 技术的难点是，如何选择最佳工作频率和机密性的保护等，特别是超高频频段的技术不够成熟，相关产品价格昂贵、稳定性不高。

2. 传感器技术

传感器是物联网的神经末梢，是物联网感知世界的终端模块。传感器通常由直接响应于被测量的敏感元件和产生可用信号输出的转换元件以及相应的电子线路组成。也就是说传感器是一种检测装置，能感受到被测量的信息，并能将检测感受到的信息，按一定规律变换成为电信号或其他所需形式的信息输出，以满足信息的传输、处理、存储、显示、记录和控制等要求。

传感器技术的难点在于恶劣环境的考验，当受到自然环境中温度等因素的影响时，会引起传感器零点漂移和灵敏度的变化。

3. 云计算技术

物联网与云计算技术类似于应用与平台的关系，物联网系统需要大量的存储资源来保存数据，同时也需要计算资源来处理和分析数据。物联网的智能处理需要依靠先进的信息处理技术，如云计算、模式识别等，而云计算是实现物联网的核心，促进了物联网和互联网的智能融合。云计算与物联网的结合，将给物联网带来深刻的变革，云计算可以解决物联网服务器节点的不可靠性，最大限度地降低服务器的出错率，可以以低成本的投入换来高收益，可以让物联网从局域网走向城域网甚至是广域网，对信息进行多区域定位、分析、存储和更新，在更大的范围内实现信息资源共享，可以增强物联网的数据处理能力等。随着物联网和云计算技术的日趋成熟，云计算技术在物联网中的广泛应用指日可待。

10.2.4 医学物联网的应用

1. 医疗监护

医疗监护是指通过感知设备采集体温、血压、脉搏等多种生理指标，对被监护者的健康状况进行实时监控。例如，移动生命体征的监测。将移动、微型化的电子诊断仪器，如电子血压仪、电子血糖仪等植入到被监护者体内或者穿戴在被监护者身上，持续记录各种生理指标，并通过内嵌在设备中的通信模块以无线方式及时将信息传输给医务人员或者家人。移动生命体征监测可以不受时间和地点的约束，既方便了被监护者，还可以弥补医疗资源的不足，缓解医疗资源分布不平衡的问题。

2. 移动护理

患者佩戴的 RFID 标签可记录患者的姓名、年龄、性别、药物过敏等信息，护士在护理过程中通过便携式终端读取患者佩戴的 RFID 信息，并通过无线网络从医疗信息系统服务器中查询患者的相关信息和医嘱，如患者生理指标、护理情况、服药情况、体温测量次数等。移动护理可以协助和指导护士完成医嘱，提高护理质量、节省医务人员时间、提高医嘱执行能力、控制医疗成本，使医院护理工作更准确、高效、便捷。

3. 远程医疗监护系统

远程医疗监护系统由监护终端设备和无线专用传感器节点构成一个微型监护网络。医疗传感器节点用来测量如体温、血压、血糖、心电、脑电等人体生理指标。传感器节点将采集到的数据，通过无线通信方式发送至监护终端设备，再由监护终端上的通信装置将数据传输至服务器终端设备上，远程医疗监护中心，由专业医护人员对数据进行观察，提供必要的咨询服务和医疗指导，实现远程医疗。

4. 医疗器械与药品追溯

通过准确记录物品和患者身份，包括产品使用环节的基本信息、不良事件所涉及的特定产品信息、可能发生同样质量问题产品的地区、问题产品所涉及的患者、尚未使用的问题产品位置等信息，追溯到不良产品及相关病患，控制所有未投入使用的医疗器械与药品，为事故处理提供有力支持。我国于 2007 年首先试验建立了植入性医疗器械与患者直接关联的追溯系统，系统使用 GS1 标准标识医疗器械，并在上海地区的医院广泛应用。

10.3 智能医疗技术

> **知识要点** >>>>>>
> 1. 人工智能的基本概念及其产生与发展。
> 2. 人工智能的研究领域。
> 3. 智慧医疗的概念及组成。

10.3.1 人工智能的概念

人工智能（Artificial Intelligence，AI）是指由人工制造出来的系统所表现出来的智能，有时也称作机器智能。人工智能是在计算机科学、控制论、信息论、心理学、语言学等多种学科相互渗透的基础发展起来的一门新兴边缘学科。人工智能通常是指通过普通计算机实现的智能，同时也指研究这样的智能系统是否能够实现以及如何实现的科学领域。

10.3.2 人工智能的产生和发展

1956 年在美国的 Dartmouth 大学的一次历史性的聚会被认为是人工智能学科正式诞生的标志，由此展开了人们对人工智能的理论研究。随着人工智能的提出与不断发展，人们对人工智能的研究主要可以分为以下几个阶段。

1. 第一阶段

20 世纪 50 年代，人工智能概念首次提出后，相继出现了一批显著的成果，如机器定理证明、跳棋程序、通用问题 s 求解程序、LISP 表处理语言等。但由于消解法推理能力的有限，以及机器翻译等的失败，使人工智能走入了低谷。这一阶段的特点是：重视问题求解的方法，忽视知识重要性。

2. 第二阶段

20 世纪 60 年代末到 70 年代，专家系统出现，使人工智能研究出现新高潮，DENDRAL 化学质谱分析系统、MYCIN 疾病诊断和治疗系统、PROSPECTIOR 探矿系统、Hearsay-II 语音理解系统等专家系统的研究和开发，将人工智能引向了实用化。并且，1969 年成立了国际人工智能联合会议（International Joint Conferences on Artificial Intelligence，IJCAI）。

3. 第三阶段

20 世纪 80 年代，随着第五代计算机的研制，人工智能得到了很大发展。日本 1982 年开始了"第五代计算机研制计划"，即"知识信息处理计算机系统 KIPS"，其目的是使逻辑推理达到数值运算那么快。虽然此计划最终失败，但它的开展形成了一股研究人工智能的热潮。

4. 第四阶段

20 世纪 80 年代末，神经网络飞速发展，1987 年美国召开第一次神经网络国际会议，宣告了这一新学科的诞生。此后，各国在神经网络方面的投资逐渐增加，神经网络迅速发展起来。

5. 第五阶段

20世纪90年代，人工智能出现新的研究高潮。由于网络技术特别是国际互联网技术的发展，人工智能开始由单个智能主体研究转向基于网络环境下的分布式人工智能研究。不仅研究基于同一目标的分布式问题求解，而且研究多个智能主体的多目标问题求解，将人工智能更面向实用。另外，由于Hopfield多层神经网络模型的提出，使人工神经网络研究与应用出现了欣欣向荣的景象。

10.3.3 人工智能的研究领域

人工智能的最终目标是要创造具有人类智能的机器，用机器模拟人类的智能。但是，这是一个十分漫长的过程，人工智能研究者将通过多种途径、从多个领域入手进行探索，最终实现人工智能研究的最终目标。

1. 专家系统

专家系统是依靠人类专家已有的知识建立起来的知识系统，目前专家系统是人工智能研究中开展最早、成效最多的领域，广泛应用于医疗诊断、地质勘探、石油化工等各方面。该系统是在特定的领域内具有相应的知识和经验的程序系统，应用人工智能技术、模拟人类专家解决问题时的思维过程，来求解领域内的各种问题，达到或接近专家的水平。

2. 机器学习

要使计算机具有知识要么将知识表示为计算机可以接收的方式输入计算机，要么使计算机本身有获得知识的能力，并在实践中不断总结、完善，这种方式称为机器学习。机器学习的研究，主要在以下三个方面运行：一是研究人类学习的机理、人脑思维的过程；二是研究机器学习的方法；三是建立针对具体任务的学习系统。机器学习的研究是在信息科学、脑科学、神经心理学、逻辑学、模糊数学等多种学科基础上的。

3. 模式识别

模式识别是研究如何使机器具有感知能力，主要研究视觉模式和听觉模式的识别，如识别物体、地形、图像、字体等，在日常生活各方面以及军事上都有广泛的用途。近年来迅速发展起来应用模糊数学模式、人工神经网络模式的方法逐渐取代传统的用统计模式和结构模式的识别方法。

4. 机器人学

机器人是一种能模拟人的行为的机械，对机器人的研究经历了三代的发展过程，即第一代程序控制机器人，第二代自适应机器人，第三代智能机器人。

5. 智能决策支持系统

决策支持系统是属于管理科学的范畴，与"知识-智能"有着极其密切的关系。20世纪80年代专家系统在许多方面取得成功，将人工智能中特别是智能和知识处理技术应用于决策支持系统，扩大了决策支持系统的应用范围，提高了系统解决问题的能力，这就成为智能决策支持系统。

10.3.4 智慧医疗

智慧医疗是在新一代信息技术深入发展和智慧城市的推动下，人的健康管理与医疗信息化、医疗智能化交相融合的高级阶段。从广义上说，智慧医疗是指扩展人们的医疗健康理念，以人的健康状况为核心，以人的健康活力为目标，以技术产品创新、商业模式创新、制度机制创新为带动，调动和激发社会医疗健康服务资源，提供便捷化、个性化、经济性、持续性的医疗健康服务。从狭义上说，智慧医疗是综合应用云计算、物联网、大数据为代表的新一代信息技术以及生物技术、纳米技术，整合卫生部门、医院、社区、服务机构、家庭的医疗资源和设备，创新医疗健康管理和服务，形成全息全程的健康动态监测和服务体系。

智慧医疗由智慧医院系统、区域卫生系统以及家庭健康系统三部分组成。

智慧医院系统主要实现病人诊疗信息和行政管理信息的收集、存储、处理、提取及数据交换，可提供的服务包括远程探视、远程会诊、自动报警、临床决策、智慧处方等。区域卫生系统包括区域卫生平台和公共卫生系统两部分。前者主要是收集、处理、传输社区、医院、医疗科研机构、卫生监管部门记录的所有信息，可以提供一般疾病的基本治疗，慢性病的社区护理，大病向上转诊，接收恢复转诊，科研管理等服务。后者主要提供疫情监控等公共卫生服务。

家庭健康系统是最贴近市民的健康保障，包括针对行动不便无法送往医院进行救治病患的视讯医疗，对慢性病以及老幼病患远程的照护等，以及对智障、残疾、传染病等特殊人群的健康监测，此外还包括自动提示用药时间、服用禁忌、剩余药量等的智能服药系统。

10.4 健康医疗大数据

知识要点 >>>>>>

1. 大数据及医疗健康大数据的基本概念。
2. 大数据的 5V 特征及医疗健康大数据的专有特征属性。
3. 大数据分析的主要流程。
4. 健康医疗大数据的主要应用。

10.4.1 健康医疗大数据的概念

大数据（Big Data）的概念于 20 世纪 80 年代由未来学家托夫勒在其所著的《第三次浪潮》中提出。在《数据科学发展简史》中，大数据的来源最主要是信息新技术的使用和数据的指数级增长。

大数据自提出至今得到广泛关注，但并无统一的定义。从宏观世界角度来讲，大数据是融合物理世界、信息空间和人类社会三元世界的纽带，因为物理世界通过互联网、物联网等技术有了在信息空间中的大数据反映，而人类社会则借助人机界面、脑机界面、移动互联等手段在信息空间中产生自己的大数据映像。从信息产业角度来讲，大数据还是新一代信息技术产业的强劲推动力。

健康医疗大数据是指与健康医疗相关,满足大数据基本特征的数据集合,是国家重要的基础性战略资源,正快速发展为新一代信息技术和新型健康医疗服务业态。健康医疗大数据的应用发展,将推动健康医疗模式的革命性变化,有利于扩大医疗资源供给、管控医疗成本、提升医疗服务运行效率和质量,满足多样化、多层次的健康需求;有利于培育新的业态和经济增长点,带来巨大的商业机会和创业空间。

10.4.2 健康医疗大数据的特征

1. **大容量**(Volume)

大数据战略

大数据的第一个特点就是大,数量庞大,从 TB 级别跃升到 PB 级别。这包括常见的结构化数据和非结构化数据,其中非结构化数据的超大规模和增长占总数据量的 80%~90%,比结构化数据增长快 10~50 倍。

2. **多样性**(Variety)

数据格式变得越来越多样,随着传感器、智能设备以及社交协作技术的飞速发展,组织中的数据也变得更加复杂。它不仅包含传统的关系型数据,还包含来自网页、互联网日志文件(包括点击流数据)、搜索索引、社交媒体论坛、电子邮件、文档、主动和被动系统的传感器数据等原始、半结构化和非结构化数据。

3. **快速度**(Velocity)

数据存在时效性,需要快速处理,并得到结果。快速度包括两方面,一是数据产生得快,二是数据处理得快。

4. **真实性**(Veracity)

数据的规模并不能决定其能否为决策提供帮助,数据的真实性和质量才是获得知识最重要的因素。追求高数据质量是一项重要的大数据要求和挑战,即使最优秀的数据清理方法也无法消除某些数据固有的不可预测性。

5. **低价值密度**(Value)

大数据价值密度相对较低,随着互联网及物联网的广泛应用,信息感知无处不在,但繁杂的数据世界中包含的有用信息非常少,结合业务逻辑并通过强大数据分析方法来挖掘数据价值,是大数据时代最需要解决的问题。

健康医疗大数据除具有大数据的 5V 特征之外,还具有健康医疗大数据独特的属性特征:

① 微观性。健康医疗大数据是每个个体健康医疗大数据的集合。个体的人口特征、行为特征、诊疗经历、体检数据、饮食数据、运动和睡眠数据的汇聚构成了健康医疗大数据。因此,整个社会的健康医疗大数据天然是微观性的。

② 隐私性。健康医疗大数据分析中隐私保护需要注意两方面:一是用户身份、姓名、地址和疾病等敏感信息的保密;二是经分析后所得的私人信息的保密。健康医疗大数据中包含了大量需要保密的临床数据、检查检验数据以及患者的个人隐私内容,因此对健康医疗大数据进行分析时,需要确保数据的保密、安全。

③ 追踪性。个体的健康医疗大数据包括一个人从出生、婴幼儿保健、疫苗注射、入学和工作体检、就诊、住院、饮食、运动、睡眠、死亡等一系列生命过程所产生的连续数据。

④ 全面性。健康医疗大数据在个体健康信息内容上通常是广泛覆盖的,不仅指身体健康,还包括心理、社会适应、道德品质,数据相互依存、相互促进、有机结合。

⑤ 冗余性。冗余性指的是健康医疗大数据中包含了大量相同或相似的被重复记录的数据,如对某种疾病的多次检查诊断、疾病症状的描述及与疾病无关的其他信息的重复记录。

10.4.3 大数据分析的关键技术

大数据技术是指从各种各样类型的巨量数据中,快速获得有价值信息的技术。解决大数据问题的核心是大数据技术。大数据研发目的是发展大数据技术并将其应用到相关领域,通过解决巨量数据处理问题促进其突破性发展。

大数据处理整个流程主要概括为 4 步,分别是采集、导入和预处理、统计和分析、数据挖掘。

1. 采集

大数据的采集是指利用多个数据库来接收发自客户端(Web、App 或者传感器形式等)的数据,并且用户可以通过这些数据库来进行简单的查询和处理工作。比如,电商会使用传统的关系型数据库 MySQL 和 Oracle 等来存储每一笔事务数据,除此之外,Redis 和 MongoDB 这样的 NoSQL 数据库也常用于数据的采集。

在大数据的采集过程中,其主要特点和挑战是并发数高,因为同时会有成千上万的用户进行访问和操作,如火车票售票网站和淘宝,它们并发的访问量在峰值时达到上百万,所以需要在采集端部署大量数据库才能支撑。如何在这些数据库之间进行负载均衡和分片的确是需要深入的思考和设计。

2. 导入和预处理

虽然采集端本身会有很多数据库,但是如果要对这些海量数据进行有效的分析,还是应该将这些来自前端的数据导入到一个集中的大型分布式数据库,或者分布式存储集群,并且可以在导入基础上做一些简单的清洗和预处理工作。也有一些用户会在导入时使用来自 Twitter 的 Storm 来对数据进行流式计算,来满足部分业务的实时计算需求。

导入与预处理过程的特点和挑战主要是导入的数据量大,每秒的导入量经常会达到百兆,甚至千兆级别。

3. 统计和分析

统计与分析主要利用分布式数据库,或者分布式计算集群来对存储于其内的海量数据进行普通的分析和分类汇总等,以满足大多数常见的分析需求,在这方面,一些实时性需求会用到 EMC 的 GreenPlum、Oracle 的 Exadata,以及基于 MySQL 的列式存储 Infobright 等,而一些批处理,或者基于半结构化数据的需求可以使用 Hadoop。统计和分析这部分的主要特点和挑战是分析涉及的数据量大,其对系统资源,特别是 I/O 会有极大的占用。

4. 数据挖掘

与前面统计和分析过程不同的是,数据挖掘一般没有什么预先设定好的主题,主要是在现有数据上面运行基于各种算法的计算,从而起到预测(Predict)的效果,进而实现一些高级别数据分析的需求。比较典型的算法有用于聚类的 K-means、用于统计学习的 SVM 和用于分类的 NaiveBayes,主要使用的工具有 Hadoop 的 Mahout 等。该过程的特点和挑战主要是用于挖掘的算法很复杂,并且计算涉及的数据量和计算量都很大,常用数据挖掘算法都以单线程为主。

10.4.4 健康医疗大数据的应用

健康医疗大数据应用将带来健康医疗模式的深刻变化。基于大数据的临床决策支持系统、药物大数据应用、中医药及民族医药大数据应用、组学大数据应用、医学影像大数据应用、公共卫生大数据应用、区域医疗中的大数据应用、个人健康管理大数据应用和基于大数据的临床科研应用,正在构建一个全新的数据驱动的健康医疗服务与管理模式。

1. 精准医学与个性化治疗干预

精准医学应用现代遗传技术、分子影像技术、生物信息技术,结合患者的生活环境、临床数据、个人健康档案,实现精准的疾病分类及诊断,制订具有个性化的疾病预防和治疗方案。短期将重点推进在癌症和慢性疾病治疗上的应用,长期则是把精准医学知识扩展到全部健康医疗领域。

健康医疗大数据分析可应用于个性化治疗干预,大数据分析能够对具有某种特异体质的群体进行早期干预,避免或减少疾病发生的可能性,如对带有易于诱发癌症基因的一类群体或对某类药物发生过敏的群体实施个性化治疗干预。精准医学与个性化治疗将创建一个融合参与者、健康医疗大数据共享以及隐私保护的新型研究模型,在更大规模人群和更长时间评价中产生更准确的临床诊疗方法和精准健康管理模式。

2. 疾病风险预测与慢病管理

健康医疗大数据分析可以对某种疾病的易感人群作出判断,比如对健康医疗大数据分析可以判别哪些患者有患糖尿病的高风险,这样就可以尽早地让他们做好预防保健措施,降低疾病发生的风险和延缓疾病的发生。此外,健康医疗大数据的应用发展创新了慢病管理模式,推动了健康数据监测由被动监测向主动监测与被动监测相结合的方式转化,利用移动互联网及云平台可以突破地域限制,使得需要长期监测的慢性病患者在家中便可享受快捷、高质量的医疗服务,提高其慢病管理的依从性。大数据技术不断完善慢病知识库和智能专家系统,使患者拥有慢病助手,为其推荐个性化诊疗方案,使慢病诊治更科学化、精准化。

3. 新药研发与药物副作用的发现

在医药研发方面,医药公司能够通过大数据技术分析来自互联网上的公众疾病药品需求趋势,确定更为有效率的投入产出比,合理配置有限研发资源。此外,医药公司能够通过大数据技术优化物流信息平台及管理,使用数据分析预测提早将新药推向市场。在医药副作用研究方面,医疗大数据技术可以避免临床试验法、药物副作用报告分析法等传统方法存在的样本数小、采样分布有限等问题,从千百万患者的数据中挖掘到与某种药物相关的不良反应,样本数大,采样分布广,所获得的结果更具有说服力。此外,还可以从社交网中搜索到大量人群服用某种药物的不良反应记录，通过比对分析和数据挖掘方法，更科学、更全面地获得药物副作用的影响。

4. 公共卫生和全民健康

健康医疗大数据可应用于整合社会网络公共信息资源，完善疾病敏感信息预警机制，掌握和动态分析全人群疾病发生趋势，开展重点传染病、职业病、口岸输入性传染病和医学媒介生物监测，建立实验室病原检测结果快速识别网络体系。及时发现和处置传染病暴发，应对新发和不明原因的疾病，可在了解不同传染病发病情况和病原体变异水平上发挥重要作用。

整合多源监测数据的基础是监测模式的改变和监测信息系统的整合，即从以单一疾病监测管理为中心向以患者全程监测管理为中心转变，从条块化的单病种监测和病次监测向患者全生命周期监测转变。充分利用居民健康档案、电子病历和全员人口信息库三大基础数据库，依托区域全民健康信息平台，通过建立主索引的方式，以人为中心整合多源监测数据，建设传染病动态监测信息系统和健康危害因素监测信息系统，加强与外部数据的共享交换，实现分布式大数据计算与应用，有效预防控制重大疾病。

10.5 虚拟现实技术

> **知识要点** >>>>>>
> 1. 虚拟现实技术的基本概念和主要特征。
> 2. 虚拟现实技术在医疗行业中的应用。

10.5.1 虚拟现实技术的概念

虚拟现实（Virtual Reality，VR）是指利用计算机生成一种可对参与者直接施加视觉、听觉和触觉感受，并允许其交互地观察和操作的虚拟世界的技术。通过虚拟现实技术，人们可以全角度观看电影、比赛、风景、新闻等，VR游戏技术甚至可以追踪用户的工作行为，对用户的移动、步态等进行追踪和交互。因此，虚拟现实技术是一种结合了仿真技术、计算机图形学、人机接口技术、图像处理与模式识别、多传感技术、人工智能等多项技术的交叉技术，带给用户身临其境的体验，从而达到探索、认识客观事物的目的。

10.5.2 虚拟现实技术的主要特征

1. 多感知性（Multi-Sensory）

多感知性是指除了一般计算机技术所具有的视觉感知之外，还有听觉感知、力觉感知、触觉感知、运动感知，甚至包括味觉感知、嗅觉感知等。理想的虚拟现实技术应该具有一切人所具有的感知功能。由于相关技术，特别是传感技术的限制，目前虚拟现实技术所具有的感知功能仅限于视觉、听觉、力觉、触觉、运动等几种。

2. 沉浸性（Immersion）

沉浸性是虚拟现实技术最主要的特征，就是让用户成为并感受到自己是计算机系统所创造环境中的一部分，虚拟现实技术的沉浸性取决于用户的感知系统，当使用者感知到虚拟世界的刺激时，包括触觉、味觉、嗅觉、运动感知等，便会产生思维共鸣，造成心理沉浸，感觉如同进入真实世界。

3. 交互性（Interactivity）

交互性是指用户对模拟环境内物体的可操作程度和从环境得到反馈的自然程度，使用者进入虚拟空间，相应的技术让使用者跟环境产生相互作用，当使用者进行某种操作时，周围的环境也会做出某种反应。如使用者接触到虚拟空间中的物体，那么使用者手上应该能够感受到，若使用者对物体有所动作，物体的位置和状态也应改变。

4. 构想性（Imagination）

构想性也称想象性，使用者在虚拟空间中，可以与周围物体进行互动，可以拓宽认知范围，创造客观世界不存在的场景或不可能发生的环境。构想可以理解为使用者进入虚拟空间，根据自己的感觉与认知能力吸收知识，发散拓宽思维，创立新的概念和环境。

10.5.3 虚拟现实技术在医学中的应用

1. 虚拟手术

虚拟手术系统是应用各种影像资料和VR技术在计算机中创建一个虚拟环境，用户借助虚拟环境中的信息进行术前计划和训练，在实际手术中指导手术，系统可通过对切口的压力与角度、组织损害及其他指标的准确测定，监测和评估学员手术操作技能。目前，国内外均已研发了人体不同部位的虚拟手术系统，用于腹部外科手术、心血管外科手术、神经外科手术、耳鼻喉外科手术、内窥镜手术和肿瘤切除术等各种不同手术的模拟。

2. 康复治疗

应用VR技术对患者进行康复治疗，可以根据患者的不同受伤类型提供不同的虚拟训练系统。一方面，患者可以通过做游戏或完成任务的方式进行康复训练，充分调动患者训练的积极性；另一方面，系统可以详细地记录患者的训练数据，康复医生能根据实际情况调整训练计划和训练强度，制定最佳康复治疗方案。通过VR系统，既可以提高医生的工作效率，也能保证患者康复治疗的持续性和有效性。

3. 心理治疗

利用VR技术创建特定的环境，跨越时间和空间的界限，将一些特定的事件、物体呈现在患者面前，患者可直观、形象地感受和响应虚拟环境，进而达到治疗的目的。目前国内外应用比较多的是动物恐惧症、恐高症、焦虑症、回避行为、灾难思维等。治疗恐高症时，用VR技术来建立使患者产生恐高心理的虚拟情景，然后运用暴露疗法和系统脱敏法对恐高症患者进行治疗。

4. 中医远程脉诊

采用以虚拟现实为基础的仿真技术进行中医远程脉诊，系统能够实现患者协同医生完成切脉过程、医生能够获得患者脉象的指端感受、专家决策系统辅助病症决策功能。目前，该项技术还处于理论研究阶段，系统研发还存在硬件、软件、脉诊模型等方面的挑战。

本章小结

本章介绍了云计算、物联网技术、智能医疗技术、医疗大数据、虚拟现实技术五种计算机新技术的相关知识，其中包括基本概念、关键技术及医学领域的应用等。通过学习，读者应对相关技术有一个初步的了解，明确这些技术在医学领域的应用及目前发展现状。

知识拓展 >>>>>> 智慧医疗融合 5G 发展的挑战与机遇

党的二十大报告对加快实施创新驱动发展战略作出重要部署，"坚持面向世界科技前沿、面向经济主战场、面向国家重大需求、面向人民生命健康，加快实现高水平科技自立自强"。智慧医疗是指将新一代科技应用于医疗健康行业的一种新兴模式，是医疗信息化最新发展阶段的产物，基于综合性医疗信息数据平台，实现即时的互联互通和高效的智能处理，为社会提供优质的疾病诊疗或防治等服务。智慧医疗与 5G 的深度融合，一定程度上将会解决区域医疗服务不均衡的问题，推进全国医疗信息化建设，逐步实现传统医疗模式向智慧医疗模式的转变，进而真正实现全民享受优质医疗服务的目标。

我国虽已正式进入 5G 时代，当前 5G 技术与智慧医疗融合效果显著，但其发展仍然面临着诸多问题。还应继续健全相关政策机制，加强和完善智慧医疗的相关产业链建设；医疗机构应全力打造新型智慧医院系统，建立新型数据存储、管理、处理和分析平台，促进区域医疗信息资源互通与共享；智慧医疗产品设计人员应结合创新、价值和市场三个因素，提高产品的性价比和可普及性，真正实现智慧医疗在健康医疗服务领域的便民惠民。未来国内智慧医疗行业的发展空间和投资市场前景可观，客户需求与市场规模将逐年上升。因此，在适应我国实际情况的前提下，应牢牢抓住 5G 优势给智慧医疗发展带来的巨大机遇，继续优化 5G 融合智慧医疗的政策、产业和布局，以推动我国医疗水平实现新突破。